Liebe ist mehr, als wir denken

Marcel Schär

Simone Gmelch

Liebe ist mehr, als wir denken

Von der Kunst, an Konflikten in der Partnerschaft zu wachsen

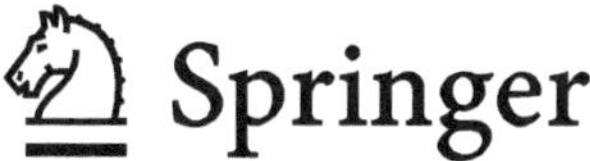 Springer

Marcel Schär
IAP Institut für Angewandte
Psychologie, ZHAW Zürcher
Hochschule, Zürich, Schweiz

Simone Gmelch
ZPZ Zentrum für Psychosomatik
Sanatorium Kilchberg
Zürich, Schweiz

ISBN 978-3-662-58910-6   ISBN 978-3-662-58911-3   (eBook)
https://doi.org/10.1007/978-3-662-58911-3

Die Deutsche Nationalbibliothek verzeichnet diese Publikation in der Deutschen National-
bibliografie; detaillierte bibliografische Daten sind im Internet über http://dnb.d-nb.de
abrufbar.

Umschlaggestaltung: deblik Berlin
© image source: by deblik Berlin

Springer ist ein Imprint der eingetragenen Gesellschaft Springer-Verlag GmbH, DE und ist
ein Teil von Springer Nature.
Die Anschrift der Gesellschaft ist: Heidelberger Platz 3, 14197 Berlin, Germany

Freudvoll
Und leidvoll,
Gedankenvoll sein,
Langen
Und bangen
In schwebender Pein;
Himmelhoch jauchzend,
Zum Tode betrübt –
Glücklich allein
Ist die Seele, die liebt.

Johann Wolfgang von Goethe

Vorwort

In Büchern, Märchen und den meisten Liebesfilmen wird beschrieben, welche Hürden und Hindernisse zwei Menschen überwinden, gegen welche Drachen und Ungeheuer sie kämpfen und welche Abenteuer sie bestehen müssen, damit sie sich dann endlich in die Arme fallen können und bis an ihr Lebensende glücklich miteinander sind. Im echten Leben ist es meist umgekehrt: Die größten Abenteuer und Drachen erwarten uns als Paar, nachdem wir uns gefunden haben. Doch warum ist es so schwierig mit einem Menschen glücklich zu werden, wenn wir uns doch (eigentlich) lieben? Und wie schaffen wir es trotzdem?

Das vorliegende Buch widmet sich den Antworten auf diese Fragen. Die Kernidee widerspiegelt sich jedoch bereits im Buchtitel: Liebe ist mehr, als wir denken. Es ist die Kunst, an Konflikten in der Partnerschaft zu wachsen.

■ Liebe ist mehr, als wir denken

Natürlich ist die Liebe *nicht,* was wir denken, sondern was wir fühlen. Allerdings ist die Liebe kein Gefühl, dem wir uns einfach hingeben können. Es ist kein Gefühl, das einfach entsteht und andauert. Die Liebe ist ein Gefühl, um das wir uns ganz aktiv und immer wieder bemühen müssen, das nur durch unser gegenseitiges Bemühen wachsen kann. So gesehen ist Liebe nicht der Ausgangspunkt einer Partnerschaft, sondern das eigentliche Ziel einer Beziehung.

Zu Beginn einer Partnerschaft setzen wir viele Hoffnungen in diese Beziehung und erleben schöne und glückliche Momente. Liebe ist jedoch mehr als das. Neben all dem Schönen, erleben wir mehr (Herz-) Schmerz und Konflikte als wir vermutlich erwartet haben. Auch werden wir häufiger mit unseren Schwächen konfrontiert, als uns lieb ist. Und es geht noch weiter: Diese unangenehmen Gefühle lassen sich nicht vermeiden, sie sind Bestandteil jeder Liebe (und jedes Lebens).

Liebe ist also auch in diesem Sinne mehr, als wir denken, weil es nicht (nur) darum geht, Konflikte und Unterschiede in der Partnerschaft zu reduzieren oder zu vermeiden, sondern darum, diese anzuerkennen und sinnvoll zu nutzen, anstatt uns in gegenseitigen Anklagen und Entwertungen zu verlieren.

Liebe ist schließlich mehr, als wir denken, weil es viel weniger um den anderen und vielmehr um uns selbst geht. Es geht nicht darum, den anderen zu verändern. Im Gegenteil: Die Liebe und die Liebesbeziehung ist *meine* persönliche große Chance weiterzukommen. Weiterkommen heißt, freier zu werden von den Verwicklungen in *unserem* Leben und dadurch beziehungsfähiger zu werden. All unsere Versuche zu lieben werden fehlschlagen, wenn es uns nicht gelingt, unsere eigenen Schwierigkeiten und Probleme, die beim Lieben in Erscheinung treten, zu nutzen. Unsere Aufgabe ist also, dass wir *uns selbst* gerade durch und mit diesen Hindernissen weiterentwickeln. In der Liebe geht es also in aller erster Linie um die Veränderung von *uns selbst*.

Liebe ist somit die Möglichkeit, persönlich zu wachsen und zu reifen. Durch diese Entwicklung gewinnt unsere Fähigkeit zu Lieben an Reife und Tiefe. Und genau darüber möchten wir schreiben: Wie es uns gelingen kann, vom Verlieben (oder einer nicht mehr gut spürbaren Liebe) zu einer tieferen und reiferen Liebe zu gelangen.

▪ Hoffnungen und Erwartungen an das Buch

Sie dürfen allerdings von diesem Buch keine simple Anleitung, keine allgemeingültigen Zauberformeln oder gar Geheimtipps erwarten, die Sie Schritt für Schritt „befolgen" können, um dadurch eine erfüllende Partnerschaft und tiefgehende Liebe zu erhalten. Und wenn Sie dies doch erwarten, werden Sie vermutlich enttäuscht. Unser Buch ist keine 5-Schritte-Anleitung aus einem einfachen Grund: Liebe und Beziehungen sind einzigartig und komplex. Anleitungen funktionieren jedoch nur für relativ einfache Dinge wie Ikea-Möbel (und wie wir alle wissen, nicht einmal dort immer zufriedenstellend). Zu Lieben ist definitiv komplexer. Und wenn es bei Ihnen nicht so sein sollte, können Sie dieses Buch getrost zur Seite legen (und es vielleicht nach der Honeymoon-Phase wieder hervor nehmen).

Wir verfolgen also einen anderen Weg. Sie als Leserinnen und Leser sind eingeladen sich selbst und ihre Partnerschaft immer wieder auf dem Hintergrund der Inhalte dieses Buches zu reflektieren und neues Verhalten auszuprobieren. Das Ergebnis dieser Reflexionen wird für alle anders sein, so wie sich auch alle an unterschiedliche Textstellen erinnern werden. Falls das Buch etwas in Ihnen oder in Ihrer Partnerschaft verändert, dann nicht nur aufgrund unserer Worte, sondern weil Sie *für sich* etwas davon umsetzen können. Und ja, es ist uns bewusst: Vieles von dem, was wir beschreiben, klingt sehr einfach. So lange, bis wir versuchen, es tatsächlich anzuwenden, es tatsächlich zu tun, es tatsächlich zu leben. Unser Anliegen wäre es, Sie in diesem Such- und Findungsprozess zu begleiten. Wenn Sie sich von unseren Ausführungen anregen lassen, bisher Gedachtes zu hinterfragen und neu zu denken, miteinander zu diskutieren und neues Verhalten auszuprobieren, könnte es sein, dass Sie viel Neues entdecken.

Um dieses Anliegen zu erleichtern, haben wir versucht, unsere Inhalte möglichst verständlich, erfahrungs- und lebensnah darzustellen und mit Fallbeispielen zu ergänzen. Das bedingt, dass wir in unseren Ausführungen sehr sparsam mit Literaturverweisen umgegangen sind. Wir haben nur dort auf Literatur hingewiesen, wo wir es als absolut notwendig erachteten. Die vielen anderen Stellen ohne Literaturverweise bedeuten nicht, dass wir alles selber erfunden hätten. Die Ideen, die wir dort formuliert haben, sind einfach weniger klar einem einzelnen Autor oder einem spezifischen Buch zuordenbar.

An dieser Stelle ist es uns wichtig zu sagen, dass das, worüber wir hier schreiben, übergeordnet für die allermeisten Partnerschaften gilt. Uns geht es darum, allgemeine partnerschaftliche Funktionsprinzipien besser verstehbar zu machen. Aus diesem Grund beleuchten wir weniger die Besonderheiten von spezifischen Paarkontexten wie kultur- und religionsdurchmischte Partnerschaften, homosexuelle Partnerschaften, kinderlose oder besonders kinderreiche Partnerschaften, Patchwork-Familien, frische Partnerschaften oder Altersehen. Zweifellos bringen spezifische Kontexte zusätzliche Chancen und Herausforderungen mit sich, die wir in unserem Buch aber nicht weiter vertiefen. Ein größerer Teil unserer Klientel ist heterosexuell, finanziell in der Mittelschicht sowie wenig bis mäßig kulturell-religiös durchmischt und relativ gebildet. Deshalb haben wir uns entschieden, die meisten Beispiele auch auf solche „Durchschnittspaare" zu beziehen, die aber in der Wirklichkeit ja so gar nicht existieren.

▪ Aufbau des Buches

Nun zum Inhalt und Aufbau des Buches: Der Weg zu einer tiefen und reifen Liebe beginnt mit der einfachen Erkenntnis, dass Liebe und Verliebtheit nicht das Gleiche sind. Im Gegenteil, genau betrachtet haben sie relativ wenig gemeinsam. Dieser bedeutsame und manchmal auch verhängnisvolle Unterschied zwischen dem „sich Verlieben" und dem „Lieben", sowie die verschiedenen Phasen der Liebe, sind Bestandteil des ersten Kapitels.

Danach erfolgt ein Exkurs zu zentralen Annahmen, die das Leben grundsätzlich betreffen (▶ Kap. 2). Es war nicht ganz einfach, für dieses Kapitel die richtige Stelle in unserem Buch zu finden; bildet es sozusagen den Hintergrund, vor dem viele unserer Annahmen, Gedanken und Ideen besser verständlich werden. Sie können also beim Lesen mit diesem Kapitel beginnen, Sie können es aber auch getrost überspringen und später lesen (falls es Sie aus dem Paarthema zu sehr „herausreißt").

Zurück zur Liebe und zur Partnerschaft: Wir bringen immer viele Hoffnungen in eine Beziehung. Ansonsten würden wir gar keine Partnerschaft beginnen oder weiterführen wollen. Welche Hoffnungen dies sein könnten, betrachten wir in ▶ Kap. 3. Diese Hoffnungen sind wichtig. Denn je nachdem, welche Hoffnungen wir haben, kann es sein, dass unser Lieben nicht ganz einfach wird.

Denn auf dem Weg vom Verlieben zu einer tieferen Liebe gibt es verschiedene Fallstricke, oder wie wir es nennen: Ver-Wicklungen. In diese Verwicklungen geraten wir alle, mehr oder weniger stark, und gefährden dadurch unsere Beziehung (oder zumindest unsere Zufriedenheit mit der Beziehung). Um den negativen Einfluss dieser Verwicklungen auf unsere Liebe zu reduzieren, ist es wichtig, diese in einem ersten Schritt zu erkennen (siehe ▶ Kap. 4).

Zweitens können wir uns aus und mit diesen Ver-Wicklungen ent-wickeln. Wie dies gehen könnte, beschreiben wir in ▶ Kap. 5 und 6. Dabei bezieht sich unser erstes Entwicklungskapitel (▶ Kap. 5) auf unsere Ent-Wicklungsmöglichkeiten als individueller Mensch und das zweite (▶ Kap. 6) auf unser Ent-Wicklungspotential als Paar.

Und auf diesem Weg der Ent-Wicklung treffen wir im Alltag auf viele Herausforderungen. Drei dieser Herausforderungen haben wir in ▶ Kap. 7 vertieft: Stress und Langeweile, Familie und Sexualität.

Am Ende des Buches (▶ Kap. 8) folgt eine Zusammenfassung der Inhalte auf zwei verschiedene Arten. Erstens in Form eines Rückblicks auf die wesentlichen Aussagen des Buches. Zweitens in Form eines Ausblicks: Wir stellen eine Möglichkeit vor, wie wir als Paar gemeinsam einen Neuanfang wagen können. Sollten Sie bei der Lektüre zwischendurch einmal den roten Faden oder den Überblick für die Zusammenhänge der einzelnen Inhalte verlieren, kann es sich lohnen, einen Blick in das letzte Kapitel zu werfen.

▪ Danksagung

Ein Buch schreibt man nicht alleine und auch nicht zu zweit. Und so möchten wir an dieser Stelle unbedingt einigen Personen einen besonderen Dank aussprechen. Allen voran Flurina Hefti, unserer „privaten" Lektorin, welche in einer unglaublichen Genauigkeit den Text überarbeitet und stilistisch wie auch inhaltlich deutlich verbessert hat. Vielen herzlichen Dank dir! Auch Birgit Kollmeyer und Tanja von Rotz sind wir sehr dankbar, da ihre hilfreichen Hinweise zu unserem Manuskript uns ermöglichten, unsere Hauptaussagen noch zu schärfen und klarer zu fokussieren.

Inhaltlich wurden wir zu Beginn unserer Laufbahn sehr stark von Prof. Dr. Guy Bodenmann von der Universität Zürich gefördert und unterstützt. Wir durften sehr viel von seinem Wissen und seiner Erfahrung profitieren und möchten ihm an dieser Stelle noch einmal herzlich danken. Ebenfalls inhaltlich, und trotzdem ganz anders, sind wir Thai Phap An und Schwester Song Nghiem aus dem European Institut of Applied Buddhismn in Waldbröl zu großem Dank verpflichtet. Sie haben uns durch ihre andere Herangehensweise und ihre große Offenheit zu zentralen persönlichen Erkenntnissen verholfen, ohne die unser Buchprojekt wohl einen anderen Verlauf genommen hätte.

Schließlich möchten wir uns bei Frau Radecki vom Springer Verlag herzlichst bedanken. Sie ist die eigentliche Initiatorin unseres Buchprojekts und unterstützte uns tatkräftig dabei.

Unser letzter und größter Dank gilt all unseren Klientinnen und Klienten, die wir in den letzten 15 Jahren begleiten durften. Ohne ihre Bereitschaft, ihr Leiden, ihren Schmerz und ihr Glück mit uns zu teilen, hätten wir dieses Buch nie schreiben können. Auch nicht ohne ihren Mut, sich auf uns und unsere Interventionen einzulassen und ihre Großzügigkeit, Fehler und Unzulänglichkeiten unsererseits zu verzeihen. Sie sind und waren unsere wichtigsten Lehrmeisterinnen und Lehrmeister!

■ Autoren

An dieser Stelle noch eine kurze Information zu uns als Autoren. Wir haben dieses Buch aus zwei unterschiedlichen Blickwinkeln geschrieben: Einerseits von einer professionellen, psychologisch-psychotherapeutischen Warte aus, in die unser Wissen und unsere praktische Erfahrung als Psychologen und Psychotherapeuten einfließt. Andererseits ist dieses Buch ein persönliches Buch, da wir seit über 15 Jahren ein Paar sind und über etwas schreiben, was wir selbst versuchen zu leben und was uns persönlich in den letzten 15 Jahren beschäftigt hat. Wir haben zudem zwei Kinder und wissen, was es an Glück aber auch an zusätzlichen Herausforderungen bedeutet, eine Familie zu sein.

Unsere Kombination aus Psychotherapeuten und Paar-Sein führte bei vielen unserer Klienten dazu, dass sie sich Gedanken dazu machten, wie wir in unserer Partnerschaft mit Konflikten umgehen und ob wir selbst eine glückliche Partnerschaft haben. Manche, die mutig genug waren, fragten uns das auch. Nun gut: Wir haben die Fähigkeit, Konflikte auf eine gute Art zu lösen. Manchmal. Und manchmal machen wir dies nicht gerade bilderbuchmäßig. Wenn wir streiten – und dies kann je nach Lebensphase unterschiedlich oft geschehen – passiert es uns, dass wir uns in unseren Auseinandersetzungen verhaken. Jeder versucht seine Position sturer durchzusetzen, als der andere. Das liegt wahrscheinlich nicht daran, dass wir zu wenig wüssten über Paarkommunikation. Sondern daran, dass wir Menschen ganz grundsätzlich – besonders aber in Konfliktsituationen – ziemlich komplex reagieren: es prallen zwei Persönlichkeiten mit ihrer Geschichte und ihren Verletzlichkeiten aufeinander. Und schon geht die folgende Gleichung nicht mehr so einfach auf:

$$A \text{ (Paar)} + B \text{ (viel Wissen über Paarkommunikation)} = C \text{ (Vorbildliche Konflikte)}$$

Trotzdem würden wir uns beide als glückliches Paar beschreiben. Und unsere Verstrickungen in Konflikte hat in den letzten Jahren abgenommen. Vielleicht gerade, weil wir uns miteinander auseinandersetzen? Oder mehr, weil wir versuchen voneinander und miteinander zu lernen? Oder weil wir Glück haben? Wahrscheinlich alles ein bisschen. Auch für uns gibt es die Zauberformel nicht: Wir lieben uns, geben uns Mühe, achten auf uns und aufeinander. Die bisherigen Herausforderungen und Hindernisse haben wir, mit Höhen und Tiefen, doch insgesamt gut gemeistert. Und trotzdem: Welche Wirrungen, Drachen und Ungeheuer noch auf uns warten und wie wir diese meistern werden, das wissen wir nicht.

Marcel Schär
Simone Gmelch

» Glücklich, wer das,
was er liebt,
auch wagt, mit Mut zu beschützen.

Ovid

Inhaltsverzeichnis

1	**Verlieben und Lieben**	1
1.1	**Verlieben als Geschenk**	2
1.1.1	Das Geschenk des Verliebtseins	2
1.1.2	Die Illusion des Verliebtseins	3
1.2	**Lieben als Kunst**	4
1.2.1	Von Prinzen und Fröschen	4
1.2.2	Enttäuschung als Beginn der Liebe	5
1.3	**Phasen der Liebe**	6
1.3.1	Phase 1: Ver – Lieben	7
1.3.2	Phase 2: Ent – Täuschung	8
1.3.3	Phase 3: In – Stabilität	8
1.3.4	Phase 4: Auf – Lösung	9
1.3.5	Die vier Phasen als Orientierungshilfe	9
1.4	**Partnerwahl**	10
1.4.1	Liebe auf den ersten Blick	10
1.4.2	Traummann/-frau der Kindheit	11
1.5	**Unser Fazit**	11
	Literatur	12
2	**Die Liebe, das Leben und das Glück**	13
2.1	**Die Komplexität respektieren**	14
2.1.1	Die große Komplexität	14
2.1.2	Die große Chance	15
2.1.3	Die große Frage nach der Schuld	19
2.1.4	Tue etwas!	19
2.2	**Die Unbeständigkeit der Natur erkennen**	20
2.2.1	Alles vergeht	20
2.2.2	Entwicklung als Lösung	21
2.3	**Das Glück pflegen und das Unglück verstehen**	22
2.3.1	Das Glück pflegen	22
2.3.2	Das Unglück verstehen und annehmen	24
2.4	**Unser Fazit**	26
	Literatur	27
3	**Die Hoffnungen der Liebe**	29
3.1	**Die Hoffnung auf Nähe und Bindung**	30
3.1.1	Bindung als wichtiges Grundbedürfnis	31
3.1.2	Bindung als Mittel zum Zweck	31
3.2	**Die Hoffnung auf Entwicklung**	32
3.2.1	Der Partner als Entwicklungshelfer	32
3.2.2	Die Konflikte als versteckte Entwicklungsfelder	33
3.3	**Die Hoffnung auf Erlösung**	34

3.3.1	Der Gegenpol als Lösung	34
3.3.2	Der Gegenpol als Problem	35
3.4	**Unser Fazit**	38
	Literatur	38
4	**Die Verwicklungen der Liebe**	**41**
4.1	**Ich sage nicht, was ich meine**	42
4.1.1	Vier Typen einer problematischen Kommunikation	43
4.1.2	Lösung: Kongruente Kommunikation	45
4.2	**Ich handle nicht, wie ich möchte**	46
4.2.1	Gewohnheit als Zwang	46
4.2.2	Gefühle als Zwang	47
4.2.3	Lösung: Langsamkeit	48
4.3	**Ich weiß nicht, was ich will**	50
4.3.1	Konflikte zwischen verschiedenen Bedürfnissen	50
4.3.2	Konflikte zwischen den Partnern	53
4.3.3	Lösung: Tiefes Verstehen	53
4.4	**Ich mache den anderen verantwortlich**	53
4.4.1	Delegation der eigenen Entwicklung	54
4.4.2	Lösung: Selbstverantwortung	54
4.5	**Unser Fazit**	54
	Literatur	55
5	**Die Entwicklungen der Liebe I – Sich selbst ein Zuhause sein**	**57**
5.1	**Das eigene Glück pflegen**	59
5.1.1	Unterschiedliche Formen des Glücks	61
5.1.2	Das Glück im Tun	66
5.1.3	Das Glück im Ruhen	69
5.1.4	Eigenverantwortung fürs Glück: Ja, aber	72
5.2	**Das eigene Leiden verstehen und annehmen**	74
5.2.1	Bemerken der eigenen Reaktionen	76
5.2.2	Trennung vom „Ich" und dem „verletzten Teil"	78
5.2.3	Annehmen des verletzten Teils	79
5.2.4	Beruhigung des verletzen Teils	80
5.2.5	Vergeben	81
5.2.6	Einschränkungen	83
5.3	**Unser Fazit**	83
	Literatur	84
6	**Die Entwicklungen der Liebe II – Dem Partner ein Zuhause sein**	**85**
6.1	**Das gemeinsame Glück pflegen**	86
6.1.1	Gemeinsame Zeit	88
6.1.2	Der Kreis der Kleinigkeiten mit großer Wirkung	89

6.2	**Akute Konflikte lösen**	95
6.2.1	Hoffen oder Fordern?	97
6.2.2	Konflikte vermeiden	98
6.2.3	Konflikte verschieben	99
6.2.4	Konflikte angehen	100
6.3	**Das gemeinsame Unglück verstehen**	102
6.3.1	Offenheit für die Botschaft des Problems	102
6.3.2	Über Probleme sprechen	104
6.3.3	Sich Zeit nehmen	107
6.4	**Zusammen Neues wagen**	109
6.4.1	Alte Verhaltensweisen nicht zu lange wiederholen	109
6.4.2	Neue Verhaltensweisen lange genug ausprobieren	110
6.5	**Trennung als Lösung**	111
6.5.1	Gescheiterte Partnerschaften	111
6.5.2	Gefährdete Partnerschaften	113
6.5.3	Nach der Trennung	116
6.6	**Unser Fazit**	117
	Literatur	118
7	**Die Herausforderungen des Alltags**	119
7.1	**Alltag: Zwischen Stress und Langeweile**	120
7.1.1	Phasen des Überlebens und Phasen des Lebens	120
7.1.2	Stress beeinflusst die Partnerschaft	121
7.1.3	Gemeinsam gegen den Stress	122
7.1.4	Langeweile	124
7.2	**Familie: Zwischen Partnerschaft und Kindern**	125
7.2.1	Respektieren und verstehen unterschiedlicher Erziehungsideen	125
7.2.2	Kinder als Lehrmeister	127
7.2.3	Kindern liebevoll Grenzen setzen	129
7.3	**Sexualität: Zwischen Lust und Frust**	131
7.3.1	Die Natur des sexuellen Begehrens	132
7.3.2	Die Schwierigkeit im Umgang mit der Unterschiedlichkeit	134
7.3.3	Bei sich *und* in Beziehung sein	136
7.3.4	Entwicklung einer gemeinsamen Sexualität	139
7.3.5	Anregungssex in der Praxis	141
7.4	**Unser Fazit**	144
	Literatur	144
8	**Ein Rückblick mit Ausblick**	147
8.1	**Rückblick**	148
8.2	**Ausblick: Gemeinsam einen Neubeginn wagen**	150
8.2.1	Schritt 1: Wertschätzung ausdrücken	151
8.2.2	Schritt 2: Verletzungen ausdrücken und verstehen	151
8.2.3	Schritt 3: Um Verzeihung bitten und Verzeihen	152
8.2.4	Schritt 4: Entwicklungsvorsatz	153

8.2.5   Schritt 5: Sich umarmen 154
8.3   **Unser Fazit** 154
       Literatur 155

Serviceteil
Sachverzeichnis 159

Über die Autoren

Prof. Dr. Marcel Schär
ist Professor für Klinische Psychologie und Psychotherapie an der Zürcher Hochschule für Angewandte Wissenschaften und hat dort die Leitung des Zentrums für Klinische Psychologie und Psychotherapie.

Dipl.-Psych. Simone Gmelch
ist Diplom-Psychologin und Psychotherapeutin und arbeitet in einer psychotherapeutisch-psychiatrischen Praxis in Zürich.

Beide sind miteinander verheiratet und seit 16 Jahren ein Paar. Sie haben zwei Kinder und leben in der Nähe von Zürich.

Verlieben und Lieben

1.1   Verlieben als Geschenk – 2
1.1.1   Das Geschenk des Verliebtseins – 2
1.1.2   Die Illusion des Verliebtseins – 3

1.2   Lieben als Kunst – 4
1.2.1   Von Prinzen und Fröschen – 4
1.2.2   Enttäuschung als Beginn der Liebe – 5

1.3   Phasen der Liebe – 6
1.3.1   Phase 1: Ver – Lieben – 7
1.3.2   Phase 2: Ent – Täuschung – 8
1.3.3   Phase 3: In – Stabilität – 8
1.3.4   Phase 4: Auf – Lösung – 9
1.3.5   Die vier Phasen als Orientierungshilfe – 9

1.4   Partnerwahl – 10
1.4.1   Liebe auf den ersten Blick – 10
1.4.2   Traummann/-frau der Kindheit – 11

1.5   Unser Fazit – 11

Literatur – 12

© Springer-Verlag GmbH Deutschland, ein Teil von Springer Nature 2019
M. Schär, S. Gmelch, *Liebe ist mehr, als wir denken*,
https://doi.org/10.1007/978-3-662-58911-3_1

> **»** Unter dem hellblauen Himmel, auf dem warmen Asphalt
> Zwischen den Häuserfassaden steht ein Junge
> und hält sein Mädchen ganz fest an den Händen
> Sie redet, er lacht und schon bald wird sie ihn küssen und denken:
> Ja, so soll es sein. So leicht, so schön, so frei.
>
> *Gisbert zu Knyphausen*

Wir alle haben eine tiefe Sehnsucht in uns, den Partner zu finden, der uns wahrhaftig liebt. Und wir alle kennen gleichzeitig die Enttäuschungen, die mit der Liebe und dem Lieben verbunden sind.

Literatur, Musik und Film führen uns in unzähligen Variationen vor Augen, was Liebe ist: Einzigartige Romantik, spannungsvolle Erotik, unbegrenztes Liebesglück oder aber, als Kehrseite der Liebe, die herzzerreißende Trauer über einen Liebesverlust oder gar Rosenkrieg.

Das Thema der Liebe ist omnipräsent, doch wissen wir in der Regel relativ wenig über die *Liebe als Ganzes.* Denn Literatur und Film „schnappen" sich oft selektiv diejenigen Aspekte der Liebe, die fesselnd, magisch, geheimnisvoll oder aber zerstörerisch sind und stellen die Liebe als Phänomen der großen Gefühle dar. Leicht leiten wir daraus ab, dass Lieben genau so sein sollte: stark, immer gefühlvoll, nie langweilig … In der Realität unserer eigenen Beziehung finden wir hingegen meist schnell auch anderes: Enttäuschung, Langeweile, Unsicherheit. Machen wir also etwas falsch? Haben wir den falschen Partner gewählt? Ist unsere Partnerschaft noch zu retten, wenn sich solche Gefühle in unsere Beziehung einschleichen?

In unserem ersten Kapitel versuchen wir, erste Antworten auf diese Fragen zu finden. Wir stellen dar, wie sich Verliebtsein und Liebe unterscheiden, welche Verwandlung die Liebe über die Dauer einer Beziehung durchläuft und wie wir unseren Partner wählen.

1.1 Verlieben als Geschenk

Verliebt sein! Dieses Gefühl raubt einem die Sinne. Es lässt uns alle Schwierigkeiten, Probleme und Irritationen des Lebens für einen Moment vergessen. So viel Schönes ergibt sich wie von selbst. Endlich haben wir jemanden gefunden, der wirklich zuhört, von dem wir uns rundherum verstanden fühlen, mit dem das Leben leichter ist; jemanden, der uns auf Händen trägt und zu dem wir wirklich passen. Und wir behandeln diesen Menschen wie eine Prinzessin oder einen Prinzen. Wir sind aufmerksam, interessiert, hören zu, loben, beschenken, sind zärtlich, machen Komplimente, sind offen und bereit, auf Vorschläge des anderen einzugehen und Neues auszuprobieren.

1.1.1 Das Geschenk des Verliebtseins

Wir fühlen und handeln, als wären uns Flügel gewachsen. Wir entdecken plötzlich neue Ziele und Werte, tun auf einmal Dinge, die wir uns vorher nicht zugetraut hätten; wir überschreiten früher unüberwindbare Grenzen, nehmen Hürden und vieles mehr. Doch warum gelingt uns dies alles, wenn wir verliebt sind?

Weil …
1. … das Gegenüber uns sehr positiv sieht und wir diesen positiven Erwartungen entsprechen möchten
2. … wir zumindest teilweise mit der Denkweise und Art des Gegenübers verschmelzen und uns dadurch einen Teil seiner Möglichkeiten zu eigen machen und persönliche Begrenzungen lockern oder erweitern können
3. … wir nicht mehr alleine sind und die Hoffnung haben, zusammen mit dem Gegenüber das zu realisieren, was wir alleine nicht geschafft haben.

Diese gegenseitige Interaktion inspiriert und macht glücklich: Denn wir sehen und beantworten den anderen und werden gleichzeitig gesehen und beantwortet.

Sich zu verlieben ist tatsächlich ein Geschenk und als Basis der Liebe nicht zu unterschätzen (siehe auch ► Abschn. 1.4)! Die meisten von uns kennen dieses Gefühl und fast alle Beziehungen entstehen heutzutage aus dem Verliebtsein heraus. Im Verliebtsein ist eine Ursehnsucht erfüllt, die in jedem von uns steckt: Der Wunsch nach „unbedingter Liebe": Nach einer Liebe, die bedingungslos ist.

1.1.2 Die Illusion des Verliebtseins

Die Herausforderungen des Verliebtseins liegen auf der Hand. So sehr es beflügelt, so schnell bekommt es Risse: Bald sehen wir die Schattenseiten, Unzulänglichkeiten, die Fehler und Macken des Gegenübers. Oder das Gegenüber sieht unsere. Und so landen wir über kurz oder lang auf dem harten Boden der Realität.

Was beim sich Verlieben geschieht, kann gut an einem Kunstwerk von Rene Magritte illustriert werden. Eines seiner bekanntesten Bilder trägt den Titel „La trahison des images" (wörtlich: „Der Verrat der Bilder"). Auf dem Bild ist eine realistisch gemalte Pfeife abgebildet. Darunter steht der Schriftzug „Ceci n'est pas une pipe" („Dies ist keine Pfeife."). Auch wenn das im ersten Moment irritiert, hat der Künstler damit natürlich recht: Es ist keine Pfeife, die da zu sehen ist. Es ist lediglich das Abbild einer Pfeife. Und diese Unterscheidung ist mehr als Wortklauberei. Denn auch wenn diese Pfeife sehr echt aussieht, so kann man sie nicht rauchen. Beim sich Verlieben geschieht oftmals etwas Ähnliches: Wir denken, wir hätten uns in den *anderen Menschen* verliebt. Doch das stimmt nicht. Genau genommen haben wir uns nicht in den anderen Menschen verliebt, sondern in das *Bild,* das dieser Mensch *in uns* wachruft. Dieses Bild hat sehr viel mit unserer eigenen Sehnsucht zu tun. Und manchmal hat es mehr, manchmal weniger damit zu tun, wie der andere wirklich ist. Doch die Verwechslung zwischen dem Bild, das wir uns von einem Menschen machen und wie er wirklich ist, wird uns mit der Zeit einholen. Dann nämlich, wenn wir nach der anfänglichen Verliebtheit erkennen, dass unsere Projektion nicht (mehr) auf das Gegenüber passt: wenn das Gegenüber vielmehr andere Formen und Kanten zeigt, als von uns erwartet. Daraufhin kommt die Enttäuschung.

Ein weiterer Grund, warum wir manchmal allzu hart auf dem Boden der Realität landen, hat damit zu tun, dass wir Verliebtheit mit Liebe verwechseln. Und dies nicht ohne Grund: Im Deutschen sind die beiden Wörter „verlieben" und „lieben" sehr

1

nahe. Im Englischen und Französischen fällt man sozusagen in die Liebe („fall in love", „tomber en amour"). Unsere Sprache verführt uns somit zu glauben, dass sich Verlieben und Lieben das Gleiche sind – oder zumindest sehr ähnlich. Wir gehen davon aus, dass die Liebe (wie von selbst) aus dem Verliebtsein entstehen müsste. Und verständlicherweise erhoffen wir, dass dieses tolle Gefühl des Verliebtseins bestehen bleibt, wenn es nur der richtige Partner ist. Oder noch deutlicher: Wir glauben, dass das Verliebtsein mit all seinen Äusserungen wie Schmetterlinge im Bauch etc. *ein Zeichen* der Liebe ist. Verschwindet dies alles, dann beginnen wir am Partner, an der Partnerwahl und an uns selbst zu zweifeln.

Das Leben lehrt uns allerdings etwas anderes: Auf der Suche nach der grossen Liebe, fallen wir viel eher aus dem Verliebtsein heraus als in die wirkliche Liebe hinein. Tatsache ist, dass das Verliebtsein und die damit verbundenen grandiosen Gefühle mit der Dauer der Beziehung weniger werden oder sogar ganz verschwinden. Die Phase der Verliebtheit ist jedoch wichtig, weil sie als hormoneller Anschub eine positive Basis für schwierigere Zeiten bildet. Gesteuert durch die Hormone, sind wir bereit ganz viel zu geben und zu investieren. Ins Straucheln kommen wir dann, wenn dieser Anschub des Verliebtseins langsam schwächer wird. Zu Beginn nehmen wir diese Veränderung nicht wahr, da sie langsam geschieht. Gerade dadurch verpassen wir es jedoch leicht, das Gute und Schöne in der Partnerschaft bewusst zu kultivieren. Im Gegensatz zum Hormonschub bedeutet kultivieren Arbeit. Und Arbeit ist natürlich anstrengender als in den Hormonen der Verliebtheit zu schwelgen. Wenn das Verliebtsein also nachlässt, was machen wir dann?

1.2 Lieben als Kunst

1.2.1 Von Prinzen und Fröschen

Sie kennen sicher das Märchen vom Froschkönig der Gebrüder Grimm: Nach vielen Windungen küsst die Prinzessin am Ende den Frosch; in der weniger romantischen Version klatscht sie ihn – statt ihn zu küssen – an eine Wand. Der Frosch wird zum Prinzen und sodann leben sie glücklich bis ans Ende ihrer Tage.

Wie so oft, ist es im echten Leben genau umgekehrt: Wir starten mit unserer Traumprinzessin oder unserem Traumprinzen, und je länger wir küssen, desto mehr verwandelt sich unsere Prinzessin oder unser Prinz in einen Frosch. Enttäuscht bitten wir den Frosch, sich wieder zurück zu verwandeln. Vergeblich. Verzweifelt folgen wir der unromantischeren Variante des Märchens und klatschen unseren Frosch an die Wand. Leider funktioniert auch das nicht. Er wird dadurch nicht wieder zur Prinzessin oder zum Prinzen – im Gegenteil.

Was also tun, um das Verliebtsein lebendig zu erhalten? Denn, wenn wir ehrlich sind, so wünschen wir uns doch alle, dauerhaft verliebt zu sein. Es wäre wundervoll, wenn Liebe ohne Anstrengung und Enttäuschung zu haben wäre, wenn dieses bedingungslose sich aufgehoben fühlen anhalten würde, das Kribbeln im Bauch ewig weitergehen würde, wenn wir die großen Gefühle als Beweis für unsere Liebe ständig spüren würden. Oder wie es so schön in den Märchen heißt: „Und sie lebten glücklich bis ans Ende ihrer Tage". Was also tun? Eine neue Prinzessin, einen neuen Prinzen suchen!? Klingt eigentlich vielversprechend …

Nur läuft das auch mit der neuen Prinzessin, dem neuen Prinzessin mit der Zeit erfahrungsgemäß auf das Gleiche hinaus. Die Gefühle schwinden, Enttäuschung stellt sich ein. Es hilft auch nicht, so zu tun als wäre der Frosch weiterhin eine Prinzessin oder ein Prinz. Wenn wir einmal den Frosch erkannt haben, schimmert das Grün immer wieder durch; wir bleiben unzufrieden und frustriert zurück. Und die Suche beginnt von Neuem. Viele Menschen leben Beziehung auf diese Weise. Das ist durchaus eine Möglichkeit. Wir als Therapeuten erleben jedoch immer wieder, wie viele Frauen und Männer frustriert sind, wenn ihre Beziehung in die Brüche geht und die Suche nach der Liebe, nach einem passenden Gegenüber wieder von vorne beginnt. Wie findet man nun aus diesem unglücklich machenden Kreislauf heraus?

Eine Lösung wäre, den Frosch als Frosch zu akzeptieren und zu versuchen das Gegenüber auch in seinem Froschsein zu lieben. Zugegeben, das klingt auf den ersten Blick nicht sehr attraktiv und kann mit dem starken Gefühl des Verliebtsein nicht konkurrieren. Aber bei näherer Betrachtung läge darin nicht ein Übel, sondern das, was unserer Auffassung nach Liebe ist: einen anderen Menschen wirklich erkennen und annehmen. Einen Menschen lieben mit allem, was er ist. Mit seinen Stärken und Schwächen. Und: Auch wir selbst sind Frösche. Wir alle haben unsere Schwächen, unsere Schattenseiten. Liebe ist, wenn wir uns trauen, unser Prinzessinnen-, unser Prinzenkostüm abzulegen und uns in unserem ureigenen Froschsein zu zeigen und dies auch unserem Partner zu ermöglichen. Dann entstehen Begegnungen auf einer anderen, echteren und tieferen Ebene. Wenn es mit der Zeit auch noch gelingt, dem anderen seine Krone aufzulassen, auch wenn er als Frosch vor uns steht, kann die Partnerschaft immer wieder neue Tiefen erreichen.

Was auf den ersten Blick unattraktiv wirkt, kann auf Dauer dafür sorgen, dass die Beziehung spannend bleibt und wir ein tiefes gegenseitiges Angenommensein erleben können. Frösche sind zwar weniger glanzvoll als Prinzessinnen und Prinzen, dafür aber vielschichtiger. Wenn wir unsere Masken und Täuschungen ablegen (müssen), zeigen wir uns von einer verletzlicheren Seite. Können wir gegenseitig auf unsere Verletzlichkeit eingehen und sie annehmen, entsteht die Basis für eine tiefe, vertrauensvolle Beziehung und das Gefühl von wirklicher Verbundenheit. Wir erfahren eine Liebe, die sich nicht auf unsere Fassade bezieht, sondern auf unseren Kern (siehe auch ► Kap. 5 und 6).

1.2.2 Enttäuschung als Beginn der Liebe

Verliebtsein ist somit nur die erste Phase der Liebe und hat ein beschränktes Haltbarkeitsdatum. Die Kunst bestünde nun darin, das Verliebtsein in Liebe zu wandeln. Wie dies gelingen könnte, hat bereits Erich Fromm (1956) in seinem beeindruckenden Buch „Die Kunst des Liebens" herausgearbeitet. Seine These ist, dass wir uns das Lieben aneignen müssen wie eine Kunstfertigkeit: Als würden wir ein Instrument oder ein Kunsthandwerk erlernen. Eine Kunstfertigkeit erlangen wir wiederum nur durch üben, üben und nochmals üben. Weil uns unser Kunstgegenstand interessiert und fasziniert, setzen wir uns intensiv mit ihm auseinander, wollen mehr erfahren, dazulernen und weiterkommen. Und das, obwohl wir einige Enttäuschungen erleben, da beim Üben vieles nicht so gelingt, wie wir es uns wünschen.

Übertragen auf die Partnerschaft heißt das: Enttäuschung ist im Grunde der Beginn der Liebe! Die Kunstfertigkeit des Liebens können wir dann entwickeln, wenn wir mit Enttäuschungen rechnen und sie als Ausgangspunkt nehmen, weiter zu üben.

Das mag ernüchternd klingen oder als Aufforderung zum positiven Denken missverstanden werden. Mit beidem hat es nichts zu tun, sondern mit der Einsicht, dass jedes Paar von Enttäuschungen eingeholt wird und Enttäuschungen, auch wenn es sich nicht so anfühlt, ihr Gutes haben. Denn jeder Enttäuschung geht eine Täuschung voraus. Täuschungen lassen Hoffnungen entstehen, die in die Irre führen. Die Ent-Täuschung ist das Ende dieser Täuschung und damit die Möglichkeit, den Anderen „wahrer", facettenreicher und differenzierter zu sehen. In diesem Sinn sind Enttäuschungen heilsam, aber meistens auch schmerzhaft. Wenn wir uns jedoch darauf einlassen, bekommen wir in dieser Phase der Beziehung die Chance, etwas über das *wirkliche* Wesen des Anderen zu lernen.

So gesehen müssten wir aus Enttäuschungen keine Dramen entstehen lassen. Wir könnten sie akzeptieren als etwas, das mit Partnerschaften unweigerlich einhergeht. Oder in Anlehnung an Jürg Willi (2002): Weil Liebe unlösbare Bedürfniskonflikte beinhaltet, sind Enttäuschungen in der Natur von Partnerschaften an und für sich begründet (siehe ▶ Kap. 4.3)! Sie sind also *kein* Anzeichen für einen Mangel an Liebe, auch nicht dafür, den falschen Partner gewählt zu haben und auch nicht ein Hinweis auf ein Unvermögen von uns oder unserem Partner. Vielmehr holen sie uns auf den Boden der Realität zurück, weil sie uns klarmachen, dass weder wir noch unser Partner fehlerlos sind. Passung ist nie ideal; wir können nicht alles gleichzeitig haben. Der schmale Grat besteht darin, Enttäuschungen als unvermeidlichen Teil jeder Partnerschaft anzunehmen und dabei nicht zu resignieren! Sie sind ein wichtiges Fundament einer neuen, reiferen Form von Beziehung.

1.3 Phasen der Liebe

Die Idee der Kunst des Liebens kann auch in Form von verschiedenen Phasen des Liebens abgebildet werden (z. B. Willi 2002). Vereinfacht könnte man die Liebe in vier Phasen einteilen (siehe ◨ Abb. 1.1). Jede Phase hält ganz eigene Herausforderungen für uns bereit, mit denen wir einen Umgang finden müssen. Gelingt das, kommen wir als Paar weiter. Häufiger tritt das Gegenteil ein. Wir schaffen es nicht, die Herausforderungen der Phasen zu bewältigen, sind frustriert und versuchen diese schwierigen Bereiche unserer Beziehung „zu umschiffen".

Die Kunst der Liebe erlernen heißt:

- wissen, dass jede Phase der Liebe mit anspruchsvollen Herausforderungen verbunden ist.
- die Herausforderungen der jeweiligen Phase erkennen.
- die Herausforderungen anpacken und als Paar ausdauernd und kreativ nach Lösungen suchen.

Das heißt: Um langfristige Zufriedenheit in einer Beziehung zu erreichen, dürfen wir nicht (immer) den Weg des geringsten Widerstandes gehen, den Blick auf ewige Harmonie gerichtet. Wir sollten uns kurz- und mittelfristig auch den Unannehmlichkeiten stellen.

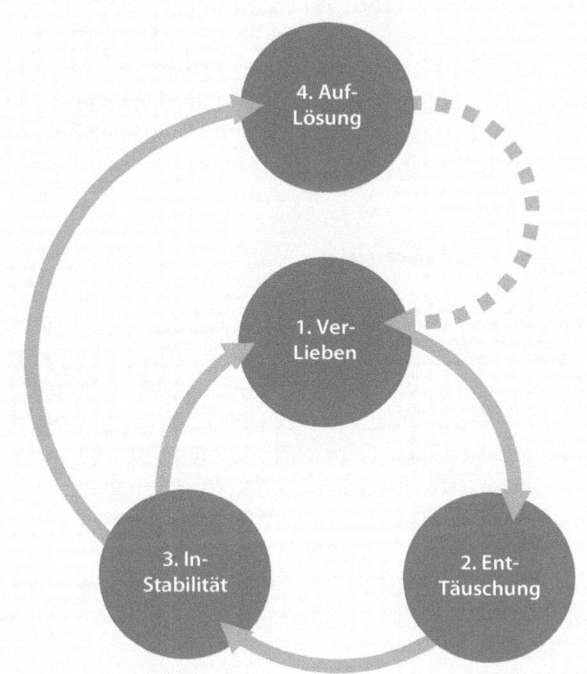

◖ **Abb. 1.1** Die Phasen der Liebe

Wir werden hier nun einen ersten kurzen Überblick über die Phasen der Liebe geben und jede Phase mit ihren spezifischen Aufgaben, Chancen aber auch Gefahren skizzieren. Im weiteren Verlauf des Buches vertiefen wir die Themen. Wundern Sie sich also nicht, falls beim ersten Lesen noch Fragen offenbleiben.

1.3.1 Phase 1: Ver – Lieben

In der Phase des sich Verliebens, auf Wolke 7 schwebend, bestätigen wir uns gegenseitig: „Ich liebe dich, genauso wie du bist". Wir bewundern uns, sehen die Stärken im Gegenüber und schenken einander viel Anerkennung und Wertschätzung. Dadurch finden wir zueinander, bauen Vertrauen und Nähe auf und schaffen eine Basis für eine längere und verbindliche Partnerschaft.

So schön diese Gefühle von Nähe und Verbundenheit sind, beinhalten sie aber auch gewisse Risiken: Aufgrund dieser Nähe laufen wir Gefahr, uns selbst aufzugeben und nur für den anderen da sein zu wollen. Die Hoffnung keimt in uns auf, das perfekte Gegenüber gefunden zu haben, alle Probleme hinter sich lassen zu können und im Zustand der Harmonie zu verweilen. Mit zunehmender Nähe und Vertrautheit wächst jedoch gleichzeitig die Angst, die Kontrolle zu verlieren, verletzt zu werden und den Boden unter den Füßen zu verlieren. Aufgrund dieser Angst kann der Impuls aufkommen, sich in Sicherheit bringen zu wollen und die Beziehung möglichst schnell zu beenden, obwohl wir uns andererseits doch so sehr nach Nähe sehnen.

Die Kernfrage oder das Kernthema dieser Phase ist: Was führt und hält uns zusammen? Zu Beginn der Beziehung, im Zustand der Verliebtheit, ist diese Frage einfach zu beantworten. Finden wir auch im Verlauf einer langjährigen Beziehung eine Antwort darauf, ist das die tragende Basis unserer Beziehung.

1.3.2   Phase 2: Ent – Täuschung

Nach der anfänglichen Euphorie des Verliebens werden wir über kurz oder lang auf den Boden der Realität zurückgeholt. Wir sind enttäuscht, unsere Illusion des perfekten Partners schwindet oder bekommt zumindest Brüche. Enttäuschung an sich wäre nicht weiter schlimm. Sie ermöglicht ja erst eine realistischere Sichtweise auf unsere Beziehung und unser Gegenüber. Genau genommen wird das Leiden dadurch verursacht, dass wir versuchen, die Täuschung aufrecht zu erhalten.

Verharren wir in diesem Zustand, so verbauen wir uns die Möglichkeit, mit dem adäquateren Bild (vom Partner, von uns selbst oder von der Partnerschaft) einen Umgang zu finden. Vielmehr sind wir frustriert über die Täuschung und beginnen, uns oder das Gegenüber abzuwerten. Oder aber wir wollen die Ent-Täuschung nicht wahrhaben und schieben sie beiseite.

Mit aller Kraft versuchen wir, im Zustand der Illusion und der Täuschung zu verharren, weil wir eben nicht enttäuscht werden wollen. Und was nicht sein darf, das kann auch nicht sein. So ignorieren wir hartnäckig sämtliche Hinweise für bereits vorhandene oder sich ankündigende Schwierigkeiten. Dadurch türmen sich diese Schwierigkeiten wie Wellen immer höher auf und brechen dann plötzlich über uns zusammen.

Für diese Phase ist auch charakteristisch, dass wir uns gerade von dem bedroht und überfordert fühlen, was zu Beginn am Gegenüber so attraktiv war: Die ruhige Art wird dann zur Trägheit, das Spontane zum Impulsiven, die Ernsthaftigkeit zur Langeweile, das Witzige zum Beschränkten.

Die Kernfrage dieses Abschnitts lautet, wie wir einen adäquaten Umgang mit dem neuen „Bild" unserer Partnerin oder unseres Partners finden. Wie gelingt es uns, die Grenzen und Schwächen sowohl von uns selbst, von unserem Gegenüber als auch unserer Partnerschaft wahrzunehmen und anzunehmen? Und wie können wir uns trotz der Ent-Täuschung etwas vom Wunder des Verliebtseins bewahren?

1.3.3   Phase 3: In – Stabilität

Enttäuschungen führen über kurz (oder lang) zu einer gewissen Instabilität. In Zusammenhang mit einer Partnerschaft gilt Instabilität landläufig als unerwünscht. Dabei gibt es erschreckend viele stabile und gleichzeitig unglückliche Partnerschaften. Die Chance von Instabilität ist jedoch Entwicklung: Alte Denk- und Verhaltensmuster werden in Frage gestellt. Daraus wiederum entsteht die Möglichkeit für sich selbst und für die Partnerschaft eine neue, tragfähigere Form von Stabilität zu finden. Neue

Lösungen für alte Probleme können nur auf dem Boden von Instabilität gedeihen. Lernen, wachsen und reifer werden ebenso.

Dies ist die optimistische Sicht. Viel öfters passiert es, dass wir an den Problemen und der damit verbundenen Instabilität verzweifeln und uns in gegenseitige Vorwürfe und Schuldzuweisungen verstricken. Dies nimmt uns die Möglichkeit, kreative Lösungen zu finden. Wir haben Angst und meinen, vor der Wahl zu stehen, entweder uns selbst, das heisst unsere Ideale, aufzugeben oder aber den Partner. Das Erleben von Instabilität lässt uns leicht die ganze Partnerschaft in Frage stellen.

Die zentrale Frage in dieser Phase ist: Auf welchen Änderungsbedarf weist die erlebte Instabilität uns hin? Wie könnten wir die Schwierigkeiten nutzen, um aneinander zu wachsen und eine neue Form von Stabilität zu finden? Welchen Sinn macht unsere Partnerschaft trotz der erlebten Instabilität?

1.3.4 Phase 4: Auf – Lösung

Instabilität kann dazu führen, dass wir uns Gedanken darüber machen, die Partnerschaft aufzulösen und uns zu trennen. Dabei gibt es eine innere und eine äußere Trennung. Sprich, wir verabschieden uns innerlich von der Partnerschaft, bleiben aber äußerlich noch zusammen oder aber die Partnerschaft wird auch gegen außen sichtbar aufgelöst.

Die Chance einer Auflösung besteht darin, dass wir uns neu orientieren können, uns lösen können von der gegenseitigen Dauerblockade, in die wir uns gesetzt haben und aus der wir uns nicht befreien konnten. So werden plötzlich neue Energien freigesetzt und neue Ziele entdeckt. Wenn die Trennung hingegen nicht gut gelingt, lauern auf der anderen Seite Gefahren wie Hass auf das Gegenüber, Depression, Orientierungslosigkeit, Verbitterung und/oder Einsamkeit. Häufig versuchen wir den Schmerz, der zur Trennung führte, wegzuschieben. Wir wehren die Vorwürfe des (ehemaligen) Partners ab oder begeben uns schnell in eine neue Beziehung. Dadurch verpassen wir die Chance, aus der vergangenen Beziehung etwas für unsere Entwicklung und für die nächste Beziehung zu lernen.

Was wir auch oft ignorieren: Die Phase der Auflösung ist unvermeidlich, denn jede Partnerschaft ist endlich! Entweder beenden wir selbst die Partnerschaft, weil mindestens einer von uns entscheidet, dass unsere Partnerschaft keine Zukunft mehr hat. Oder wir werden getrennt: durch den Tod des Partners.

Die zentrale Frage in dieser Phase ist, wie gut es mir gelingt die Partnerschaft abzuschließen und durch das Ende des Alten, neue Möglichkeiten zu schaffen, sei es, eine neue Beziehung einzugehen oder auch alleine zufrieden weiterzuleben.

1.3.5 Die vier Phasen als Orientierungshilfe

Diese vier Phasen der Liebe sind eine grobe Orientierungshilfe, um zu verstehen, welcher Entwicklungsschritt gerade an uns gestellt sein könnte. Sie sind nicht als Abfolge zu verstehen, die wir ein einziges Mal durchlaufen. Auch verlaufen sie nicht streng nacheinander. Gerade Phase 2 (Ent – Täuschung), 3 (In – Stabilität) und vielleicht auch Phase 4 (Auf – Lösung) werden Paare immer wieder durchlaufen. Und hoffentlich wird auch Phase 1 wiederholt, indem wir uns in den Partner immer wieder neu verlieben und die Stärken des Gegenübers neu wertzuschätzen lernen. Auch wenn es paradox erscheint: Gerade das wiederholte Durchlaufen der einzelnen Phasen ist wichtig und ermöglicht Entwicklung. Es ist, wie wenn wir uns auf einer Wendeltreppe fortbewegen: Irgendwann kommen wir immer wieder am gleichen Ort vorbei, aber (hoffentlich) auf einem höheren Niveau.

1.4 Partnerwahl

Auch wenn Lieben eine Kunst ist, die gelernt werden kann, so ist die Partnerwahl natürlich ausschlaggebend dafür, wie sich unsere Liebe entwickelt und wie unsere Paarkonflikte zu verstehen sind. Es ist der Hintergrund, oder wenn man so will, das Bühnenbild, auf dem sich unsere Partnerschaft abspielt. Zwei Menschen mit unterschiedlichen Erfahrungen, Hoffnungen und Wünschen treffen aufeinander, die einander beim Suchen ihres Lebensweges unterstützen, anregen oder sich eben auch (ungewollt) behindern können. Denn es steht außer Frage, dass es für die Weiterentwicklung förderlichere oder hinderlichere Partnerwahlen gibt. Und es geht noch weiter: Der Mensch, in den ich mich verliebe, muss, von außen betrachtet, nicht gut zu mir passen. Denn beim Verlieben handelt es um einen sehr intuitiven und unbewussten Prozess, der von einem komplexen, inneren System aus Hoffnungen und Ängsten gesteuert ist. Doch dazu später (siehe ▶ Kap. 3). An dieser Stelle möchten wir auf ein paar grundsätzliche Aspekte der Partnerwahl zu sprechen kommen.

1.4.1 Liebe auf den ersten Blick

Es ist spannend, dass die „Liebe auf den ersten Blick" treffsicherer zu sein scheint, als man vermuten würde. Die Arbeitsgruppe um Jürg Willi (2002) konnte zeigen, dass Paare, die dieses „rasche Feuerfangen" erlebten, eine höhere Wahrscheinlichkeit aufwiesen, später zu heiraten. Darüber hinaus war die Scheidungsrate dieser Paare geringer. Es scheint, als könnten Menschen intuitiv und in kürzester Zeit die wesentlichsten Merkmale eines potentiellen Liebespartners erfassen. Nathaniel Branden (2009), ein amerikanischer Psychotherapeut, spricht davon, dass man, wenn man sich in einen Menschen verliebt, der wirklich zu einem passt, neben der Faszination des Fremdartigen gleichzeitig einen „Schock des Wiedererkennens" erlebt: ein eigenartiges Gefühl der Vertrautheit, als ob man diesen Menschen bereits kennen würde, obwohl man ihn gerade erst kennen gelernt hat. Es ist, als würde man auf etwas tief im Inneren unerklärlich Vertrautes treffen.

Wirklich erklärbar sind diese Phänomene nicht. Auch sind sie nicht eindeutig wissenschaftlich belegt. Es gibt genauso Befunde, die dagegensprechen, dass die Intensität oder die Art der anfänglichen Verliebtheit eine Bedeutung für die Beziehungsstabilität hat (Bradbury und Karney 2004). Und doch: Dieses intuitive

Erkennen eines passenden Partners aufgrund intensivem sich Verlieben deckt sich mit den Erfahrungen vieler Menschen.

1.4.2 Traummann/-frau der Kindheit

In der Regel beginnen wir schon als (sehr) kleines Mädchen oder kleiner Junge unbewusst das innere Bild unserer Traumfrau oder unseres Traummannes zu formen. Und zwar, indem wir prägende positive Bindungserlebnisse, die für Geborgenheit, Angenommensein und Geliebtwerden stehen, gefühlsmäßig abspeichern. Dies geschieht – weil wir eben noch klein sind – auf eine sehr einfache Art: In Erinnerung bleibt uns zum Beispiel die weiche Haut der Mutter, in deren Armen wir Fläschchen getrunken und Gutenachtgeschichten gehört haben, die Eleganz und die langen Haare einer Erzieherin in der Kindertagesstätte, die den Mädchen schöne Frisuren gemacht hat, die starken Arme unseres Vaters, mit dem wir lustig und wild spielen konnten oder die Herzlichkeit, mit der wir von den Großeltern aufgenommen wurden. Hinzu kommen die Dinge, die wir als Kind vermisst und vielleicht bei Freunden beobachtet haben, z. B. dass dort das Lieblingsessen gekocht wurde, wenn das Kind aus dem Klassenlager zurückkam, die entspannte Stimmung einer Nachbarsfamilie bei Tisch oder die Fähigkeit befreundeter Eltern, tolle Feste für ihre Kinder auszurichten. So entstehen mehr oder weniger bewusst eine Reihe verschiedenster Aspekte, die mit früheren positiven Bindungserlebnissen verbunden sind. Auf die gleiche Weise entstehen auch Ideen, Vorstellungen davon, was wir in zukünftigen Bindungen vermeiden wollen.

Treffen wir später auf mögliche Partner, ziehen uns in der Regel unbewusst diejenigen Menschen an, die auf den ersten Blick möglichst viele unserer „Traummann/-frau-Aspekte" erfüllen. Die Kombination beispielsweise aus weicher Haut, langem Haar, Eleganz und gleichzeitig eine tolle Gastgeberin bei einer Party zu sein, zieht einen Mann z. B. magisch an, weil er die (kindliche) Hoffnung hegt, dass diese Frau nicht nur diese positiven Eigenschaften besitzt, sondern die positiven Eigenschaften aller Menschen in sich vereint, die für ihn je Liebe ausgestrahlt haben … natürlich ohne deren möglichen Schattenseiten. Und hier schließt sich der Kreis wieder: Wir verlieben uns nicht in den Menschen, der vor uns steht, sondern in die Wünsche und Bilder, die dieser Mensch in uns wachruft (siehe ▶ Abschn. 1.1.2).

1.5 Unser Fazit

Vielleicht haben Sie sich beim Lesen des ersten Kapitels gefragt, warum es manchmal etwas unromantisch, ja fast nüchtern daherkommt. Im Grunde wir wissen ja alle, dass Verliebtsein noch nicht Liebe ist und in der Liebe viel Arbeit steckt. Für uns ist es jedoch immer wieder spannend, wie viele Menschen das theoretisch sehr gut wissen und im Alltag trotzdem all den Illusionen und Verwechslungen zwischen Verliebtsein und Liebe erliegen. Auch uns geht das immer wieder so! Und, das ist ja auch klar: Es wäre so schön, dauerhaft verliebt zu sein.

So schön. So unrealistisch. Es ist unwirklich wie ein Märchen, wo sich Frösche in Prinzen verwandeln. Es ist illusorisch, aber nicht schlimm! In dem Moment, wo wir bereit sind, uns als Froschpaar statt als Prinzenpaar auf den Weg zu machen, akzeptieren wir, dass Enttäuschung, Verletzlichkeit, Langeweile, Unsicherheit, Instabilität und Veränderung unvermeidbarer Bestandteil einer langfristigen, tiefen Partnerschaft sind. Dies kann sich zwar zeitweise unangenehm anfühlen. Wenn wir uns jedoch den damit verbundenen Herausforderungen stellen, verlieren diese schwierigen Gefühle einen Teil ihres Schreckens. Wenn wir die Tatsache zulassen, dass unser Partner, unsere Partnerschaft und wir selbst Schwächen haben und immer haben werden, dann müssen wir keine Dramen entstehen lassen, wenn etwas nicht so läuft, wie wir dies gerne hätten. Lieben heißt an unsere Grenzen kommen und uns gegenseitig helfen, diese zu überwinden. Gelingt dies, fühlt es sich wunderschön an. Fast wie verliebt sein, nur leiser und tiefer.

Literatur

Bradbury, T. N., & Karney, B. R. (2004). Understanding and altering the longitudinal course of marriage. *Journal of Marriage and Family, 66*(4), 862–879.

Branden, N. (2009). *Liebe für ein ganzes Leben: Psychologie der Zärtlichkeit.* Reinbek: Rowohlt.

Fromm, E. (1956). The art of loving. New York: Harper & Brothers (Auf Deutsch: Fromm, E. (1989). Die Kunst des Liebens. Frankfurt a. M.: Ullstein).

Willi, J. (2002). *Psychologie der Liebe. Persönliche Entwicklungen durch Paarbeziehungen.* Stuttgart: Klett-Cotta.

Die Liebe, das Leben und das Glück

2.1 **Die Komplexität respektieren** – 14

2.1.1 Die große Komplexität – 14

2.1.2 Die große Chance – 15

2.1.3 Die große Frage nach der Schuld – 19

2.1.4 Tue etwas! – 19

2.2 **Die Unbeständigkeit der Natur erkennen** – 20

2.2.1 Alles vergeht – 20

2.2.2 Entwicklung als Lösung – 21

2.3 **Das Glück pflegen und das Unglück verstehen** – 22

2.3.1 Das Glück pflegen – 22

2.3.2 Das Unglück verstehen und annehmen – 24

2.4 **Unser Fazit** – 26

Literatur – 27

© Springer-Verlag GmbH Deutschland, ein Teil von Springer Nature 2019
M. Schär, S. Gmelch, *Liebe ist mehr, als wir denken*,
https://doi.org/10.1007/978-3-662-58911-3_2

2

> » It is not the strongest of the species that survives, nor the most intelligent, but the most responsive to change.
>
> *Charles Darwin*

Wir haben im vorherigen Kapitel versucht, die Liebe als umfassendes Phänomen zu begreifen. Im folgenden Kapitel werden wir etwas grundsätzlicher. Wir weiten unsere Überlegungen auf allgemeine Grundannahmen über das Leben und das Glück aus. Wir tun dies deswegen, weil wir Menschen intuitiv meist von zu einfachen Funktionsprinzipien des menschlichen Lebens ausgehen. Dadurch sind Frustrationen und Enttäuschungen vorprogrammiert. Einen Teil dieser Enttäuschungen könnten wir uns ersparen, wenn wir uns der Täuschungen bewusst werden.

Dieses Kapitel geht über den Paarkontext hinaus, da es ganz grundsätzliche Überlegungen und Annahmen über das Leben beinhaltet. Und so ist dieses Kapitel ein Sonderling, ein Exkurs, der helfen kann, die Hintergrundannahmen unseres Buches besser zu verstehen und einzuordnen. Sie können dieses Kapitel jetzt lesen, Sie können es aber auch getrost überspringen und später darauf zurück kommen, falls es Sie gerade zu sehr aus dem Paarthema „herausreißt".

Drei Aspekte stehen in diesem Kapitel im Vordergrund: Wie können wir damit umgehen, dass viele Dinge nicht vorhersehbar sind? Woran halten wir uns, wenn sich immer alles verändert? Wie hängen Glück und Unglück zusammen?

2.1   Die Komplexität respektieren

Kennen Sie das auch? Sie zeigen ein und dasselbe Verhalten, doch die Konsequenzen sind höchst unterschiedlich. Sie bemühen sich beispielsweise, ein besonders gutes Abendessen zu kochen: Einmal reagiert Ihr Partner darauf hoch erfreut, beim nächsten Mal nimmt er das Essen kaum wahr, und Sie geraten sogar noch in Streit, weil er lieber Spaghetti gegessen hätte. Einmal führt eine Massage zu einer hohen Erregung des Partners, und Sie haben danach wunderbaren Sex, ein anderes Mal schläft der Partner bei der Massage ein, und Sie bleiben mit der Erregung alleine zurück. Diese kleinen Beispiele zeigen uns, dass die Welt oft komplexer ist, als uns lieb ist. Und weil wir Mühe haben dieses Unvorhersehbare und Komplexe zu akzeptieren, gehen wir lieber mit der Annahme durchs Leben, alles verlaufe nach dem einfachen Ursache-Wirkungsprinzip: dass es also jeweils eine Ursache A gibt, auf die eine Wirkung B folgt. Wenn ich durch eine Tür gehen will, muss ich sie vorher öffnen. Wenn ich einen Baum pflanzen will, muss ich vorher ein Loch graben. Diese Annahme von Ursache und Wirkung treffen in der Tat zu, aber nur für gewisse Dinge. Wenn es um menschliche Beziehungen geht, stimmt sie meist nicht. Warum ist das so?

2.1.1   Die große Komplexität

Fokussieren wir uns auf unser Gehirn. Dies hat gemäß Schätzungen an die 100 Mrd. Nervenzellen, wobei diese Nervenzellen wiederum durchschnittlich mit fünf anderen Zellen verbunden sind. Dieses komplexe Gefüge aus Nervenzellen und gegenseitigen

Verbindungen ist auf dem Hintergrund von unseren genetischen und biologischen Voraussetzungen sowie unseren bewussten und unbewussten Erfahrungen entstanden. Das heißt, alles, was uns je geprägt hat – ob wir uns daran erinnern oder nicht – ist in unserem Gehirn gespeichert. Dieses unvorstellbare Kuddelmuddel von Nervenzellen und Verbindungen steuert auf der einen Seite, was wir wahrnehmen, wie wir uns verhalten und was wir denken. Gleichzeitig verändert sich das Gehirn permanent durch jede neue Information, die es aufnimmt: durch jede Wahrnehmung, jeden Gedanken, jedes Gefühl, jede Handlung. Das heißt, unsere Umgebung wirkt auf uns und wir wirken auf unsere Umgebung. Wer und was wir sind, ist somit auf eine hochkomplexe und oftmals undurchschaubare Art und Weise entstanden und abgespeichert.

Wenn sich nun zwei Menschen begegnen und miteinander eine Beziehung eingehen, treffen zwei solche Gehirne aufeinander. Das vereinfacht die Sache nicht unbedingt. Im Gegenteil: Es erklärt, warum Partnerschaften häufig so kompliziert sind. Eine Partnerschaft kann mit einem chaotischen System verglichen werden. Chaotische Systeme zeichnen sich dadurch aus, dass sie aufgrund ihrer Komplexität nicht eindeutig vorhersagbar sind. Weitere Beispiele sind das Wetter, die Strudel eines Flusses, die Börsenkurse oder ein Dreifachpendel. Es spielen derart viele verschiedene Faktoren mit hinein, dass selbst bei einer ähnlichen Ausgangslage, das Ergebnis ganz anders sein kann. Was genau wann und wie passiert, wissen wir vorher nicht. Lassen Sie uns zur Illustration eine Episode aus einer Paarberatung schildern.

Beispiel

Agnes, eine wortgewandte, dominante, ältere Dame und Georg, ihr sehr zurückhaltender Ehemann, suchten die Beratung auf, da er sich immer mehr zurückgezogen hatte und kaum noch seine Meinung sagte. Trotz der Schwierigkeiten hatten sie ein gemeinsames Ritual: Sie gingen seit Jahren jeweils Samstagnachmittags in die gleiche Konditorei, um Kaffee und Kuchen zu essen. Sie bestellte dabei jedes Mal für beide: Zwei Kaffee und zwei Stück Schwarzwäldertorte. Die Beratung war gelinde gesagt harzig. Trotz intensivster Bemühungen änderte sich nicht viel. Bis zu dem Tag, als Georg nach der üblichen Bestellung von Agnes hinzufügte: „Und für mich bitte ein Bier und ein Sandwich".

Auf einmal kam Bewegung in diese Partnerschaft. Was war geschehen? Warum bestellte Georg plötzlich nach vielen Jahren ein Bier und ein Sandwich? Auch im Nachhinein ließ sich dies nicht schlüssig erklären; und zwar deshalb nicht, weil es dafür keinen einzelnen, klar fassbaren Auslöser gab. Es schien vielmehr, als hätte sich bei Georg über all die Jahre hinweg innerlich ein Fass an Frustrationen und Unmut gefüllt, das durch einen weiteren Tropfen zum Überlaufen gebracht wurde. Dies setzte einen Prozess in Richtung Selbstbehauptung bei ihm frei.

2.1.2 **Die große Chance**

Gehen wir noch einmal zur Aussage zurück, dass die Partnerschaft wie ein chaotisches System funktioniert. Wenn wir diese Aussage auf uns wirken lassen, wird klar, dass weder unser Verhalten, noch das unseres Partners aber auch unsere Partnerschaft nicht vollständig verstehbar, vorhersagbar und dadurch auch nicht wirklich

2

kontrollierbar sind. Wir sind diesem chaotischen System zu einem gewissen Teil ausgeliefert. In der Regel finden wir solche Gedanken unangenehm. Sie machen uns hilflos und ohnmächtig. Deshalb vermeiden wir sie und gehen lieber von der einfacheren Annahme aus, dass unser Verhalten und der Verlauf unserer Partnerschaft vorhersagbar wären. Eine gewisse Zeit mag dies gut gehen, bis dann auf einmal etwas Unvorhersehbares geschieht – und dann bricht das Kartenhaus ein.

Wir müssten uns also der hohen Komplexität und der damit verbundenen Unvorhersagbarkeit des Lebens stellen. Nur ruft das aufgrund unseres Kontrollbedürfnisses verständlicherweise Angst hervor und ebenso Gefühle der Hilflosigkeit und Ohnmacht. Diese führen (innerlich) schnell in verschiedene Sackgassen (siehe ◘ Abb. 2.1). Hier einige Beispiele aus unserer paartherapeutischen Praxis:

Nachfolgend einige Beispiele aus unserer paartherapeutischen Praxis mit unerwarteten Wendungen:

Beispiel

Ein Paar hat sich darauf geeinigt, sich auf die Karriere zu fokussieren und möglichst viel Geld zu verdienen. Die Idee ist, früh aus dem Berufsleben auszusteigen und das Leben richtig zu genießen. Nach 15 Jahren Beziehung und einer ernsthaften Erkrankung stellt die Frau diesen gemeinsamen Plan radikal in Frage. Sie fordert von ihrem Mann im Beruf kürzer zu treten.

Ein Paar hat sich jung kennengelernt und ist 10 Jahre lang glücklich, bis der Frau bewusst wird, dass sie keine Kinder möchte. Bisher haben die beiden nicht oft über dieses Thema gesprochen. Der Mann fühlt sich deshalb von der plötzlichen und zugleich nicht hinterfragbaren Entscheidung überrumpelt.

Ein Paar ist seit einigen Jahren zusammen als der Mann plötzlich den Wunsch einer außergewöhnlichen sexuellen Praktik äußert; etwas, das seine Frau sich überhaupt nicht vorstellen kann. Sie ist vielmehr aufs Äußerte irritiert über den Wunsch ihres Partners.

Ein Paar ist seit über 25 Jahren zusammen und hat sich bereits seit längerer Zeit auseinandergelebt. Wiederholt weist die Frau ihren Mann darauf hin, dass eine Paartherapie dringend notwendig sei. Er ignoriert diese Forderung jedoch hartnäckig.

Wie wäre unsere Reaktion, wenn wir so etwas erleben würden?

- Je nachdem, was die Situation konkret bei uns auslöst, kann es sein, dass die erlebte Ohnmacht uns erschreckt oder schockiert und wir daraufhin erstarren. Unser Herz verschließt sich sofort, und wir lassen den Partner nicht mehr an uns heran. Wir sind sowohl unfähig dem anderen zu beschreiben, was in uns vor sich geht, als auch die Erstarrung aufzulösen.
- Es kann sein, dass wir uns verängstigt fühlen und ausweichen oder flüchten. Vielleicht versuchen wir, das Problem zu ignorieren, wir lenken uns ab, sprechen nicht mehr darüber und vermeiden sämtliche Situationen, in denen das Thema wieder auf den Tisch kommen könnte. Tief in uns löst das Thema immer mehr Angst und Befürchtungen aus.
- Vielleicht fallen wir in eine Resignation und eine tiefe Frustration. Wir versuchen die Situation einfach zu erdulden und über uns ergehen zu lassen.

— Oder es kann sein, dass wir ärgerlich, wütend, aggressiv werden und beginnen, den Partner anzugreifen, gegen ihn anzukämpfen. Vielleicht entsteht sogar ein Gefühl wie Hass, das uns und unsere Partnerschaft auffrisst.

Falls Sie eine oder mehrere Reaktionen wiedererkennen, sorgen Sie sich nicht! Ganz ehrlich: Dies sind natürliche Reaktionen! Je nachdem, wie wir gestrickt sind, gibt es unterschiedliche Ausdrucksformen davon. Aber wir alle haben die Tendenz, uns aufgrund komplexer, ängstigender Situationen innerlich ins Schachmatt setzen zu lassen.

Es gäbe jedoch eine Alternative dazu. Diesen Weg müssten wir jedoch sehr bewusst einschlagen. Und es ist nicht einfach auf Kurs zu bleiben, weil wir auch auf diesem Weg *nicht* um das Erleben von Hilflosigkeit und Ohnmacht herumkommen. Denn unsere Einflussmöglichkeiten in komplexen Systemen, wie unserer Partnerschaft, sind tatsächlich *begrenzt*. Die Alternative sieht folgendermaßen aus: Wenn es uns gelingt, trotz der Begrenztheit unseres Einflusses, nicht (nur) in der Angst zu bleiben, sondern auch (und zusätzlich) eine Haltung von Mut und Neugierde einzunehmen, dann öffnet sich ein Handlungsspielraum! Und zwar der, den wir tatsächlich haben und nutzen können. Wie in den Heldensagen: Dort besiegt der Held nur dann den Drachen, wenn es ihm gelingt, nicht blindlings drauflos zu schlagen. Er hat nur dann eine Chance, wenn er trotz seiner Angst und vermeintlichen Unterlegenheit zu seiner Ruhe zurückfindet, den Drachen beobachtet, sich eine geschickte Strategie ausdenkt und sich dem Drachen im richtigen Moment stellt. Die unerwarteten Wendungen in einer Partnerschaft, von denen oben die Rede war, sind Drachen ähnlich. Sie können in der Tat die Partnerschaft gefährden.

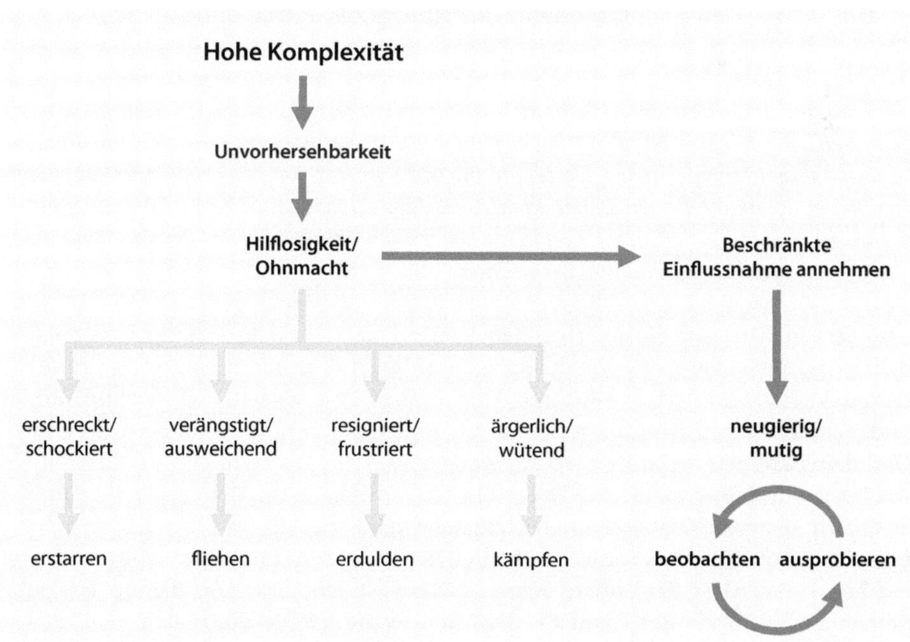

■ Abb. 2.1 Umgang mit hoher Komplexität

In unserer Partnerschaft mutig und neugierig dem Drachen in die Augen schauen heißt: Ja, in der Tat, wir haben ein ernsthaftes Problem. Ein Problem, das uns Angst macht und Hilflosigkeit auslöst. Ein Problem, dessen Lösung wir nicht kennen. Ein Problem, für das es vielleicht auch gar keine (gute) Lösung gibt. Nicht alle Drachen lassen sich besiegen. Trotzdem wollen wir uns diesem Problem mutig und neugierig stellen. Das heißt, wir versuchen erstens möglichst offen und interessiert zu beobachten, was geschieht und was sich verändert. Und es verändert sich immer etwas (siehe ▶ Abschn. 2.2). Diese Veränderungen können größer oder kleiner, erwartet oder unerwartet sein. Wenn wir allerdings im Zustand von Schock, Angst, Wut oder Resignation verhaftet bleiben, ist die Wahrscheinlichkeit geringer, dass wir (positive) Wendungen bemerken. Zweitens können wir versuchen, wiederholt etwas (Kleines) an unserem eigenen Verhalten zu verändern und dessen Wirkung überprüfen. Tun wir dies aufmerksam und ausdauernd, können wir in solch chaotischen Systemen oftmals mehr bewirken als wir meinen.

Allerdings sollten wir dabei nicht vergessen, dass die Wirkung nicht vorhersagbar ist (siehe ▶ Abschn. 8.3). Ähnlich wie bei einem Mobile: Bewegt sich ein einziges Teil dieses Mobiles, dann bewegen sich alle irgendwie. Nicht immer genau so, wie wir uns dies wünschen würden, aber sie bewegen sich. Das Gleiche gilt für unsere Beziehung: Wenn wir etwas Kleines in uns verändern, kann sich dies auf unsere gesamte Partnerschaft auswirken. Manchmal können die Veränderungen größer, manchmal kleiner und weniger gut sichtbar sein. Auch wenn es vielleicht nicht offensichtlich ist: Genau darin liegt eine große Chance. In einem chaotischen System haben kleine Veränderungen manchmal große (Aus-)Wirkungen. Wie sich diese Wirkungen entfalten, wohin sie führen, ist jedoch nicht von uns beeinfluss- und planbar!

Um auf das letzte der obengenannten Beispiele zurückzukommen:

Beispiel

Die Frau hat dann irgendwann einmal entschieden, ihren Wunsch nach Paartherapie zu begraben. Als sie eines Tages mit einer neuen Frisur und gefärbten Haaren nach Hause kam und ihrem Mann mitteilte, sie sei am nächsten Abend mit Arbeitskollegen zum Essen verabredet, überkam ihn ein Unbehagen. Zwei Tage später schlug er ihr vor, einen Paartherapeuten aufzusuchen. „Es könne ja nie schaden, die Problemchen, die sie miteinander hätten, mit einem Therapeuten zu besprechen."

Also Frauen, Mut zum Haarefärben! Doch so einfach ist es natürlich nicht. Es zeigt vielmehr, dass oft nicht große Veränderungen nötig sind, sondern solche, die zu diesem Zeitpunkt etwas im Partner berühren. Und es zeigt, dass *wir* sehr viele wichtige Impulse und Veränderungen dadurch geben können, dass *wir uns selbst* in Bewegung setzen. Und damit können wir immer sofort anfangen und müssen nicht erst auf unseren Partner warten und unsere Zeit und Energie dafür verwenden, uns über seine Versäumnisse zu ärgern. Es ist ein weit verbreiteter Irrglaube, dass es in der Partnerschaft *immer* zwei braucht, damit sich etwas verändern kann. Dies wird oft so formuliert: „Bevor ich etwas machen kann, muss der andere zuerst …" Befreie ich mich von diesem Irrglauben, befreie ich mich aus der Passivität. Dadurch werde ich handlungsfähiger: „Ich kann meinerseits jederzeit etwas ändern". Natürlich ist letztlich die Bereitschaft von beiden notwendig, sich für die Partnerschaft zu engagieren und sich auf Veränderungen einzulassen. Impulsgeber für eine Veränderung kann aber immer einer alleine sein.

2.1.3 Die große Frage nach der Schuld

Wenn wir davon ausgehen, dass eine Partnerschaft einem chaotischen System gleicht, hat dies noch andere Konsequenzen. Streiten wir mit unserem Partner, so steht für uns beide meist fest, wer schuld am Streit ist: Der Andere. Und da ist es wieder: Wir denken nach dem einfachen Prinzip von Ursache und Wirkung. Vielleicht haben wir ja sogar eine „Sternstunde" und erkennen, dass wir auch einen klitzekleinen Beitrag zum Streit geleistet haben. Trotzdem laufen wir schnell in die Falle, dem anderen aufzeigen zu wollen, was an seinem Verhalten unmöglich ist. Der andere macht wiederum das Gleiche und schnell schieben wir die Schuld hin und her und mit der Schuld auch die Frustration und die Enttäuschung.

Es gibt auch andere Muster: Ein Partner kann beispielsweise die Schuld ausschließlich auf sich nehmen. Gerade wenn „offensichtliche Verfehlungen" gemacht wurden, zeigen manche Menschen eine unglaublich starke Fähigkeit, sämtliche Schuld auf sich zu laden.

Das Problem ist jedoch, dass in der Regel weder die eine noch die andere Vorgehensweise hilfreich ist; weder die Schuld abzuschieben noch auf sich zu laden. Gehen wir davon aus, dass menschliche Systeme einem chaotischen System gleichen, dann bedeutet dies auch, dass die Frage danach, wer an gewissen Ereignissen schuld ist, nicht leicht beantwortet werden kann. Natürlich fühlt es sich auch weiterhin für uns so an, als sei der andere Schuld daran, dass wir uns jetzt gerade schlecht fühlen. Wenn nun aber eine Partnerschaft nicht nach „wenn A, dann B" funktioniert, dann hat die Verletzung, die wir in einem bestimmten Moment fühlen, nicht nur mit dem unmöglichen Partner, sondern auch mit uns, unserem Verhalten und unserer Vergangenheit zu tun. Aber eben auch hier nicht auf eine banale Art und Weise „Jetzt soll ich also schuld sein, dass du…" Weder „Du bist schuld, ich kann nichts dafür" noch „Immer bin ich an allem schuld" sind unter dieser Betrachtungsweise haltbar. Man könnte sogar noch weitergehen und sagen, dass die Schuldfrage überflüssig und sogar absurd wird: So wie es keinen Sinn macht, dem Schmetterling in Hong Kong die Schuld am Wirbelsturm in den USA zu geben, so wenig macht es Sinn über die Schuldfrage bei Partnerschaftsproblemen zu streiten. Viel wichtiger sind die folgenden Fragen:

- Was tragen wir beide dazu bei, dass es zu den Problemen kommt?
- Was können wir beide verändern, um diese Probleme zu reduzieren?
- Wie können wir uns dabei gegenseitig unterstützen?

2.1.4 Tue etwas!

Die Berücksichtigung dieser Komplexität macht deutlich, warum es für Partnerschaftsprobleme keine Patentrezepte geben kann. Jede Partnerschaft braucht in jeder Lebensphase einzigartige Lösungen und jedes Paar muss letztlich seinen Weg durch das (gemeinsame) Leben selber finden. Darin steckt aber auch eine große Freiheit:

nämlich die Freiheit, einen komplett eigenständigen Weg zu gehen. Und diese Freiheit berechtigt uns auch, auf alle Besserwisser zu pfeifen. Auf alle, die bereits früher wussten, dass es mit diesem Mann/dieser Frau nicht klappen kann. Auf alle, die genau wissen, was jetzt zu tun oder zu unterlassen ist.

Auf diesem Hintergrund soll auch unser Buch verstanden werden: Um die Partnerschaft zu pflegen, zu retten oder wiederzubeleben gibt es keine hundertprozentige sichere Anleitung und auch kein geniales Expertenrezept mit Gelinggarantie. So wie wir alle unterschiedlich sind, so unterschiedlich ist auch das, was einer Partnerschaft gut tut. Bei einigen kann eine Übung zu einer wichtigen Erfahrung führen, bei anderen nicht. Die einen profitieren von mehr gegenseitiger Nähe, den anderen geht es in der Partnerschaft besser, wenn sie mehr Distanz haben. Es gibt nur eine Möglichkeit, etwaige Lösungen für Probleme zu finden: Dinge immer wieder auszuprobieren, zu testen. Entscheidend ist dabei: Miteinander im Dialog darüber bleiben, welchen Einfluss und welche Wirkung diese Dinge auf uns sowohl als Einzelperson als auch als Paar haben (siehe auch ▶ Abschn. 6.4).

2.2 Die Unbeständigkeit der Natur erkennen

Bei allen denjenigen, die bereits durch das vorhergehende Kapitel verunsichert worden sind, möchten wir uns für das folgende Kapitel entschuldigen. Denn die Verunsicherung wird andauern. Es gibt einen weiteren Umstand, mit dem sich zu konfrontieren für uns alle nicht wirklich angenehm ist: Es ist nicht nur alles äußerst komplex, sondern diese Komplexität verändert sich auch noch ständig. Anders ausgedrückt: Alles vergeht!

2.2.1 Alles vergeht

Diese Erkenntnis ist alles anderes als neu. Heraklit formulierte bereits vor 2500 Jahren sehr prägnant, dass das einzig Beständige der Wandel sei. Im Buddhismus wird dies mit dem Wort Anicca umschrieben, was soviel bedeutet wie die Erkenntnis der Unbeständigkeit alles Seienden. Alles ist ständigen Veränderungen unterworfen und somit vergänglich (Kornfield und Goldstein 2014). Auch eine Partnerschaft kann nicht so bleiben wie sie einmal war. Veränderungen und damit einhergehende Verunsicherungen gehören dazu, sind Teil einer Partnerschaft. Dies gilt auch für uns beide: Auch wenn wir uns lieben und umeinander bemüht sind, auch wenn wir viel über unseren Partner wissen, selbst wenn wir (Paar)Therapeuten sind und ein Buch darüber geschrieben haben: Wir haben keine Garantie, dass unsere Liebe lebendig bleibt. Und wenn wir sie unbedingt genauso erhalten wollen, wie sie war (oder gerade ist), dann ersticken wir sie.

Wenn sich also die Welt permanent dreht und verändert, dann bleibt uns nichts anderes übrig als uns auch zu verändern. Das nennen wir Entwicklung. Demnach ist die Entwicklung kein Prozess, der nach der Kindheit und Jugend abgeschlossen ist, sondern ein lebenslanger Prozess. Entwicklung bedeutet jedoch immer, etwas Neues, Unbekanntes zu wagen. Bei vielen Menschen löst das Angst aus, weil es bedeutet, das Vertraute und Bekannte loszulassen. Deshalb stecken wir den Kopf lieber in den

Sand. Dass es an der Zeit wäre, sich zu verändern, können wir daran erkennen, dass wir selbst oder der andere in eine Krise geraten. So gesehen können Krisen Chancen bedeuten, indem sie als Hinweis auf anstehende Entwicklungsschritte verstanden werden. Dahingehend kann auch der Ausspruch von Max Frisch interpretiert werden, man müsse der Krise den Beigeschmack der Katastrophe nehmen. Sie sind *der Ausgangspunkt für Entwicklung und Wachstum!* Der Grad ist jedoch schmal: Denn Krisen sind natürlich genau die Schwellen, an denen eine Partnerschaft zerbrechen kann, beziehungsweise Leiden und psychische Störungen entstehen können. Meist enden Krisen jedoch in einer Katastrophe, wenn die Vorzeichen der Krise nicht (früh genug) erkannt, sondern ignoriert werden.

2.2.2 Entwicklung als Lösung

Schwierigkeiten in einer Partnerschaft (oder der Familie) sind von daher ein idealer Spiegel: Führen uns doch unser Partner (und unsere Kinder) schonungslos vor Augen, welche Entwicklungsschritte noch anstehen. In der Regel ist die Form, wie sie uns dies zeigen, nicht ganz adäquat: Statt uns freundlich auf unsere Entwicklungsnotwendigkeiten hinzuweisen, konfrontieren uns unsere Liebsten mit Vorwürfen, Aggression, Rückzug oder Widerständen.

Beispiel

Nehmen wir an, unser Partner wirft uns wiederholt vor, dass für uns die Arbeit an erster Stelle steht. Vielleicht ist es ja tatsächlich so, dass wir unsere Energie sehr einseitig einsetzen und uns in die Arbeit stürzen, weil wir dort Anerkennung und Bestätigung suchen oder nicht „Nein" sagen können.

Vielleicht zeigt uns unser Kind durch seine unkontrollierbaren Aggressionen auf, dass wir unsere Gefühle schlechter regulieren können als wir dachten. Hier müssten wir als Eltern an unserer Emotionsregulation arbeiten, um unserem Kind zu helfen, seine Gefühle besser regulieren zu können.

Oder die ständig eskalierenden Gespräche über die Schwiegereltern: Vielleicht ist an den Vorwürfen meines Partners ja etwas dran. Vielleicht müsste ich mich tatsächlich mehr lösen von den Wünschen meiner Eltern und eigenständiger werden. Auf der anderen Seite müsste mein Partner lernen, dass sich die Welt, im Gegensatz zu seiner Kindheit, nicht mehr nur um seine Bedürfnisse dreht.

Diese kurzen Beispiele sollen drei Dinge aufzeigen.
1. Entwicklung ist anstrengend und löst in der Regel Angst aus. Zusätzlich ist oft die Form, wie wir mit anstehenden Entwicklungsschritten konfrontiert werden, unangemessen. Aus diesen Gründen schütten wir das Kind mit dem Bade aus. Oftmals gelingt es uns nur schwer, die dahinterliegende Botschaft des Streits mit seinen Vorwürfen und Konflikten zu verstehen. Und so weisen wir mit der Form auch gleich den Inhalt zurück und verschließen uns gegenüber wichtigen Erkenntnissen und Entwicklungsmöglichkeiten.

2. Unser Gegenüber sieht unsere Entwicklungspotential oftmals klarer als wir und gibt uns Hilfestellungen (wenn auch oft in Form von Vorwürfen). Nehmen wir diese ernst, kann uns das helfen, flexibler auf die Veränderungen und die Unbeständigkeit der Welt zu reagieren.
3. Die in Vorwürfen und Konflikten verborgenen Entwicklungsperspektiven sind nie einseitig zu verstehen. Das, was wir dem anderen vorwerfen, hat auch mit uns und unseren Schwächen etwas zu tun (siehe auch ▶ Kap. 6). In der Regel lässt sich in den auftauchenden Konflikten und Themen immer für beide Seiten ein Entwicklungspotential finden. Manchmal offensichtlicher, manchmal versteckter.

Oder kurz und knapp in den Worten von Charles Darwin:

》 To Change is difficult. Not to change is fatal.

(Sich zu verändern ist schwierig, sich nicht zu verändern fatal).

2.3 Das Glück pflegen und das Unglück verstehen

Mögen die vorherigen Ausführungen eventuell etwas komplex wirken, so einfach klingen auf den ersten Blick die nachfolgenden: Glücklich, erfüllt und zufrieden ist, wer *gleichzeitig* zwei Fähigkeiten besitzt: Erstens das Glück zu sehen und zu pflegen *und* zweitens das Unglück und die Verletzungen zu betrachten, zu verstehen und anzunehmen. Das gilt sowohl für uns als Einzelperson als auch für uns als Paar. In diesem Kapitel geben wir dazu einen ersten Überblick und vertiefen dann ausführlich in ▶ Kap. 5 die praktische Umsetzung für uns als Individuum und in ▶ Kap. 6 für uns als Paar.

2.3.1 Das Glück pflegen

Reden wir über das Glück, müssen wir zunächst einmal beschreiben, was wir eigentlich damit meinen. Denn die deutsche Sprache ist für die verschiedenen Formen des Glücks äußerst ungenau. Das Problem des Wortes Glück ist, dass wir oftmals denken, wir müssen – von außen gesehen – Glück haben, um glücklich sein zu können. Sie ahnen es vielleicht schon: Wenn ich am äußeren Glück hänge, sei dies Reichtum, eine gute Position im Job, Schönheit, eine gute Partnerschaft, glückliche Kinder, oder Gesundheit, bin ich abhängig davon, was mir gegeben und genommen wird und habe wenig Handlungsspielraum. Das macht nicht unbedingt glücklich. Auch hat die Pflege des eigenen Glücks nichts damit zu tun, von früh bis spät glücklich zu sein. Und es meint auch nicht, dass wir keine unangenehmen Gefühle wie Wut, Traurigkeit oder Angst empfinden dürfen. Das ist gar nicht möglich, sind sie doch Teil unseres Lebens. Eine andere, umfassende Idee von Glück ist untrennbar damit verbunden, dass wir diese schwierigen Gefühle haben und spüren *dürfen*. Dass wir (alleine und mit dem Partner) einen Umgang damit finden. Das umfassende Glück bedeutet, dass wir die uns unangenehmen, störenden Gefühle nicht mehr beiseiteschieben und verdrängen müssen, sondern sie annehmen können und es zugleich schaffen, dass sie nicht unsere ganze Aufmerksamkeit, unsere gesamte Beziehung und unser ganzes Leben bestimmen! Das ist eine große, herausfordernde Aufgabe. Ideen, die uns auf diesem Weg Schritt für Schritt weiterbringen können, beschreiben wir im nächsten Punkt (siehe ▸ Abschn. 2.3.2) und im Verlauf des Buches (siehe ▸ Abschn. 5.2 und 6.2–6.4) immer wieder.

Es ginge also darum, Schritt für Schritt vom äußeren Glück unabhängiger zu werden. Glück zu empfinden wird dadurch zu einer inneren Fähigkeit. Zu einer Fähigkeit, die wir trainieren und pflegen können, auch bei schwierigen äußeren Umständen, die uns innerlich aufwühlen. Oder wie es Francis Bacon formulierte: „Nicht die Glücklichen sind dankbar. Es sind die Dankbaren, die glücklich sind."

Auf diesem Hintergrund müssten wir eigentlich nicht warten, bis das große Glück uns findet, sondern es gibt jeden Tag größere und kleinere Erlebnisse und Momente, für die wir dankbar sein können, die uns für einen Moment lang glücklich sein lassen, Situationen, in denen wir Freude empfinden. Die große Schwierigkeit besteht für uns vielmehr darin, diese Rosinen und Rosinchen wirklich wahrzunehmen (und wer Rosinen nicht mag, für den sind es Perlen, Schokoladenstückchen …) Gerade in der Hektik des Alltags ziehen solche wertvollen Momente oftmals unbeachtet an uns vorbei.

Das bereits *vorhandene* Glück *zu sehen,* ist aus dieser Optik eine der wichtigsten Herausforderungen im Alltag. Dementsprechend handeln viele Lebensweisheiten davon. Ein Problem von Lebensweisheiten ist, dass sie zwar plausibel klingen, oftmals aber unglaublich schwer umzusetzen sind. So verhält es sich auch mit der Weisheit aus der Kindergeschichte von Janosch „Oh, wie schön ist Panama". In dieser Geschichte leben ein kleiner Bär und ein kleiner Tiger zusammen an einem Fluss. Eines Tages treibt eine Bananenkiste vorbei. Auf dieser steht: „Pa-na-ma" und die Kiste riecht wunderbar nach Bananen. Ein Land, in dem es überall nach Bananen riechen würde, so wie in dieser Kiste, muss das Land der Träume sein; so denken die beiden. Sie machen sich auf, um dieses Traumland zu suchen. Nach vielen Abenteuern glauben sie schließlich, ihr Traumland gefunden zu haben: Und kommen dort an, wo sie immer schon gelebt haben. Die zentrale Frage hier lautet: Was kann ich tun, damit ich die kleineren und größeren Momente des Glückes, die mir unerwartet zufallen, wirklich wahrnehmen kann?

Wir alle haben in unserem Leben Ideen und Vorstellungen davon gesammelt, was Glück und Zufriedenheit sind. Diese Vorstellungen und Ideen sind notwendig. Sie helfen uns, unserem Suchen und Streben eine Richtung zu geben. Wichtig dabei ist, dass wir uns immer bewusst sind, dass es eben nur Vorstellungen davon sind, welche äußeren Rahmenbedingungen uns mehr persönliche Glücksmomente verschaffen. Das ist aber nicht das Glück selbst! Im Gegenteil: Oftmals fokussieren wir uns so stark auf die äußeren Rahmenbedingungen oder sind derart mit den damit verbundenen Enttäuschungen absorbiert, dass es uns nicht gelingt, das Glück im eigenen Garten zu sehen. Wir werden rastlos und unglücklich. Ein Schweizer Liedermacher Mani Matter hat das im Lied „Chue am Waldrand" (Die Kuh am Waldrand) so treffend beschrieben: Ein Maler entdeckt bei einem Spaziergang ein schönes Motiv: eine Kuh am Waldrand. Er beginnt zu malen. Allerdings nicht die Kuh, sondern die Landschaft um die Kuh herum. Als er dann die Kuh malen will, ist sie nicht mehr da und er sieht sein Meisterwerk vernichtet. Denn – so endet das Lied: „Doch d'Wält isch so perfid, dass sy sech sälte oder nie, nach Bilder, wo'mer vore gmacht hei richtet." (Die Welt ist so perfide, dass sie sich selten oder nie, nach den Bildern, die wir uns von ihr gemacht haben, richtet).

Machen wir unser Glück von äußeren Bedingungen abhängig, dann rennen wir dem Glück hinterher und – wie Gandhi sagte – das Glück entflieht uns. Dabei sind Geld, Erfolg oder Karriere ähnlich unberechenbar wie die Kuh in Matters Lied. Das Wichtigste auf dem Weg zum Glück ist es jedoch, die Aufmerksamkeit auf die kleinen, unscheinbaren Momente des Glücks, die bereits da sind, zu richten. Je besser es mir gelingt auf diese kleinen Dinge zu achten, desto glücklicher bin ich. Ja, man kann sogar sagen: Je besser es mir gelingt mit weniger glücklich zu sein, desto glücklicher bin ich (siehe auch ▶ Abschn. 5.1 und 6.1).

2.3.2 **Das Unglück verstehen und annehmen**

Das Glück zu sehen und zu pflegen ist essentiell, aber nicht die ganze Wahrheit. Manchmal sind wir voller negativer Gefühle wie Wut, Angst, Verletzung und Enttäuschung. Wir möchten uns zurückziehen und nur noch schlafen oder Alkohol trinken. Wir essen ungesünder oder stürzen uns in Aktivitäten oder die Arbeit.

Wir wollen verständlicherweise einfach weg von diesen schwierigen Gefühlen. Zwischendurch funktionieren unsere Flucht- und Ablenkungsversuche recht gut. Oft aber holen uns die negativen Gefühle und das damit verbundene Leiden schnell wieder ein. In der Regel bringt es nichts, wenn wir versuchen die unangenehmen Gefühle beiseitezuschieben, dem Unglück davon zu laufen oder uns aufs Positive zu verlagern. Das Unglück ist in uns: Wenn wir davonrennen, rennt es mit. Wenn wir es wegsaufen wollen, säuft es mit und wenn wir uns zurückziehen, folgt es uns. Werden wir also die unangenehmen Gefühle auf diese Art langfristig nicht los, bleibt uns nichts anderes übrig, als unsere Strategie zu ändern.

Dabei stellt sich eine spannende Frage: Was ist überhaupt dieses „Unglück", welches wir so aufwändig zu vermeiden versuchen? Schaut man genauer hin, kann Unglück in zwei Komponenten unterteilt werden: den Schmerz und das Leiden (Neff 2012; Wetzel 2014). Die erste Komponente, der Schmerz, lässt sich nicht vermeiden. Solange wir mit unserem Körper in dieser Welt anwesend sind, solange werden wir Schmerz und Verletzungen erleben. Egal, wie wir leben, egal was wir tun, egal wie vorsichtig wir sind: Schmerzen und Verletzungen können wir nicht entgehen. Sie sind untrennbar mit dem Leben verbunden. Und das gilt auch für die Partnerschaft, sogar für die beste. Unsere Partner werden uns immer wieder verletzen und auch wir verletzen unsere Liebsten immer wieder von Neuem. Auch wenn wir uns noch so viel Mühe geben, auch wenn wir mit aller Kraft versuchen, weder den anderen zu verletzen noch selbst verletzt zu werden: Das kann uns nicht gelingen.

Mit dem Leiden, der zweiten Komponente von Unglück, ist es dagegen etwas anders: Leiden entsteht als eine mögliche *Reaktion auf den Schmerz,* den wir erfahren. Leiden entsteht, wenn wir uns gegen den Schmerz stellen, indem wir beispielsweise denken: „Wie konntest du mir das nur antun?" oder „Diese Verletzung ist so groß, ich halte das nicht aus". In einer Formel ausgedrückt könnte man sagen: Leiden = Schmerz × Widerstand gegen den Schmerz. Wenn wir also schwer annehmen können, dass wir Schmerz erfahren haben oder verletzt worden sind, wird aus Schmerz zusätzlich Leiden. Das fühlt sich dann häufig schlimmer an als der Schmerz selbst. Zudem wird es so unmöglich, den Schmerz zu überwinden. Denn wir verwenden dann unsere gesamte Kraft dafür, uns gegen den Schmerz zu stemmen, statt uns dem Schmerz zu stellen, uns ihm sozusagen hinzugeben, und ihn dadurch allmählich zu bewältigen. Deswegen ist es so wichtig, diese Unterscheidung zu treffen und sich zu fragen: „Leide ich unter dem Schmerz selbst oder daran, dass ich nicht akzeptieren kann, dass mir Schmerz widerfahren ist (= Leiden)?".

Wir alle haben die Tendenz, Schmerzen und Leiden zu meiden. Bildlich gesprochen ist es als hätten wir einen furchterregenden Drachen *in uns:* Wenn wir uns von ihm abwenden, verfolgt er uns und wird größer. Erst wenn wir uns ihm zuwenden, ihn betrachten und seine Bedeutung verstehen, verliert er schrittweise seine Bedrohlichkeit. In der Regel schauen wir ihm aber nicht freiwillig in die Augen, weil uns dies kurzfristig noch näher zur Angst und zum Schmerz führt. Der Schmerz wird erst kleiner, wenn wir die damit verbundene Verletzlichkeit ergründen und verstehen: Warum sind wir in gewissen Bereichen besonders empfindlich? Für was stehen diese unangenehmen Gefühle? Welchen Nutzen könnten sie haben?

In Bezug auf die Partnerschaft bedeutet das Erleben von Unglück auch folgendes: Gewisse Verhaltensweisen des Partners treffen uns in der Regel, weil sie an schon bestehende *frühere* Verletzungen andocken. Deswegen verletzen sie uns ja auch so stark. Sie reißen quasi frühere Wunden auf. Um im Bild der Drachen zu bleiben: Sie wecken alte, bösartige Drachen *in uns* wieder auf. Von diesen bösartigen Drachen gibt es in uns in der Regel verschiedene Sorten:

- Es gibt die Drachen der Kindheit. In der Regel trägt jeder von uns aus der Kindheit mehr oder weniger starke Verletzungen und Empfindlichkeiten davon.
- Es gibt die Drachen, die wir aus früheren Partnerschaften und aus Erfahrungen mit anderen Menschen mitgenommen haben.
- Und schließlich gibt es die Drachen, die wir aus Erlebnissen mit dem jetzigen Partner mitnehmen.

Die inneren Drachen sind also nichts anderes als frühere Verletzungen. Wenn wir einmal verletzt worden sind, so versuchen wir uns vor weiteren Verletzungen zu schützen. Das ist normal und logisch. Und je tiefer und öfter wir verletzt worden sind, desto mehr versuchen wir uns zu schützen. Dies kann problematisch werden: Nämlich dann, wenn die Angst vor neuen Verletzungen so groß wird, dass wir einen großen Teil unserer Energie dafür verwenden, nicht wieder verletzt zu werden. Denn so haben belebende Gefühle wie Freude, Lust, Ausgelassenheit, Spontaneität in unserem Leben, unserer Partnerschaft immer weniger Platz, und das Glück verkümmert.

Sich den eigenen Drachen zu stellen, ist nicht einfach. Drachen haben oft die Eigenschaft, dass wir sie derart verinnerlicht haben, dass wir sie gar nicht als Drachen – also als etwas „Fremdes" – sehen können, sondern komplett zu uns zugehörig erleben („Ich fühle mich nicht schlecht, sondern ich *bin* schlecht"). Oder wir ahnen, dass wir Drachen in uns tragen, haben aber so große Angst davor, dass wir uns nicht trauen, uns ihnen alleine zu stellen. Wir versuchen in unserem Buch auf verschiedene der innerlichen Drachen zu sprechen zu kommen (siehe z. B. ► Abschn. 5.2). Aber der Einfluss eines Buches ist beschränkt. Kommen wir selbst nicht weiter, macht es Sinn, sich für die Begegnung mit den Drachen Verstärkung durch eine Fachperson zu holen.

2.4 Unser Fazit

Ja, das Leben, das Glück und die Liebe sind komplex, nicht immer wirklich beeinflussbar und unbeständig. Und trotzdem hätten wir doch so gerne die Kontrolle. Wir unternehmen alles Mögliche, damit das Leben, die Liebe und das Glück uns nicht entgleiten.

Wir selbst haben durch das Studium, durch eigene Forschungen und etliche Weiterbildungen viele Theorien zur Funktionsweise der menschlichen Psyche gelernt. Mittlerweile vermitteln wir selber einen Teil dieser Modelle an Studierende oder Weiterbildungsteilnehmende. Auch in unserer Tätigkeit als Therapeuten durften wir viele Veränderungen begleiten, beobachten und miterleben. Und doch: So vieles bleibt im Dunkeln, so vieles ist nicht fassbar und kontrollierbar. Zu komplex und chaotisch ist die Welt. Das Leben, die Liebe und das Glück bleiben ein Mysterium.

Trotzdem gibt es einen Teil, den wir wirklich beeinflussen können. Durch diese Sichtweise öffnen sich im dunklen Chaos kleine Fenster. Drei dieser Fenster sollen hier betrachtet werden.

1. Schuld ist im Grunde ein merkwürdiges Gefühl. Es ist wie das unansehnliche Braun, das entsteht, wenn wir im Aquarellkasten, auf der Suche nach einem bestimmten Farbton, zu viele Farben miteinander vermischen. Dieses Braun ist irgendwie für nichts wirklich zu gebrauchen. Ebenso steht es um die Schuld. Auch wenn sie uns noch so naheliegend und berechtigt erscheint, hilft sie uns oft nicht weiter: nur allzu oft verlieren wir uns in Schuldgefühlen, in Schuldzuweisungen oder in der Abwehr von Schuld. Und damit geht die zentrale und einzig relevante Frage vergessen: Was auch immer geschehen ist, ist geschehen. Doch welche *Verantwortung trage ich jetzt?* Natürlich ist diese Frage nicht einfach zu beantworten. Vielleicht flüchten wir uns deshalb viel lieber in Diskussionen über die Schuld. Heilung dagegen geschieht dadurch, dass wir uns immer wieder überlegen, welche Verantwortung wir jetzt gerade wahrnehmen können: Die Verantwortung für mein und unser Glück, für meinen Schmerz und für den, den ich anderen zugefügt habe. Verantwortung übernehmen heißt handeln.

2. Ein weiterer Gedanke, der uns durchs ganze Buch immer wieder begleiten wird, ist, die Notwendigkeit von Entwicklung. Wir entwickeln uns in der Regel nicht, weil wir dies wollen, weil jemand Schlaues uns dies empfohlen hat, weil es cool ist, oder weil es Spaß macht. Wir entwickeln uns nur, weil wir uns entwickeln *müssen*. Veränderung ist *die* Überlebensstrategie. Wenn wir nein sagen zur Veränderung, wenn wir nein sagen zur Komplexität, dann entsteht Leiden. Dann entstehen die wirklichen Probleme. Entwicklung ist jedoch auch immer mit Angst verbunden. Weil wir nicht wissen, wohin uns Entwicklung treibt, ob und wie sie uns gelingt und was ein Scheitern bedeuten würde. Entwicklung heißt deshalb mutig sein.

3. Das dritte Fenster betrifft die Einsicht in die Natur des Glücks und die des Unglücks. Das Glück ist oftmals kleiner, als wir uns dies wünschen, gleichzeitig aber auch näher, als wir vermuten. So geschieht es oft, dass wir an unserem

Glück vorbeischauen, es nicht wertschätzen. Und so verpufft das kleine aber wirkliche Glück ungesehen! Mit dem Unglück ist es oft umgekehrt: Wir sehen es! Es wirkt oft größer, als es wirklich ist. Wir schauen zwar hin, doch aus Angst gleich wieder weg. Dadurch verpassen wir die Botschaft des Unglückes: Nämlich den Hinweis darauf, welcher nächste Entwicklungsschritt vor der Türe stünde. Das Unglück ist jedoch hartnäckiger als das Glück, es löst sich in der Regel nicht einfach auf. Im Gegenteil: Es bleibt meistens vor unserer Türe stehen und klingelt Sturm. Bis wir die Tür öffnen, das Unglück hereinlassen und ihm zuhören. Das Glück steht zwar auch vor der Tür, ist aber zu klein, um die Klingel zu erreichen.

Literatur

Kornfield, J. & Goldstein, J. (2014). *Einsicht durch Meditation. Die Achtsamkeit des Herzens* (3. Aufl.). Freiamt im Schwarzwald: Arbor.

Neff, K. (2012). *Selbstmitgefühl. Wie wir uns mit unseren Schwächen versöhnen und uns selbst der beste Freund werden*. München: Kailash.

Wetzel, S. (2014). *Achtsamkeit und Mitgefühl. Mut zur Muße statt Hektik und Burnout*. Stuttgart: Klett Cotta.

Die Hoffnungen der Liebe

3.1   **Die Hoffnung auf Nähe und Bindung – 30**
3.1.1   Bindung als wichtiges Grundbedürfnis – 31
3.1.2   Bindung als Mittel zum Zweck – 31

3.2   **Die Hoffnung auf Entwicklung – 32**
3.2.1   Der Partner als Entwicklungshelfer – 32
3.2.2   Die Konflikte als versteckte Entwicklungsfelder – 33

3.3   **Die Hoffnung auf Erlösung – 34**
3.3.1   Der Gegenpol als Lösung – 34
3.3.2   Der Gegenpol als Problem – 35

3.4   **Unser Fazit – 38**

          Literatur – 38

© Springer-Verlag GmbH Deutschland, ein Teil von Springer Nature 2019
M. Schär, S. Gmelch, *Liebe ist mehr, als wir denken*,
https://doi.org/10.1007/978-3-662-58911-3_3

> » Es gibt kaum [...] ein Unterfangen, das mit so ungeheuren Hoffnungen und Erwartungen begonnen wird und das mit einer solchen Regelmäßigkeit fehlschlägt wie die Liebe.
>
> *Erich Fromm* (1956/1989, S. 16)

Lieben heißt hoffen. Hoffen, dass wir dem Glück zusammen ein Stück näher sind. Hoffnungen sind die Grundlage unserer Liebe und unserer Beziehung. Sie können aber auch deren Untergang sein. Deshalb lohnt es sich, der Theorie unserer Hoffnungen auf den Grund zu gehen, bevor es dann ab ▶ Kap. 4 immer praxisnäher und anwendungsbezogener wird.

Platon, ein griechischer Philosoph, schrieb vor über 2400 Jahren einen Mythos, in dem er die zentrale Hoffnung beschrieb, welche die Menschen mit der Liebe verbinden. Dem Mythos zufolge haben die Menschen früher ganz anders ausgesehen. Jeder Mensch hat über zwei Gesichter, vier Händen und vier Beine verfügt; die Körper waren kugelförmig. Deswegen hat man sie als Kugelmenschen bezeichnet. Neben den uns bekannten zwei Geschlechtern (weiblich und männlich) gab es zusätzlich androgyne Kugelmenschen, die einen weiblichen und einen männlichen Teil in sich vereinten. Alle Kugelmenschen waren stark und mächtig, was sie übermütig werden ließ: Sie wollten selbst in den Himmel kommen und wagten es deshalb, die Götter anzugreifen. Als Strafe dafür, schnitten die Götter jeden Kugelmenschen in zwei Teile. Seither leiden die nun zweibeinigen Menschen, weil sie mit dem Gefühl der Unvollständigkeit leben müssen. Deswegen sucht nun jeder Mensch zeitlebens nach seiner verlorenen Hälfte, in der Hoffnung wieder eins zu werden.

Dieser Mythos wirkt in der heutigen Zeit vielleicht etwas merkwürdig. Kugelmenschen? Götter? Im Kern zeigt er aber eine Idee, die auch heute noch hochaktuell ist: Nämlich den Wunsch, durch eine Beziehung vollständiger zu werden, zu verschmelzen, jemanden zu finden, der die eigenen Defizite ausgleicht. Das berührt große Fragen der Partnerschaft: Warum gehen wir Beziehungen ein? Und wen suchen wir für eine längerfristige Beziehung aus? Durch die Auseinandersetzung mit den Hoffnungen, die wir in eine Partnerschaft setzen, versuchen wir Antworten auf diese Fragen zu finden.

3.1 Die Hoffnung auf Nähe und Bindung

Essen, trinken, schlafen. Ohne geht es nicht. Wir brauchen sie zum Überleben. Es sind körperliche Grundbedürfnisse. Doch nicht nur der Körper, sondern auch die Psyche hat Bedürfnisse. Und wir gehen, wie viele andere Psychologen (z. B. Maslow 1954/1981; Grawe 2004; Ryan und Deci 2017) davon aus, dass die psychischen Bedürfnisse genauso grundlegend und notwendig für ein gesundes Überleben sind wie die körperlichen; und dass Grundbedürfnisse auch bei unserer Partnerwahl eine große Rolle spielen: Ich suche mir einen Partner, von dem ich mir erhoffe, dass er mir hilft, meine psychischen Grundbedürfnisse zu erfüllen. Natürlich gibt es viele psychische Grundbedürfnisse. Das führt dazu, dass sich auch Psychologen nicht einig sind, welche die wirklich *zentralen* Grundbedürfnisse sind. Es gibt dazu die verschiedensten Modelle und Theorien. In einem Grundbedürfnis sind sich aber alle einig: dem

Bedürfnis nach Bindung, dem Wunsch nicht einsam, sondern verbunden zu sein. Und weil dieses Bedürfnis zugleich eine der wichtigsten Hoffnungen ist, die wir in Bezug auf eine Partnerschaft haben, starten wir damit und kommen im vierten Kapitel, im Zusammenhang mit den „Verwicklungen der Liebe", auf andere wichtige psychische Grundbedürfnisse zu sprechen (siehe ► Abschn. 4.3).

3.1.1 Bindung als wichtiges Grundbedürfnis

Unter Bindung verstehen wir das Bedürfnis nach Nähe, Zusammengehörigkeit und Intimität. Es geht darum, das Gefühl zu haben, in eine Gemeinschaft eingebunden zu sein, sich zugehörig zu fühlen. Im Gegenzug löst ausgeschlossen sein oder abgelehnt zu werden, allein da zu stehen und vollkommen auf sich gestellt zu sein, große Angst aus. Ja, manche Psychologen (wie z. B. Erich Fromm 1956) gehen sogar so weit zu behaupten, dass das Abgetrenntsein die Quelle aller Ängste sei. Abgetrenntsein heißt hilflos sein, also die Grundangst zu haben, dass die Welt über mich herfallen könnte, ohne dass ich in der Lage wäre darauf zu reagieren.

Auch wenn man das vielleicht gar nicht so drastisch erlebt, so wird klar, dass die Ver-Bindung zu anderen eine zentrale Überlebensgrundlage von uns Menschen ist. Das Bindungsbedürfnis ist deshalb stark im Menschen verankert, weil wir ohne Schutz der Gemeinschaft nur sehr schwer überleben könnten. Es ist uns Menschen in die Wiege gelegt und begleitet uns bis zum Lebensende. Allerdings verändert sich über das Leben hinweg die Art und Weise, wie und welche Form von Bindung wir suchen und brauchen.

Im Erwachsenenalter ist die Partnerschaft einer der wichtigsten Orte, an dem das Bedürfnis nach Bindung und Intimität genährt werden kann. In der Regel ist keine andere Beziehung so nah wie die zum Partner. Das ist auch der Grund, warum wir uns in der Paarbeziehung am verletzlichsten fühlen. Diese Verletzlichkeit ist die Ursache für verschiedene unangenehme Gefühle, die dann hochkommen können, wenn es in einer Partnerschaft Streit, Meinungsverschiedenheiten und Krisen gibt; das können Gefühle sein wie Wut, Ärger, Traurigkeit, Neid, Verunsicherung …

Auch wenn diese Reaktionen auf den ersten Blick sehr unterschiedlich sind, verbirgt sich dahinter meist ein und dasselbe Gefühl: Angst. Angst, dass eines unserer wichtigsten Grundbedürfnisse nicht erfüllt wird.

3.1.2 Bindung als Mittel zum Zweck

Für Evolutionspsychologen, also Psychologen, die versuchen anhand der Evolution zu erklären, wie es zu heutigen Verhaltensweisen kommt, ist partnerschaftliche Bindung lediglich Mittel zum Zweck. Und der Zweck ist, wie es für Evolutionspsychologen nicht anders sein könnte, Fortpflanzung, damit unsere Spezies überleben kann.

So gesehen ist Bindung nur das psychische Mittel zur Arterhaltung, sprich zur Weiterverbreitung der eigenen Gene und zur Pflege des eigenen Nachwuchses. Folgen wir dieser Sichtweise, führt Bindung zu Sex und Sex zu einer Erhöhung der Bindung, da diese für eine optimale Brutpflege notwendig ist. Logisch ist dann auch, dass die Bindung nur solange anhält, wie die Brutpflege dauert. Hinweise dafür sind die Scheidungskurven, wobei es zwei Gipfel gibt: den größten nach 3 bis 6 Jahren (wenn die Kinder erst einmal „aus dem Gröbsten raus sind") und dann nach 20 Jahren (also, wenn die Kinder das Elternhaus verlassen). Dadurch wird die These der Evolutionspsychologen, dass die Paare nach der Reproduktion in der Regel wieder auseinandergehen, belegt.

Doch ist dies wirklich alles? Geht es „nur" um die Erfüllung von Grundbedürfnissen und die Weiterverbreitung der Gene?

3.2 Die Hoffnung auf Entwicklung

Jürg Willi (2002), ein bekannter Psychiater, Paartherapeut und Buchautor aus Zürich, bringt eine ergänzende Erklärung ein, warum zwei Menschen neben dem Bedürfnis nach Bindung eine gemeinsame Partnerschaft wagen. Auch für ihn ist unsere Partnerwahl nicht zufällig. Willi ist sich sicher, dass es um mehr geht als „nur" um die Erfüllung von Grundbedürfnissen oder ums Kinderkriegen. Der Mensch hat aufgrund seiner intellektuellen Fähigkeiten ein darüberhinausgehendes Bedürfnis: das Bedürfnis, sich selbst zu verwirklichen, „ganzer" zu werden und das eigene bisher brachliegende Potential durch die Verbindung mit einem anderen Menschen zur Entfaltung zu bringen und zu wachsen.

In seinem Buch „Wendepunkte im Lebenslauf" beschreibt Jürg Willi (2007), wie häufig es bei Menschen zu plötzlichen Kehrtwenden im Lebenslauf kommt. Dies unabhängig davon, ob sie sich aktuell in einer Partnerschaft befinden oder nicht. Dem Wandel voraus geht oft eine längere Phase von Unzufriedenheit, Leere und dem tiefen Bedürfnis nach einer Veränderung im Leben, ohne dass es gelingt, diese Veränderung aus eigener Kraft zu realisieren. Sehr oft ereignen sich Kehrtwenden dann unerwartet aufgrund einer intensiven Begegnung mit einem anderen Menschen, meist einem Liebespartner.

3.2.1 Der Partner als Entwicklungshelfer

Wir alle brauchen einen Spiegel in Form eines anderen Menschen, um uns selbst zu erkennen, um Impulse zum persönlichen Wachstum oder auch konkrete Hilfestellungen zu erhalten. Dabei spüren wir intuitiv ganz genau, wo unsere Schwächen und damit auch unsere Entwicklungsmöglichkeiten liegen (also die Punkte, bei denen wir weiterkommen möchten). Wir spüren es, aber das muss nicht heißen, dass uns dies wirklich bewusst wäre und wir es benennen könnten.

Und hier, in unserem gefühlten Entwicklungspotential steckt die Lösung unserer Partnerwahl: Wir fühlen uns von den Personen besonders stark angezogen, die in uns die Hoffnung wecken, durch eine Vereinigung mit ihnen kompletter und ganzer zu werden. Wir verlieben uns in einen Menschen, weil wir gewisse Dinge an ihm bewundern; Dinge, die wir selber auch gerne hätten, sei es Stärke, Selbstsicherheit, Ruhe, Macht, materielle Sicherheit usw. Wir suchen also jemanden, der uns komplettiert.

Im besten Fall passt das Potential des einen mit dem zusammen, was der andere unterstützen möchte. Und umgekehrt. Eine solche Konstellation kann sehr inspirierend und erfüllend sein, da bei beiden das Gefühl entsteht, durch die Partnerschaft weiter zu kommen. Das verbindet. Wir hoffen also einen Entwicklungshelfer an unserer Seite zu finden, der uns hilft, unsere Schwächen zu überwinden und dadurch glücklicher zu werden. Und gleichzeitig wollen wir unserem Partner wichtiger Impulsgeber für seine Entwicklung sein.

3.2.2 Die Konflikte als versteckte Entwicklungsfelder

Es gibt aber auch immer Bereiche, in denen man früher oder später merkt, dass man nicht zusammenpasst. Dann ringen wir um gegenseitiges Verständnis, versuchen, den anderen für die eigenen Pläne zu gewinnen. Oder wir passen uns resigniert den Wünschen des Partners an. In solchen Situationen fühlt es sich so an, als würden wir durch den Partner in unserer Entwicklung gehindert. Und wir fragen uns dann, ob wir den falschen Partner ausgewählt haben. Oftmals sind aber gerade solche Bereiche – entgegen unserem Eindruck – besonders wichtige Entwicklungsfelder für uns. Allerdings eben erst auf den zweiten Blick:

Beispiel

Lia beispielsweise kommt aus einem Elternhaus, in dem die Eltern eine sehr unglückliche, konflikthafte Beziehung führten. Karl dagegen kommt aus einer sogenannten intakten, harmonischen Familie, in der fast nie gestritten wurde. Für die eigene Beziehung haben sie sich zum Ziel gesetzt, eine harmonische Beziehung zu führen. Relativ schnell merken sie jedoch, dass sie Konflikten nicht aus dem Weg gehen können und leiden beide sehr darunter: Lia, weil sie Angst hat, dass es bald werden wird wie bei ihren Eltern. Und Karl, weil ihm Konflikte quasi unbekannt sind und ihm deswegen Angst machen. Genau betrachtet sind sie aber am Kern ihrer Entwicklungsaufgabe angelangt: Weder geht es darum, zu streiten wie Lias Eltern, noch darum, nicht zu streiten, wie Karls Eltern, sondern einen Weg zu finden, unterschiedliche Positionen auf eine gute Weise auszutragen. Und das müssen sie lernen, um einen wirklichen Entwicklungsschritt zu machen.

Das, was uns (fast) auseinanderbringt, hat das Potential uns wirklich näher zusammen zu bringen und jeden von uns auch weiter zu bringen. Das kann aber nur gelingen, wenn beide akzeptieren, dass dieser Prozess schmerzt, weil jeder dabei eigene Grenzen überschreiten muss. Denn egal, wie sehr wir uns bemühen, den anderen zu verstehen und uns verständlich zu machen: Es bleibt immer ein Rest zurück, der zu Missverständnissen führt, zu Enttäuschungen, zu Frustration. Dies ist unangenehm und verleitet zur Resignation. Alleine die Tatsache, dass wir uns erklären müssen, dass wir um Verständnis ringen müssen, hilft, sich über die eigenen Bedürfnisse klarer zu werden und unsere tieferliegenden Wünsche und Bedürfnisse besser zu verstehen. Und dieses „sich klarer werden" ist Entwicklung.

Wie dies in einer Partnerschaft konkret funktionieren kann, versuchen wir bei den Entwicklungen der Liebe (▶ Abschn. 6.2 bis 6.4) zu vertiefen.

3.3 Die Hoffnung auf Erlösung

Die „Hoffnung auf Bindung" und die „Hoffnung auf Entwicklung" sind notwendig, um sich überhaupt ernsthaft auf eine Partnerschaft einzulassen. Die Idee bisher war, dass wir uns einen Partner suchen, der uns hilft, gewisse Grundbedürfnisse zu befriedigen und dass wir *mit* unserem Partner *gemeinsam* Schritte tun können, die uns alleine verwehrt geblieben sind. Beides ist für unser Wohlbefinden sehr funktional, sinnvoll und hilfreich.

3.3.1 Der Gegenpol als Lösung

Es gibt aber eine Form der Hoffnung, die problematisch ist: Die Hoffnung nicht mit, sondern *durch* seinen Partner von den Problemen, früheren Verletzungen, Defiziten, Einschränkungen und Enttäuschungen erlöst zu werden (Willi 2002). Die Übergänge zwischen diesen beiden Formen, das heißt die Entwicklung *mit* dem Partner auf der einen und die Erlösung *durch* den Partner auf der anderen Seite sind natürlich fließend. Klar ist: Ein wenig Hoffnung auf Erlösung ist völlig legitim und betrifft uns alle. Trotzdem ist die Unterscheidung essentiell. Denn die erste Variante ist anstrengend, führt aber langfristig zu Entwicklung und Inspiration. Im zweiten Fall, also der Hoffnung auf Erlösung durch den Partner, erscheint der Weg zunächst einfacher.

Beispiel

Peter arbeitet bei einer Bank: Er ist exakt, verlässlich, gut organisiert, aber auch ziemlich „farblos". Als er Alessandra bei einer Kunstausstellung kennenlernt, ist er völlig fasziniert von dieser kreativen, schillernden Frau, die vor Ideen nur so sprudelt. Als er realisiert, dass sie tatsächlich Interesse an ihm hat, haut es ihn fast um. Er ermöglicht ihr, an verschiedenen renommierten Orten auszustellen und nimmt ihr einen großen Teil der Organisation ab. Die Beziehung läuft zunächst wie geschmiert: Peter hat das Gefühl, durch Alessandra endlich ein spannendes Leben zu führen und Alessandra ist völlig begeistert von seiner Bodenständigkeit, Verlässlichkeit und auch davon, dass er finanziell gut dasteht. Nach fünf Jahren Beziehung hat sich das Blatt gewendet: Beide gehen sich unendlich auf die Nerven: Peter sieht in Alessandra nur noch einen chaotischen Paradiesvogel. Sie findet ihn todlangweilig und fühlt sich von ihm kontrolliert.

Was ist passiert? Wie kam es dazu, dass sich ihre Liebe so verändert hat? Für beide war es zu Beginn so schön, endlich jemanden gefunden zu haben, der eine optimale Ergänzung darstellt.

Doch im weiteren Verlauf gelang es ihnen nicht, die eigenen unterentwickelten Anteile weiterzuentwickeln. Peter konnte sich von Alessandras Spontaneität nichts aneignen. Im Gegenteil: Ihre Spontaneität brachte zwar Farbe in sein Leben, verunsicherte ihn aber auch aufs Tiefste. Die damit verbundene Unkontrolliertheit begann er zu fürchten. Und auch Alessandra konnte nicht an Peters Zuverlässigkeit wachsen. Einerseits schätzte sie diese zwar, andererseits fühlte sie sich eingeengt, erdrückt und kontrolliert davon. Und so wurde er immer kontrollierender und sie immer „freigeistiger", was das gegenseitige Lernen voneinander noch schwieriger machte. Genau genommen hatten sie auch nicht damit gerechnet, voneinander lernen zu müssen: Sie wollten, dass der Partner ihre Lücke im Leben füllt. Und nicht, dass der Partner ihnen helfen könnte, die Lücke selbst zu schließen.

3.3.2 Der Gegenpol als Problem

Die Lücke im eigenen Leben kann jedoch niemand anderes dauerhaft füllen! Es ist unsere Lücke, es sind unsere Probleme. Auch wenn wir dafür nicht „schuldig" sind (siehe dazu ▶ Abschn. 2.1).

Je größer die Lücke, desto größer die Angst, dass wir sie nicht füllen können und desto größer die Gefahr, dass wir uns Erlösung durch den Partner erhoffen. So suchen wir einen Partner, der ein ähnlich gelagertes Problem hat, aber ganz anders damit umgeht als wir. Das heißt: Wir suchen unseren „Gegenpol". Dabei kann es grundsätzlich zwei Varianten geben:

■ **Scheinbare Stärke und Schwäche**

Wir wählen einen *scheinbar* starken, begehrenswerten Partner, in der Hoffnung, uns an ihn anlehnen zu können, von ihm beschützt zu werden und Hilfe bei der Lösung unserer Probleme zu erhalten. Oder aber wir tun das Gegenteil: Wir wählen einen Partner, der *scheinbar* Schwächen hat, dem wir helfen können, bei dem wir uns gebraucht fühlen und dadurch unsere Schwächen (z. B. unsere Selbstunsicherheit …) überwinden können. Wir heben das scheinbar bewusst hervor, denn es bedeutet, dass die „Stärke" und die „Schwäche" nicht wirkliche innere Stärke und Schwäche darstellen, auch wenn es auf den ersten Blick so ausschaut. Es ist vielmehr eine nach außen getragene „Stärke" oder „Schwäche"; ein Versuch, mit der eigenen inneren Lücke z. B. an Selbstwertgefühl umzugehen.

Zur Veranschaulichung ein konkretes Beispiel aus unserer Praxis:

Beispiel

Max ist ein Polizist wie aus dem Bilderbuch geschnitten: stark, beschützend, nichts scheint ihm etwas anhaben zu können. Seine Frau Luisa bewundert ihn sehr und er liebt ihr Einfühlungsvermögen und ihre herzliche Art. Sie ist medizinische Praxisassistentin, kann gut auf andere Menschen eingehen, ist sehr fürsorglich, lässt sich aber leicht verunsichern und ist froh, wenn jemand ihr Entscheidungen abnimmt.

Sowohl Max als auch Luisa haben Angst, nicht zu genügen oder nicht gut genug zu sein. Max geht mit dieser Angst um, indem er sich besonders stark und unantastbar zeigt (= scheinbare Stärke). Luisa geht mit ihrer Angst um, indem sie sich hilflos zeigt: einerseits, um keine Fehler zu machen, andererseits, um beschützt statt angegriffen zu werden (= scheinbare Schwäche). Beide Positionen haben ihre Vor- und Nachteile. Der scheinbar schwächere Partner, hier Luisa, ermöglicht Max, sich wichtig und sicher zu fühlen. Dadurch wird er quasi vor seiner eigentlichen Angst (nicht zu genügen) geschützt und muss sich nicht damit auseinandersetzen. Luisa dagegen kann sich bei Max anlehnen, erhält viel Unterstützung und fühlt sich dadurch selbst größer und sicherer. So war es jedenfalls zu Beginn ihrer Beziehung. Inzwischen ist das nicht mehr der Fall.

Beispiel

Luisa fühlt sich minderwertig und dominiert. Sie hat ausgeprägte Ängste, worunter sie sehr leidet. Sie spielt mit dem Gedanken, ihre Arbeit aufzugeben, die sie immer sehr gerne gemacht hat. Und das, obwohl sich Max neben seinem Vollzeitjob sehr viel Mühe gibt, sich um Luisa zu kümmern und ihr, so gut er kann, vieles abzunehmen. Manchmal hat er das Gefühl, nur noch eine Stütze zu sein und keine eigenständigen Schritte mehr machen zu können. Es ist komisch: Einerseits spürt er, dass er unendlich wichtig für Luisa ist, was ihm viel bedeutet. Gleichzeitig fühlt er sich als eigenständiger Mensch nicht mehr wichtig.

Bei Max und Luisa ist es zu unheilvollen Machtverknüpfungen gekommen: Denn nicht nur der äußerlich Stärkere, Dominantere hat einen großen Einfluss (Max bestimmt und entscheidet inzwischen fast alles). Auch Luisa, die vordergründig Schwächere, Unterlegene, übt sehr viel Einfluss aus. Nur macht sie dies indirekter, zum Beispiel überträgt sie Max Aufgaben durch ihre Unfähigkeit, gewisse Dinge „einfach nicht machen zu können" (Arbeiten gehen, Entscheidungen treffen …) oder den Ausdruck ihrer Hilflosigkeit („Du kannst mich doch jetzt nicht in diesem Zustand alleine lassen"). Dies muss nicht unbedingt ausgesprochen werden, dafür reicht ein entsprechend flehender oder verletzter Blick. Und so fühlen sich am Schluss beide zu recht fremdbestimmt.

- **Extremvariante: Die Kollusion**

Je mehr ein Paar hofft, durch den anderen komplett zu werden, desto stärker wird die Verstrickung. Jürg Willi spricht in diesem Zusammenhang von einer Kollusion. Das Problematische bei einer Kollusion ist, dass wir uns erhoffen, durch die Partnerwahl um *eigene* Entwicklungen *herum zu kommen*. Weil der Partner genau das so gut kann, was wir nicht gut können, tendieren wir dazu, in diesen Bereichen noch passiver werden. Luisa z. B. delegiert immer mehr Entscheidungen an Max, er dagegen delegiert zunehmend alles, was mit Verletzlichkeit zu tun hat, an sie. Unbewusst drängt dadurch aber jeder seinen Partner dazu, in demjenigen Verhalten noch besser zu werden, das er, also der Partner, eh schon gut beherrscht. Somit werden beide immer inkompletter und extremer und die Gegensätze immer größer: Max gibt sich immer stärker, Luisa immer schwächer. Gleichzeitig nehmen die gegenseitige Abhängigkeit und die gemeinsame Unzufriedenheit zu. Beide sind zwar unglücklich, können den anderen aber auch nicht verlassen, weil sie sich so von ihm abhängig gemacht haben. Das ist auch der Grund dafür, dass diese Art von Beziehungen häufig trotz der hohen Unzufriedenheit erstaunlich stabil bleiben.

Beispiel

Die Paartherapie mit Max und Luisa war lange Zeit sehr harzig. Ein gewisser Wendepunkt trat ein, als es Max einen Autounfall hatte, der ihn zusätzlich zur belastenden Situation mit Luisa sehr mitnahm und ihn zwang, seine „starke Position" zu verlassen, obwohl dies mit massiven Ängsten bei ihm verbunden war. Zunächst drohte Luisa daraufhin komplett zusammenzubrechen. Dann konnte sie jedoch Kräfte mobilisieren und begann sich auf eine sehr (be)rührende Weise um Max zu kümmern. In diesem Moment kam Bewegung in diese Partnerschaft. Luisa spürte, dass sie auch etwas zu bieten hat. Gleichzeitig begann er, sich zu öffnen. Es wurden einerseits seine Verletzlichkeiten deutlich, andererseits konnte er ausdrücken, wie gut es ihm tat, dass Luisa sich um ihn kümmerte.

Woran erkennen wir nun, ob eher die Hoffnung auf Entwicklung oder diejenige auf Erlösung im Vordergrund steht? Für eine ausgeprägte Hoffnung auf Erlösung sprechen folgende Punkte:

- *Die Stärke der Hoffnung:* Wir setzen extrem hohe Hoffnungen in den anderen und sind extrem unglücklich, wenn der andere uns weniger gut hilft als erhofft.
- *Die Ausschließlichkeit der Beziehung:* Wir haben das Gefühl, nur dieser Mensch kann uns weiterbringen und vernachlässigen andere Kontakte.
- *Das Entstehen eines Machtgefälles:* Unsere Rollenverteilung wird immer klarer und stärker und es wird immer deutlicher, wer der Unterlegene und wer der Überlegene ist.
- *Mit der Zeit einsetzende quälende und lähmende Ambivalenz:* Auf der einen Seite setzen wir in die Partnerschaft übergroße Wünsche (z. B. nach bedingungsloser Liebe, nach absoluter Harmonie und Verschmelzung, nach ausschließlicher Wichtigkeit und Präsenz). Sobald aber diese Wünsche teilweise in Erfüllung gehen, entstehen Gefühle wie Angst, Abwehrreaktionen (z. B. innerer Rückzug) und Zurückweisung.

Doch wie kommt es eigentlich dazu, dass die Hoffnung auf Erlösung derart stark ausgeprägt ist? Die Gründe dafür sind so vielfältig wie das Leben selbst. Doch zeigt sich, dass unsere Herkunftsfamilie und die Erfahrungen, die wir früher gemacht haben, oftmals eine zentrale Rolle spielen. Insbesondere, wenn wir aus einer schwierigen, sehr konflikthaften oder stark konfliktvermeidenden Herkunftsfamilie kommen, kann die Hoffnung auf Erlösung groß sein:

Erstens, weil wir dadurch selbst mit vielen Verletzungen und/oder „Lücken" ins partnerschaftliche Leben starten. Denn als Kinder werden wir tiefgreifend mitverletzt, wenn wir als Zeugen massiver ungelöster Auseinandersetzungen der Eltern, die dadurch entstehende Stimmung sowie die Verletzungen, welche die Eltern sich gegenseitig zugefügt haben, miterleben müssen. Zweitens fehlen uns Vorbilder, die Konflikte konstruktiv lösen konnten. Und uns fehlt das Vertrauen, dass uns das „miteinander Ringen" und das „aneinander Reiben" weiterbringen. Das gilt sowohl für stark konflikthafte als auch für konfliktvermeidende Familien. Drittens fühlen sich Kinder schnell für die Konflikte oder Unfähigkeit der Eltern schuldig und versuchen die Probleme der Eltern zu lösen. Dass dies nicht funktioniert, ist offensichtlich. Somit entsteht das Gefühl wirkungslos zu sein, was in Resignation, Traurigkeit, Hilflosigkeit oder Ärger münden kann. Der Fachbegriff dazu ist eine geringe Selbstwirksamkeitserwartung oder auch erlernte Hilflosigkeit. Diese bleibt bestehen, auch wenn wir erwachsen sind.

Es liegt nahe, dass eine geringe Selbstwirksamkeitserwartung dazu verleitet, auf Erlösung zu hoffen. So gesehen könnte man auch sagen, dass wir hoffen, durch den jetzigen Partner von früheren Konflikten und Lücken erlöst zu werden. Oft ist uns die Hoffnung auf Erlösung aber gar nicht bewusst. Viel häufiger sehen wir die problematischen Muster beim Partner als bei uns selbst.

Es ist ein wenig wie mit schwarzen Löchern im Universum. Astronomen können diese nicht direkt feststellen, denn sie verschlucken ja Licht und leuchten dadurch nicht selbst. Ein schwarzes Loch kann aber indirekt „sichtbar" gemacht werden, durch die Himmelskörper, die es umgeben. Diese werden vom schwarzen Loch angezogen und drehen sich darum wie ein Wasserstrudel um einen Abfluss. In der Partnerschaft könnte es ähnlich sein. Unsere blinden Flecken können nur „sichtbar" gemacht werden, wenn wir die Verhaltensmuster unseres Partners beobachten und zu verstehen versuchen. Denn diese stehen in einer direkten Beziehung zu uns, zu unseren „schwarzen Löchern", zu unseren blinden Flecken, zu unseren eigenen Verhaltensweisen. Wenn mein Partner ein bestimmtes Muster aufweist, dann zeige ich mit relativ großer Wahrscheinlichkeit ein komplementäres Muster!

3.4 Unser Fazit

Lieben heißt hoffen. Hoffen, einen gemeinsamen Weg zu gehen, voneinander zu lernen, sich zu verbinden, dem Anderen Nähe und Liebe zu schenken und von ihm Liebe geschenkt bekommen. Das ist unserer Meinung nach der zentrale Sinn von Paarbeziehung und Liebe: Gemeinsam, miteinander und aneinander zu wachsen.

Die Vorwürfe und die Kritik des Gegenübers sind unser Spiegel. Der Spiegel unseres Entwicklungspotentials. Natürlich kommen die Vorwürfe manchmal (oder oft?) in einer Form daher, die schwierig anzunehmen ist. So können sie zu laut sein, zu aggressiv, zu leise, zu vorsichtig, zu versteckt … Wenn wir sie aber lediglich aufgrund der Form ablehnen, verschließen wir uns auch vor dem Inhalt. Somit verschließen wir uns gleichzeitig vor unserem Spiegelbild und unserem Entwicklungspotential. In den Spiegel zu schauen ist nicht immer schön, das wissen wir alle. Aber wir können uns daran gewöhnen. Und können daran wachsen!

Etwas anderes wird aber auch deutlich: Wie wichtig es ist, *wie wir* unserem Gegenüber einen Spiegel hinhalten. Je stärker und gröber die Form, desto stärker muss mein Gegenüber den Inhalt abwehren. Es ist wie bei einem Verzerr-Spiegel: Je mehr Verzerrung der Spiegel hat (durch Wut, Enttäuschung oder versteckte Angriffe), desto schwieriger wird es, sich selber darin zu erkennen und desto mehr wehren wir das Bild ab.

Wir alle kennen die Verlockung endlich mal laut und deutlich „Klartext" zu reden und dem Gegenüber die Meinung an den Kopf zu knallen. Dies können wir durchaus mal tun. Und manchmal macht „es" das auch einfach mit uns. Wenn wir aber möchten, dass unser Gegenüber unsere Botschaft hört und annehmen kann, müssten wir allerdings eine andere Strategie wählen. Dann müssten wir unsere Botschaft anders senden: Freundlich, wohlwollend und gleichzeitig klar und ausdauernd.

Lieben heißt hoffen. Hoffen an und mit dem Partner zu wachsen.

Literatur

Fromm, E. (1956). *The art of loving.* New York: Harper & Brothers. Auf Deutsch: Fromm, E. (1989). *Die Kunst des Liebens.* Frankfurt a. M.: Ullstein.
Grawe, K. (2004). *Neuropsychotherapie.* Göttingen: Hogrefe.
Maslow, A. H. (1981). *Motivation und Persönlichkeit.* Hamburg: Rowohlt (Erstveröffentlichung 1954).

Ryan, M. R., & Deci, E. L. (2017). *Self-determination theory: Basic psychological needs in motivation, development, and wellness.* New York: Guilford Press.

Willi, J. (2002). *Psychologie der Liebe. Persönliche Entwicklungen durch Paarbeziehungen* (3. Aufl.). Stuttgart: Klett-Cotta.

Willi, J. (2007). *Wendepunkte im Lebenslauf. Persönliche Entwicklung unter veränderten Umständen – Die ökologische Sicht der Psychotherapie.* Stuttgart: Klett Cotta.

Die Verwicklungen der Liebe

4.1   Ich sage nicht, was ich meine – 42

4.1.1   Vier Typen einer problematischen Kommunikation – 43

4.1.2   Lösung: Kongruente Kommunikation – 45

4.2   Ich handle nicht, wie ich möchte – 46

4.2.1   Gewohnheit als Zwang – 46

4.2.2   Gefühle als Zwang – 47

4.2.3   Lösung: Langsamkeit – 48

4.3   Ich weiß nicht, was ich will – 50

4.3.1   Konflikte zwischen verschiedenen Bedürfnissen – 50

4.3.2   Konflikte zwischen den Partnern – 53

4.3.3   Lösung: Tiefes Verstehen – 53

4.4   Ich mache den anderen verantwortlich – 53

4.4.1   Delegation der eigenen Entwicklung – 54

4.4.2   Lösung: Selbstverantwortung – 54

4.5   Unser Fazit – 54

Literatur – 55

© Springer-Verlag GmbH Deutschland, ein Teil von Springer Nature 2019
M. Schär, S. Gmelch, *Liebe ist mehr, als wir denken,*
https://doi.org/10.1007/978-3-662-58911-3_4

» Missverständnisse und Trägheit machen vielleicht mehr Irrungen in der Welt
als List und Bosheit.

Johann Wolfgang von Goethe

Eigentlich klingt das doch alles vielversprechend: Zwei Menschen haben sich gefunden, die (vorder- oder hintergründig) gut zusammenpassen, die zusammen weiterkommen wollen und gleichzeitig auch ein wenig durch den anderen „erlöst" werden wollen. Doch selbst wenn wir die Idee des gemeinsamen Wachstums verstanden haben, bieten uns das Leben und die Liebe den einen oder anderen Fallstrick. Denn auch wenn wir uns lieben, so ist eine Partnerschaft nicht immer harmonisch. Konflikte gehören dazu, manchmal auch heftige Aggressionen. Grund für viele dieser Konflikte sind ungünstige Verwicklungen.

Was verstehen wir unter diesen Verwicklungen? Verwicklungen sind innere Zustände, die es uns nicht erlauben, „hilfreich" und der aktuellen Situation angemessen zu denken, zu fühlen und zu handeln. Vielmehr verwirren sie uns und unseren Partner. Dadurch kommt es zu Konflikten, welche die Verwicklungen noch verstärken. Im Folgenden stellen wir vier dieser Verwicklungen vor:

- Ich sage nicht, was ich meine (siehe ▶ Abschn. 4.1)
- Ich handle nicht, wie ich möchte (siehe ▶ Abschn. 4.2)
- Ich weiß nicht, was ich will (siehe ▶ Abschn. 4.3)
- Ich mache den anderen verantwortlich (siehe ▶ Abschn. 4.4)

Wir alle haben solche Ver-Wicklungen, und sie werden uns auch das ganze Leben hindurch begleiten. Die Ent-Wicklung (siehe ▶ Kap. 5 und 6) bedeutet jedoch, dass es uns gelingt, uns etwas aus diesen Verwicklungen zu befreien, damit sie unser Leben, unser Denken, Fühlen und Handeln weniger stark bestimmen. Denn manche dieser Verwicklungen sind so stark, dass sie unsere Liebe und unsere Partnerschaft gefährden. Wir bleiben dann in diesen Verwicklungen hängen wie in alten Spinnfäden. Enttäuscht und verletzt verstricken wir uns mehr und mehr in Auseinandersetzungen. Oder wir ziehen uns zurück und versuchen uns auf diese Weise zu schützen. Selbst wenn wir gerne anders handeln würden, gelingt es uns nicht und wir verfangen uns immer tiefer sowohl in unseren eigenen als auch in den partnerschaftlichen Abgründen. Dadurch gefährden wir unsere Liebe und unsere Partnerschaft. Doch wie erkennen wir sie und wie lösen wir uns von ihnen?

4.1 Ich sage nicht, was ich meine

Virigina Satir (eine amerikanische Familientherapeutin) setzte sich in den 70er Jahren intensiv mit Kommunikation innerhalb von Familien auseinander und stellte fest, dass die einzelnen Familienmitglieder ganz häufig nicht das sagen, was sie wirklich meinen (Satir 1990).

Beispiel

Monika ist verunsichert. Ihr Mann Stefan hat sich in letzter Zeit wiederholt mit einer Ex-Freundin getroffen. Einmal waren sie sogar zusammen im Kino. Läuft da was zwischen

*den beiden? Statt ihn direkt darauf anzusprechen, wirft sie ihm immer wieder vor, er liebe sie
zu wenig. Zu Beginn geht er noch darauf ein und bestätigt ihr, dass er sie liebe. Mit der Zeit
jedoch reagiert er zunehmend unwirscher und ablehnender.*

Warum fragt Monika nicht, was sie tatsächlich wissen will, warum spricht sie Stefan
nicht einfach direkt darauf an? Wahrscheinlich deshalb nicht, weil sie sich (unbewusst)
vor der Antwort fürchtet. Denn was wäre, wenn Stefan tatsächlich wieder Gefühle
für seine Ex-Freundin entwickelt hätte? Könnte Monika, könnten sie beide damit
umgehen? Anscheinend traut Monika sich zumindest selbst nicht zu, mit einer solchen Antwort umgehen zu können. Also schützt sie sich und die Beziehung, indem
sie die Gretchenfrage beiseiteschiebt und stattdessen die einfachere Frage nach der
Liebe stellt. Die Frage nach der Liebe ist etwas weniger gefährlich. Stefan könnte sie,
in welchem Fall auch immer, vermutlich mit „Ja" beantworten. Auch wenn er an seiner
Exfreundin noch Interesse hätte, würde er Monika höchstwahrscheinlich doch irgendwie noch lieben. Es zeigt sich aber, dass Monikas indirekte Art herauszufinden, ob Stefan noch Gefühle gegenüber seiner Exfreundin hegt, ihr letztlich nicht weiterhilft. Im
Gegenteil, sie wird immer unsicherer, was mit Stefan los ist.

4.1.1 Vier Typen einer problematischen Kommunikation

Die Wurzeln dieses Verhaltens, wirklichen Fragen und Antworten auszuweichen,
liegen meist in der Kindheit. Haben wir als Kind erlebt, dass nahe Bezugspersonen
(z. B. Eltern, Lehrer …) unsere Fragen ignorierten, hören wir irgendwann auf, nach-
zufragen. Haben wir als Kind erlebt, dass unsere Meinung nicht ernst genommen
wurde, sagen wir oft nicht, was wir wirklich denken. Da wir als Kinder in höchs-
tem Maße von unseren Eltern oder anderen nahen Bezugspersonen abhängig sind,
ist Zurückweisung in der Kindheit eine existentielle Bedrohung. Die Zurückweisung
kann offensichtlich oder auch subtil sein. Wenn Eltern beispielsweise keine Reaktion
zeigen, obwohl ihr Kind wiederholt einen Wunsch oder seine Meinung äußert, so
ist das eine subtile Art von Zurückweisung. Zurückweisungen müssen überhaupt
nicht „böswillig" erfolgen: Oft sind Eltern oder andere nahe Bezugspersonen durch
die vielfältigen Anforderungen des Alltags einfach überfordert oder aufgrund
ihrer eigenen Geschichte selbst zu verletzt, um zu spüren, was ihr Kind eigentlich
bräuchte.

Um dieser Erfahrung der Zurückweisung zukünftig zu entgehen, suchen wir nach
einem Weg, wichtige Bedürfnisse durch andere Menschen erfüllt zu bekommen, ohne
uns dem Risiko einer Verletzung aussetzen zu müssen. Der naheliegende Weg besteht
darin, dem Gegenüber nicht zu zeigen, was in uns vorgeht. Das führt dazu, dass inneres Erleben und äußeres Verhalten nicht übereinstimmen; sie sind inkongruent. Virginia Satir (1991/2007) spricht von vier verschiedenen Typen einer inkongruenten
Kommunikation, die daraus entstehen. Problematisch an diesen Kommunikations-
formen ist, dass sie kurzfristig durchaus positive, langfristig jedoch negative Aus-
wirkungen haben.

▪ Beschwichtigen

Menschen, die zum Beschwichtigen neigen, stimmen allem und allen zu. Ihr Hauptziel ist, Konflikte zu vermeiden und Harmonie herzustellen. Sie sind unterwürfig, vernachlässigen sich selbst und leben nach dem Motto „Ich existiere, damit ich für dich da sein kann". Gleichzeitig hegen sie aber trotzdem die Hoffnung, wahrgenommen zu werden. Gerade durch ihr unterwürfiges Verhalten versuchen sie, für das Gegenüber besonders wichtig zu sein. In gewisser Weise funktioniert dies auch, denn durch ihr hilfsbereites und unterwürfiges Verhalten machen sie sich unverzichtbar. Langfristig jedoch führt es zu einem Widerspruch zwischen der Aussage „Ich bin nur für dich da!" und dem unausgesprochenen Wunsch „Bitte (be-) achte mich". Und unausgesprochene Wünsche werden ausgesprochen selten erfüllt.

▪ Anklagen

Menschen, die zum Anklagen neigen, finden für alles einen Schuldigen, außer sich selbst („Du machst immer …, du tust nie …, nur wegen dir ist …"). Es ist die entgegengesetzte Reaktion des Beschwichtigens. Auch diese Menschen sind in der Kindheit übergangen worden, wählten aber als Überlebensstrategie nicht, sich zurück zu nehmen, sondern sich „aufzuplustern". Sie denken, je klarer, lauter und kompromissloser sie ihre Bedürfnisse vortragen, desto größer ist die Chance, dass diese erfüllt werden. Solche Menschen bekommen aufgrund des Drucks, den sie auf andere ausüben, mehr als man ihnen im Grunde geben möchte. Um sich jedoch von diesem Druck zu befreien, ziehen sich die Mitmenschen zurück. Ständig anklagende Menschen müssen nun noch mehr Druck ausüben, um Gehör zu finden, was wiederum in einen Teufelskreis führt: Denn je mehr diese Menschen Druck machen, um etwas zu erhalten, desto weniger bekommen sie ohne Druck.

▪ Rationalisieren

Menschen, die zum Rationalisieren neigen, kommunizieren zwar äußert korrekt und vernünftig, jedoch ohne irgendwie gefühlsmäßig beteiligt zu sein. Dies geschieht aus Angst, sowohl anderen Menschen als auch den eigenen Gefühlen schutzlos ausgeliefert zu sein. Nichts scheint von außen gesehen diese Menschen zu erschüttern, nie verlieren sie die Fassung. Sie reden abstrakt, wirken gefühlskalt und langweilig und es ist schwer mit ihnen in eine herzliche Beziehung zu kommen. Sie ziehen sich zurück und verstecken sich hinter einer Maske. Dadurch wirken sie unangreifbar, aber das Gegenüber fühlt sich nicht verstanden. Und je weniger sich das Gegenüber verstanden fühlt, desto negativere Gefühle entstehen im Gegenüber und desto heftiger werden diese Menschen dann angegriffen. Gerade durch ihr gefühlskaltes Verhalten lösen sie beim anderen langfristig genau das aus, was sie unbedingt verhindern wollten: unangenehme Gefühle, Streit und Konflikte.

▪ Ablenken

Menschen, die zum Ablenken neigen, beantworten Fragen mit Gegenfragen zu einem anderen Thema oder mit belanglosen Floskeln. Sie versuchen sich unangreifbar zu machen, indem sie keine Stellung beziehen, keine Form annehmen, sich aus allem herauswinden. Dies aus der Angst heraus, sie könnten in ihrem Wesen erkannt und abgelehnt werden. So bleiben sie ungreifbar, und es wird schwierig, mit ihnen wirklich in Beziehung zu treten. Wenn sich jemand so verhält, verstehen wir nicht, was los ist. Also versuchen wir Druck zu machen, mehr Fragen zu stellen. Wir wollen diesen Menschen „festnageln" und werden dabei immer verzweifelter. Dies führt beim „Ablenker" zu einer immer größer werdenden Sorge abgelehnt zu werden; worauf er versucht, sich noch unangreifbarer zu machen. Auch dies ein Teufelskreis!

Wie gesagt sind diese Strategien nicht einfach nur dysfunktional, sondern es sind wichtige Überlebens- oder Schutzstrategien. Besser gesagt: Früher, in der Kindheit, waren sie überlebenswichtig. Sie stellten unsere einzige Möglichkeit dar, uns im damaligen Umfeld vor noch größeren Verletzungen zu schützen und einigermaßen zu dem zu kommen, was wir damals brauchten. Dafür waren diese Strategien äußerst wertvoll.

Weil sie einst so wichtig waren und wir sie so gut geübt haben, wenden wir diese Strategien heute weiter an. Das passiert jedem! Oft ohne zu bemerken, dass wir sie anwenden (Überlebensstrategien sind stark unbewusst). Oft auch ohne direkt zu bemerken, dass uns ihre Anwendung heute schadet. Besonders problematisch werden diese Strategien, je öfter und unbewusster wir sie anwenden und wenn vor allem unsere engsten Beziehungen davon betroffen sind.

4.1.2 Lösung: Kongruente Kommunikation

Die indirekte oder inkongruente Kommunikation entsteht also aus Angst vor Ablehnung und Liebesverlust und ist ein Schutz, um nicht (wieder) verletzt zu werden. Das ist grundsätzlich sehr sinnvoll. Deshalb spricht Virginia Satir von Überlebensstrategien.

Das Problem ist, dass die Anwendung dieser Überlebensstrategien offensichtliche Nebenwirkungen mit sich bringt: Je indirekter wir uns ausdrücken, desto höher ist die Gefahr, dass unser tatsächliches Bedürfnis unverständlich bleibt (und zwar oft für uns selber wie auch für die anderen). Diese Überlebenshaltungen verhindern eine echte, kongruente Beziehung und wir erhalten nicht, was wir wirklich brauchen. Unser Partner ist verwirrt und reagiert über kurz oder lang genervt. Dadurch fühlen wir uns enttäuscht und frustriert. So entstehen dann innerhalb der Paarbeziehung neue Verletzungen. Auch wenn diese neuen Verletzungen zunächst klein sind und sich möglicherweise von den Verletzungen aus der Kindheit unterscheiden, schlagen sie oft in die gleiche Kerbe und aktivieren eine ähnliche Angst.

Unbewusst versuchen wir uns dann auch hier zu schützen, um nicht auf die gleiche Weise wie früher verletzt zu werden. Angst macht eng und unflexibel und lässt uns auf Vertrautes zurückgreifen, in diesem Fall auf die Schutzstrategien. Wir wenden sie immer öfter an, statt mit dem neuen Partner die Chance zu nutzen, alte Verletzungen auf eine „erwachsene" Weise zu lösen. In diesem Teufelskreis werden wir nicht nur immer unglücklicher, sondern wir verhindern zeitgleich auch wichtige Entwicklungen: die Fähigkeit zu erlernen, kongruenter zu kommunizieren und zu dem zu stehen, was wir brauchen.

Was kongruente erwachsene Kommunikation ist und somit Leitlinie für die Kommunikation in unserer Partnerschaft sein könnte, drückt Virginia Satir (1984) in ihren fünf Freiheiten aus:

» Die Freiheit, das zu sehen und zu hören, was im Moment wirklich ist,
anstatt was sein sollte, gewesen ist oder erst sein wird.
Die Freiheit, das auszusprechen, was ich wirklich empfinde und denke
und nicht das, was von mir erwartet wird.
Die Freiheit, zu meinen Gefühlen zu stehen und nichts anderes vorzutäuschen.
Die Freiheit, um das zu bitten, was ich brauche, anstatt immer erst auf
Erlaubnis zu warten.
Die Freiheit, in eigener Verantwortung Risiken einzugehen,
anstatt immer auf Nummer sicher zu gehen und nichts Neues zu wagen.

4.2 Ich handle nicht, wie ich möchte

Die nächste Verwirrung kennen Sie vielleicht auch: Sie haben sich fest vorgenommen, etwas am eigenen Verhalten zu verändern, beispielsweise in einer Auseinandersetzung mit dem Partner ruhiger zu bleiben statt auszurasten. Es tut Ihnen nämlich wirklich leid, dass Ihnen das immer wieder passiert. Und dann … schon wieder passiert. Sie verhalten sich genauso, wie sie sich nicht mehr verhalten wollten, als wäre Ihr Vorsatz kurzzeitig aus ihrem Gehirn gelöscht. Wie kommt es dazu? Warum ist altes Verhalten so hartnäckig und so schwer zu verändern?

4.2.1 Gewohnheit als Zwang

Das Sprichwort „Der Mensch ist ein Gewohnheitstier" bringt das Problem auf den Punkt. Diese Aussage hat eine tiefgreifende Relevanz für unser Zusammenleben und findet sich in verschiedenen Theorien wieder. Zum Beispiel in der analytischen Psychologie als Wiederholungszwang, in der kognitiven Psychologie als Schema, in der buddhistischen Psychologie als Gewohnheitsenergie.

Beispiel

Peter tobt, wenn etwas nicht so läuft, wie er sich dies vorgestellt hat. Nicht nur in der Partnerschaft und in der Familie, sondern auch im Beruf. Er weiß, dass er mit seinem Ausrasten andere tief verletzten kann. Die Ausraster beinhalten keine böse Absicht, vielmehr schämt er sich im Nachhinein. Aber wenn es anders kommt, als er es sich im Kopf ausgemalt hat, steigt ein derartiger Ärger in ihm auf, dass es „einfach mit ihm macht". Er möchte dieses Verhalten verändern, insbesondere da jetzt auch die Kinder darunter leiden. Er möchte ruhiger werden, aber es ist so schwer!

Die Tendenz, ein vertrautes Verhalten zu wiederholen, kann sich anfühlen als würde uns ein innerer Mechanismus dazu zwingen, unsere „Marotten" automatisch immer wieder zu wiederholen. Aber wie kommt es überhaupt dazu, dass wir immer wieder

Handlungen zeigen, die eigentlich negative Konsequenzen haben? Dafür gibt es verschiedene Erklärungen:

- Manchmal (oder eigentlich sogar sehr oft) sind kurzfristige positive Konsequenzen für uns wichtiger als die langfristig negativen, wie das in den klassischen Lerntheorien herausgearbeitet wurde (Übersicht z. B. bei Bodenmann et al. 2016). Peter im obigen Beispiel hat seinem Ärger zumindest kurzfristig Luft machen können. Dieses Luftmachen führt zu einem Spannungsabbau und zu einer inneren Entlastung, die sich im ersten Moment angenehm anfühlt.
- Eine biographische Erklärung knüpft an das Kapitel von vorher an: In der Regel hatten alle diese automatischen Handlungen eine Zeit lang nicht negative, sondern vorwiegend positive Konsequenzen. Die Handlungen waren früher sinnvoll, vielleicht sogar (überlebens-) notwendig (siehe ▶ Abschn. 4.1). Vielleicht hat früher tatsächlich niemand auf Peters Bedürfnisse Rücksicht genommen, wenn er nicht ausgerastet ist. Vielleicht haben wir diese Verhaltensweisen auch einfach beobachtet, zum Beispiel bei unseren Eltern. Wir haben sie übernommen, weil sie ein Teil unseres Alltages waren. Auf alle Fälle haben wir gelernt, dass wir ausrasten *müssen,* um uns durchzusetzen, dass wir uns zurückziehen *müssen,* um uns zu schützen.
- Eine neuropsychologische Erklärung (z. B. Grawe 2004) dafür wäre, dass in unserem Gehirn Dinge, die wir kennen und oft getan haben, besonders gut „gebahnt" sind. Das bedeutet, dass diese Verhaltensweisen schnell aktiviert werden, da sie gut eingeübt sind. Das Hirn wählt pragmatisch immer die bekannte und gut ausgebaute „Straße" statt eines neuen, wenig befahrenen „Feldwegs".

Diese Handlungsmuster sind also sehr tief in unserem Gedächtnis bzw. in unserem Unbewussten verankert. Sobald sich eine gefühlsmäßig ähnliche Situation ergibt wie in der Kindheit, handeln wir ganz automatisch, da die meisten unserer Handlungen innerhalb von Sekundenbruchteilen ausgelöst werden. Das geschieht in Gehirnstrukturen, auf die unser bewusstes Denken keinen direkten Zugriff hat. Und so haben unser Bewusstsein und unser Wille wenig Chancen Einfluss zu nehmen. Sie sind viel zu langsam. Diese Überlegungen haben aber eine drastische Konsequenz: In dem, was wir tun, sind wir oftmals viel weniger frei, als wir denken! Wir und unsere Handlungen sind *vorbestimmt,* und zwar durch unsere früheren Erfahrungen und Handlungen. Unsere früheren Erfahrungen spielen überall hinein und beeinflussen unsere Entscheide.

4.2.2 Gefühle als Zwang

Meist sind starke Gefühle beteiligt, wenn unsere automatischen Reaktionen „loslaufen" und kaum mehr zu bremsen sind. Die meisten Menschen neigen dazu, extrem auf Gefühle zu reagieren. Sehr vereinfacht kann man zwischen zwei Gruppen von Menschen unterscheiden: Die erste Gruppe neigt dazu, Gefühle zu übergehen oder zu unterdrücken, um unverletzlich zu bleiben. Gefühle werden hier als unangenehm, unkontrollierbar oder überfordernd erlebt. Deswegen ist der automatische

Reflex dieser Gruppe das Erleben schwieriger Gefühle zu unterbinden und lieber „nichts" zu spüren als etwas Schwieriges. Damit verbunden ist die Hoffnung, dass sich die Probleme wie von selbst auflösen. Im Verlauf des Buches werden wir dieser Gruppe deshalb noch öfter als „die Hoffenden" begegnen (siehe z. B. ▶ Abschn. 6.2.1). Die andere Gruppe erlebt Gefühle. Oft sogar sehr starke. Wir nennen sie im weiteren Verlauf „die Fordernden". Diese Gruppe läuft Gefahr, sich in Gefühle „hinein fallen zu lassen". Gehören wir zu dieser Gruppe, lassen wir uns von Gefühlen dazu verleiten sehr schnell und heftig zu reagieren. Wir fühlen uns angegriffen und klagen den anderen umgehend an. Wir fühlen uns verletzt und schießen sofort zurück. Wir fühlen uns übergangen und sofort baut sich eine innere Wand auf und wir ziehen uns verletzt zurück.

In beiden Fällen sind wir die Sklaven unserer Gefühle. Sie diktieren uns, was wir tun sollen. Wir agieren nicht, sondern reagieren. Wir geben sozusagen das Zepter an unsere Gefühle ab und lassen unsere Handlungen von ihnen bestimmen.

An dieser Stelle ist es vielleicht hilfreich besser zu verstehen, wie Gefühle entstehen: Gefühle basieren darauf, wie wir das, was um uns geschieht, interpretieren. Unser Gehirn analysiert und interpretiert alle Situationen blitzschnell. Je nach Einschätzung entstehen unterschiedliche Gefühle. Da die Situationen in der Regel komplex sind und viele unterschiedliche Informationen beinhalten, resultieren aus jeder Situation gleichzeitig verschiedene Gefühle. Nur spüren wir nicht alle ausgelösten Gefühle gleich gut. Gefühle, die sich ins Bewusstsein drängen, spüren wir gut, die anderen weniger. Bei einigen Menschen kann dies Ärger sein, bei anderen Traurigkeit, wieder bei anderen vielleicht Angst oder ganz etwas anderes. Wie und was ich in einer Situation fühle, ist also abhängig von verschiedenen Einflüssen (meiner Stimmung, früheren Erfahrungen, der Persönlichkeit). Das erklärt auch, warum ich oft in der gleichen Situation etwas völlig anderes fühle als mein Partner oder andere beteiligte Personen. Hier wird deutlich, warum wir Gefühle, die in uns entstehen, nicht einfach als „wahr" betrachten sollten (obwohl unsere Gefühle uns ja genau das nahelegen!). Das Gefühl, das wir in einem bestimmten Moment wahrnehmen, ist nur *ein* Gefühl. Wenn wir genau hinspüren, erkennen wir, dass sich hinter diesem Gefühl noch andere Gefühle verbergen. Es ist somit sinnvoll, nicht gleich das erste Gefühl als Anlass zum Handeln zu nehmen. Zudem ist es eben nur ein *Gefühl.* Es ist das Ergebnis einer sehr schnellen Interpretation.

Aber liest man denn nicht überall, man müsse auf sein Gefühl hören? Ja, das stimmt. Gefühle liefern uns Informationen über unser Innenleben, unsere Wünsche und Bedürfnisse, darüber, ob diese gerade erfüllt oder bedroht werden. Nur besteht zwischen dem Wahrnehmen von Gefühlen und der darauffolgenden Handlung ein Unterschied! Auf unser Gefühl zu hören muss nicht zwangsläufig dazu führen, unserer Wut, unserer Verletzung, unserer Traurigkeit einfach freien Lauf zu lassen! Das ist ein häufiges Missverständnis.

4.2.3 Lösung: Langsamkeit

Sind wir in einer für uns emotionalen Situation, fühlt es sich an, als wären wir unseren Gefühlen hilflos ausgeliefert. Die Impulsivität ist einfach da: Wir können nichts dagegen tun und wir sind auch nicht dafür verantwortlich. Doch stimmt das? Nicht unbedingt! Es gäbe da schon Möglichkeiten: Wir könnten unsere Verhaltensweisen und Gewohnheiten durchbrechen. Und je öfter es uns gelingen würde unliebsame Gewohnheiten zu durchbrechen, desto weniger stark wären sie. Langfristig! Kurzfristig hätten wir aber sicherlich oft den Eindruck, dass der innere Druck sogar noch ansteigt und so das Gefühl entstünde: Es bringt alles nichts.

Betrachten wir noch einmal die Funktionsweise des Gehirns (z. B. Grawe 2004): Jede Änderung in unserem Verhalten hat einen direkten Einfluss auf das Gehirn. Wenn wir nun eine alte Gewohnheit verändern wollen, heißt dies nichts anders als dass wir unser Hirn umbauen müssen! Die alten, gewohnten Verbindungen müssen geschwächt, die neuen gestärkt werden. Dies braucht Zeit! Viel Zeit, viel Wiederholung, viel Ausdauer! Aber es ist möglich. Als Menschen haben wir hier eine Freiheit, wenn wir sie denn nutzen.

Stephen Covey hat zu dieser Freiheit folgendes geschrieben: „Between stimulus and response, there is a space. In that space is our power to choose our response. In our response lies our growth and our freedom." (siehe Covey 2003, S. 67). (Zwischen Reiz und Reaktion liegt ein Raum. In diesem Raum liegt unsere Macht zu wählen, wie wir regieren wollen. In unserer Reaktion liegen unsere Entwicklung und unsere Freiheit).

Doch was heißt dies genau? Erstens müssen wir erkennen, was überhaupt in uns geschieht. Unser Verhalten, unsere Gefühle, unsere Gedanken werden durch unterschiedliche Reize ausgelöst (ein Wort oder ein Verhalten des Partners, ein Bild, eine Szene in einem Film …). Mein Partner kommt beispielsweise zum wiederholten Mal zu spät, wenn wir etwas unternehmen wollen. Auf diese Reize hin entstehen in mir blitzschnell Gedanken und Gefühle. Bemerke ich diese überhaupt? In dieser Situation fühle ich mich z. B. übergangen, entwertet, denke, ich bedeute ihm nichts. Daraufhin generiert mein System blitzschnell einen Handlungsimpuls: Ich würde am liebsten schreien: „Du Idiot, du machst alles kaputt!" STOP. Innehalten. Beobachten und erkennen, was in mir abläuft: „Sein Zuspätkommen trifft mich – ich bin verletzt". Schaffen wir das wahrzunehmen, entsteht ein klitzekleiner Raum zwischen unserer Erkenntnis und der darauffolgenden Handlung.

Zweitens gilt es nun diesen entstandenen Raum zu nutzen und zu vergrößern. Das können wir, indem wir, in der gleichen Weise wie oben ausgeführt, unsere automatische Reaktion hinauszögern. TIEF DURCHATMEN. Beobachten und benennen, was ich jetzt am liebsten tun würde. „Ich würde ihn am liebsten anschreien, ihn klein machen". Ich muss jetzt nur benennen! Ich muss noch gar nichts tun, außer immer wieder zu meiner Atmung zurückkehren. Beobachten, benennen, atmen. Durch diese bewusst eingeführte Verlangsamung bremse ich einerseits meinen automatischen Handlungsimpuls und weiche eventuell meine Verletzung, meinen Ärger, meine Traurigkeit gleichzeitig etwas auf. So kann ich mir bewusst machen, dass das, was ich gerade fühle, nur ein Gefühl ist, das mir einen Handlungsimpuls sendet, dem ich aber nicht folgen muss.

Drittens entsteht dann Raum für die Frage, wie ich auch handeln könnte. Ich könnte meinem Partner sagen, dass mich sein Verhalten verletzt und ihm ruhig aber deutlich erklären, warum mir unsere gemeinsame Zeit so wichtig ist. Ich könnte mich dafür interessieren, wie es dazu kam, dass er sich erneut verspätet hatte.

Sich so zu verhalten braucht Zeit. Genau deswegen müssen wir in schwierigen partnerschaftlichen Situationen lernen, langsamer und bewusster zu handeln. Wir müssen sozusagen eine Verzögerung einbauen. Diese öffnet den Raum, mich freier entscheiden zu können, wie ich handeln möchte. Klingt einfach? Ja. Ist schwierig? Ja! Aber dafür – beharrlich trainiert – sehr wirkungsvoll. In ▶ Abschn. 5.2 und ▶ Kap. 6 führen wir verschiedene Ideen aus, wie dieser Weg gelingen kann.

Fazit: Wir sind viel weniger frei als wir denken. Und um freier zu werden, müssen wir langsamer werden.

4.3   Ich weiß nicht, was ich will

In den bisherigen Verwicklungen sind wir davon ausgegangen, dass wir eigentlich wissen, was wir wollen, es uns aber entweder nicht zu sagen trauen oder es nicht schaffen, danach zu handeln. Sehr häufig entstehen Verwirrungen aber auf einer noch viel grundsätzlicheren Ebene: Weil wir selbst eigentlich gar nicht wissen, was wir *wirklich* wollen und warum wir auf eine bestimmte Weise handeln.

Beispiel

Nehmen wir Julia. Im Erstgespräch einer Psychotherapie berichtet sie, dass sie seit vielen Jahren mit ihrem fast 10 Jahre jüngeren Partner zusammen ist. Eigentlich ist die Partnerschaft gut: Julia hat ihn sehr gern, er wirkt gar nicht viel jünger als sie. Sie schätzt seine Begeisterungsfähigkeit, seine Verlässlichkeit, seine „Anhänglichkeit". Vor einiger Zeit hat sie sich von ihm überreden lassen, ein Haus zu kaufen, das sie nun gemeinsam umbauen. Zudem hat er immer wieder von seinem Wunsch zu heiraten gesprochen. Kurz vor Ende der ersten Sitzung rückt sie sichtlich beschämt damit heraus, dass sie seit knapp einem Jahr eine Affäre zu einem anderen Mann eingegangen ist und selber nicht versteht, warum. Irgendwie fühlt sie sich dem „neuen" Mann gegenüber einfach freier. Aber sie ist sich bezüglich ihrer bisherigen Beziehung doch immer so sicher gewesen?! Darüber hinaus verschweigt sie die Affäre ihrem bisherigen Partner gegenüber, obwohl dies gar nicht zu ihr passt. Denn, wie Julia betont, sei sie normalerweise ein grundehrlicher Mensch.

Wie kann das sein? Warum baut Julia mit ihrem Partner ein Haus um und beginnt gleichzeitig eine Affäre? Warum ist sie nicht ehrlich zu ihrem Partner, obwohl sie eigentlich ein grundehrlicher Mensch ist? Um diese „komischen" Verhaltensweisen besser zu verstehen, müssen wir ein wenig tiefer „in die menschliche Psyche schauen".

4.3.1   Konflikte zwischen verschiedenen Bedürfnissen

Wie wir bereits im Zusammenhang mit dem Bindungsbedürfnis (siehe ▶ Abschn. 3.1) skizziert haben, muss es uns Menschen gelingen, neben den körperlichen Bedürfnissen wie Essen, Trinken, Schlafen auch Bedürfnisse auf der psychischen Ebene erfüllt zu bekommen. Zu den wichtigsten dieser psychischen Bedürfnisse gehören (siehe auch Schär 2016):

- Bindung und Nähe (siehe auch ▶ Abschn. 3.1.1)
- Identität und Selbstwert,
- Orientierung und Kontrolle
- Freiheit und Autonomie.

Diese Bedürfnisse sind so zentral, dass sie zu den Grundbedürfnissen gezählt werden. Das heißt, sie sind derart wichtig für unser psychisches Wohlbefinden, dass wir sie nicht einfach beiseiteschieben können. Wir sind erst dann glücklich und zufrieden, wenn es uns gelingt, *alle Grundbedürfnisse gleichzeitig* zu erfüllen. Und das ist oftmals nicht ganz einfach.

Als Bild der Ausbalancierung dieser Grundbedürfnisse haben wir eine Pyramide entworfen, die auf der Spitze steht (siehe ◻ Abb. 4.1). Das grundlegendste Bedürfnis ist Bindung. Es ist das erste Bedürfnis in unserer Entwicklung, alle anderen entwickeln sich später. Wie auch eine auf dem Kopf stehende Pyramide schnell das Gleichgewicht verliert, so verhält sich dies auch mit unseren Grundbedürfnissen. Sobald wir zu viel Wert auf die Erfüllung eines der Bedürfnisse legen, gerät die Pyramide ins Wanken, und wir verlieren unser seelisches Gleichgewicht.

Je nachdem, wie wir versuchen unsere Grundbedürfnisse zu erfüllen, kann es zwischen den vielfältigen Bedürfnissen zu kleineren oder größeren Spannungen kommen. Julia aus dem obigen Beispiel konnte ihr Bedürfnis nach Nähe und Intimität in der Beziehung zum bisherigen Partner gut befriedigen. Zugleich fühlte sie sich in seiner Gegenwart eingeengt. Dies war ihr jedoch vor der Affäre nicht bewusst. Julia gelang

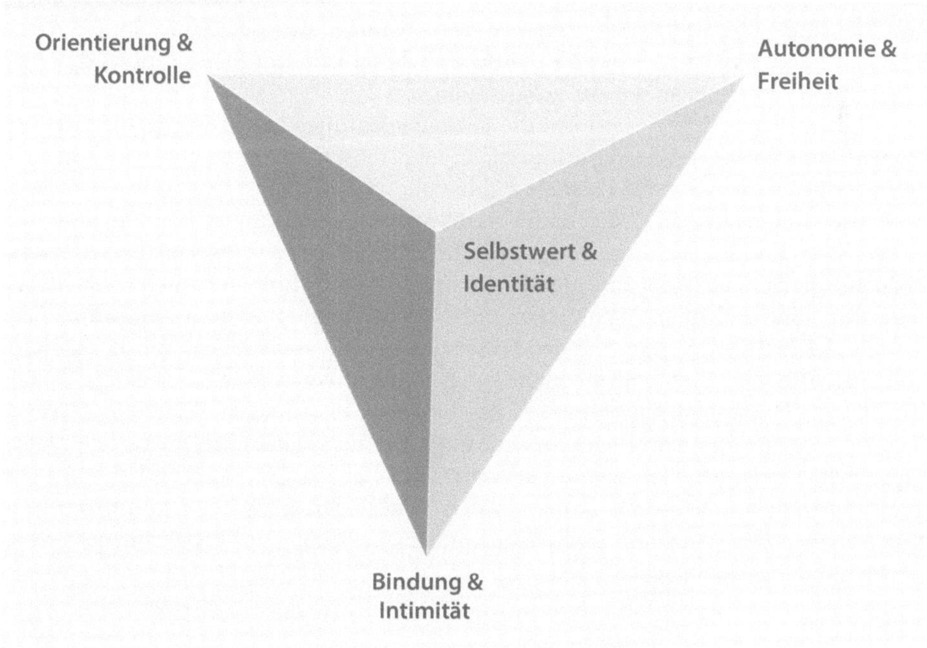

◻ **Abb. 4.1**   Die Grundbedürfnispyramide

es also schlecht, ihr Bedürfnis nach Freiheit in der bestehenden Beziehung zu realisieren. Da jedoch alle Bedürfnisse wichtig sind, suchte sie nun unbewusst einen anderen Weg zur Befriedigung dieses Bedürfnisses. Insbesondere dieses unbewusste Suchen kann vordergründig zu unverständlichen Verhaltensweisen führen: Sie verstand selber nicht, warum sie die Affäre eingegangen ist.

Die spannende Frage, die daraus resultiert, ist: Wie kam es dazu, dass Julia keinen Weg gefunden hat, ihr Freiheitsbedürfnis besser mit ihrem Partner zu befriedigen und sich noch nicht einmal darüber im Klaren war, dass ihr etwas Wichtiges fehlte („Ich war mir doch immer so sicher mit meiner Partnerwahl")? Was hindert sie beispielsweise daran, ihrem Wunsch nach Freiheit in der Partnerschaft Ausdruck zu verleihen? Die Antworten können verschieden sein: Vielleicht hat sie in ihrer Kindheit oder in früheren Beziehungen die Erfahrung gemacht, dass sie nur dann auf längere Zeit Zuwendung oder Liebe bekommt, wenn sie sich anpasst. Deswegen ging sie eine unverbindliche Affäre ein, um sich freier zu fühlen. Vielleicht hat sie früh gelernt, die eigenen Bedürfnisse gar nicht wahr zu nehmen, um anderen Menschen keine Umstände zu bereiten.

Grundsätzlich sind für alle Menschen alle Grundbedürfnisse wichtig. Allerdings unterscheiden wir Menschen uns sehr darin, *wie* wir versuchen diese Bedürfnisse zu erfüllen: Was sind meine Mittel und Wege, mich selbstsicher und wertvoll zu fühlen? Was muss geschehen, damit ich das Gefühl habe, jemand ist mir nahe? Lasse ich es überhaupt zu? Wie versuche ich meine Autonomie und Freiheit zu leben?

Und wir unterscheiden uns aufgrund unserer Lebensgeschichte auch darin, wie wir reagieren, wenn ein Grundbedürfnis einmal nicht optimal erfüllt ist: Gerate ich in Panik, wenn ich mit jemandem streite, weil dies in der Kindheit mit Liebesentzug bestraft wurde? Bekomme ich Angst, wenn ich nicht die volle Kontrolle über eine Situation habe, weil mein Vater oft die Beherrschung verloren hat und mich das Ausgeliefertsein von heute an das Ausgeliefertsein von damals erinnert?

All diese Erfahrungen rund um die Grundbedürfnisse haben wir gespeichert. An manche können wir uns besser erinnern, an manche schlechter. Doch so oder so steuern diese Erfahrungen unser Denken, Fühlen und Handeln.

Diese Bedürfnisse und die damit verbundenen Erfahrungen können nun miteinander in Konflikt geraten. Aufgrund eines instabilen Selbstwertgefühls (Grundbedürfnis nach Selbstwert und Identität) kann es zum Beispiel für mich ganz wichtig sein, dass niemand meine Schwächen sieht. Denn wenn jemand sehen würde, was ich alles nicht kann, könnte dieser Mensch mich nicht mehr lieben. So könnte eine von uns früher gelernte, heute mehr oder weniger bewusste Überzeugung lauten. Auf diesem Hintergrund ist für mich das Eingehen einer engen Beziehung (Grundbedürfnis nach Nähe) natürlich sehr schwierig. Denn dort kann ich meine Schwächen nicht mehr verbergen. Ich werde verletzbar und habe Angst, aufgrund der sichtbar gewordenen Schwächen verlassen zu werden. Und so gerate ich in einen inneren Konflikt zwischen der Sehnsucht nach Nähe auf der einen und dem Erhalt meines Selbstwertes auf der anderen Seite.

4.3.2 Konflikte zwischen den Partnern

Solche inneren Konflikte gibt es unzählige. Wir alle kennen den einen oder anderen Konflikt von uns selbst. In diesen Momenten schwanken wir jeweils hin und her, zwischen dem Bedürfnis nach Nähe, Zärtlichkeit, Liebe und der Angst verletzt, übergangen, erniedrigt, orientierungslos, abhängig zu werden. Oder aber wir stürzen uns Hals über Kopf in Beziehungen, geben uns dabei aber selber auf und leiden darunter, dass wir zu wenig wahrgenommen und beachtet werden. Diese Art von Konflikten löst in uns eine große innere Spannung aus, die wir unbedingt zu lösen versuchen.

Und hier fängt auch das Problem mit unserem Partner an: Unsere Lösungsversuche (v. a. wenn uns die Hintergründe dafür nicht bewusst sind) tragen in solchen Momenten sehr viel Widersprüchliches in sich. Wir sehnen uns nach Nähe, wollen sie aber auch wieder nicht. Zudem können wir oftmals in diesen Situationen die damit verbundenen Ängste und Verletzlichkeiten nicht adäquat ausdrücken. Dies alles führt zu Konfusionen auf der Seite des Partners. Im Beispiel oben versteht der Partner von Julia zum Beispiel nicht, warum sie auf seine Heiratswünsche so ausweichend reagiert. Er gibt sich deswegen besonders Mühe, bringt ihr häufig Blumen mit, lädt sie zum Essen ein und überschüttet sie mit Komplimenten, was bei ihr das Engegefühl verstärkt. Ein Teufelskreis setzt sich in Gang.

4.3.3 Lösung: Tiefes Verstehen

Unsere eigenen inneren Konflikte werden somit zu Konflikten zwischen meinem Partner und mir, was die ganze Komplexität noch erhöht. Eine Möglichkeit, diese Konflikte zu mildern oder aufzulösen wäre, dass wir versuchen (eigenes) widersprüchliches Verhalten besser zu verstehen. Wie das gehen könnte, erläutern wir ausführlich in den ▶ Abschn. 5.2 und 6.3.

4.4 Ich mache den anderen verantwortlich

Die vierte Verwicklung, die wir nachfolgend vorstellen wollen, resultiert aus den vorhergehenden Verwicklungen: *Weil* wir nicht sagen, was wir eigentlich sagen wollen; weil wir nicht handeln, wie wir eigentlich handeln möchten; und/oder weil wir nicht wissen, was wir im Grunde brauchen, versuchen wir diese offenen Fragen an unseren Partner zu delegieren (siehe auch ▶ Abschn. 3.3). Da wir selber mit den Fragen überfordert sind, hoffen wir, dass der Partner sie für uns löst. Dies zeigt sich in Gedanken und Sätzen wie: „Wenn du endlich anfangen würdest, dich zu verändern, hätte ich wieder Hoffnung", „Wenn du mich nur genügend lieben würdest, wüsstest du, was ich brauche" oder „Wenn du wieder so wärst wie früher, könnten wir miteinander glücklich sein". Die allgemeingültige Form davon ist: „Wenn der andere anders wäre, dann ginge es mir/uns besser". So denken wir alle von Zeit zu Zeit, was ja auch nachvollziehbar ist, da wir wirklich am Gegenüber und seinen Verhaltensweisen zu leiden scheinen.

4.4.1 Delegation der eigenen Entwicklung

Solche Gedanken sind zwar normal, aber nicht besonders hilfreich. Sie machen uns hilflos, weil wir darauf warten müssen, dass der andere sich so verändert, wie wir es wollen. Das tut er jedoch meistens nicht. Und wenn der andere sich nicht nach unseren (teilweise ambivalenten und selbst für uns unklaren) Wünsche, Hoffnungen und Erwartungen richtet, dann sind wir verletzt, wütend, traurig und damit „verloren". Wir fühlen uns als Opfer. Wir greifen den anderen an, machen ihm Vorwürfe und rechtfertigen gleichzeitig unser eigenes Handeln. Oder aber wir ziehen uns frustriert zurück. Wir resignieren, still leidend („Es macht sowieso alles keinen Sinn"). Oder wir gehen auf die Suche nach einem neuen Partner, in der Hoffnung, diesmal wirklich jemanden zu finden, der sich uns gegenüber genauso verhält, wie wir es uns wünschen würden. Diese Prinzessin oder diesen Prinzen finden wir vielleicht auch. Zumindest für eine bestimmte Zeit. Doch schon bald zeigen sich ähnliche Phänomene. Denn das Unterfangen einen neuen, „besseren" Partner zu finden, ist ohne entsprechende Veränderungen unsererseits, zum Scheitern verurteilt. Aus Studien wissen wir (siehe z. B. Heinrichs et al. 2008), dass eine Scheidung die Wahrscheinlichkeit jeweils um ca. 10 % erhöht, sich in der nächsten Ehe wieder scheiden zu lassen. Bei einer Scheidungsrate von 40 % bis 50 % bei Erstheirat sind dies nicht gerade günstige Prognosen.

4.4.2 Lösung: Selbstverantwortung

Was bedeutet dies? Wir dürfen und sollten unsere Wünsche und Bedürfnisse an das Gegenüber formulieren. So klar wie nur möglich und auf verschiedene Art, um die Chance zu erhöhen verstanden zu werden, miteinander zu wachsen und voneinander lernen zu können.

Gleichzeitig sollte aber der andere nicht der Kern unserer Änderungsbemühungen sein. Denn ist unser Partner nicht bereit, auf unsere Wünsche einzugehen (weil er sie nicht versteht, nicht will, nicht kann), sind wir schachmatt. Es ist eine Illusion zu denken, dass wir andere verändern können. Jeder entscheidet selber, was sie verändert, was er beachtet, auf was sie hören will, wie er sich verhalten wird! Wir können nur an uns, an unseren Gedanken, unseren Wünschen und unseren Verhaltensweisen etwas ändern. Setze ich mich selber ins Zentrum meiner Änderungsbemühungen, kann ich immer etwas tun, denn die einzige Person, auf die ich direkt Einfluss nehmen kann, bin ich selber.

In ▶ Kap. 5 und 6 führen wir verschiedene Gedanken aus, die uns helfen können, aus der hilflosen Position in eine handelnde, selbstverantwortliche Position zu gelangen.

4.5 Unser Fazit

Verwicklungen sind wie Spinnfäden. Je heftiger wir versuchen uns daraus zu befreien, desto mehr verfangen wir uns im Netz. Unser Handlungsspielraum wird enger, die Angst nimmt zu und wir zappeln umso wilder. Ist die Hilflosigkeit groß genug, fällt uns nur noch ein: „Warum tust du eigentlich nie/immer …! Wenn du nur nicht so …! Wenn du nur mehr/weniger …! Wenn du nur anders wärst, dann wäre alles gut!"

Niemandem, der schon einmal eine längere Partnerschaft hatte, sind diese Verwicklungen fremd. Auch uns nicht. Sie gehören zu uns allen! Sie gehören zu unserer Beschränktheit als Mensch und sind damit Teil unserer menschlichen Natur. Wir kommen beschränkt auf die Welt und verlassen sie beschränkt.

Das ist aber kein Grund zu resignieren, kein Grund sich abzuwerten. Es ist vielmehr ein Grund sich weiterzuentwickeln, zu lernen, Neues auszuprobieren. Es ist ein Grund Schritt für Schritt zu begreifen, was ich zu den Verwicklungen mit meinem Partner beitrage, und Verantwortung für meinen Anteil zu übernehmen. Die Veränderungen, um die es hier geht, brauchen Zeit, Ruhe und Geduld. Denn Gewohnheiten und Verhaltensmuster zu verändern bedeutet, das Gehirn umzubauen, und das kann nicht schnell gehen!

Ich bin wie ich bin. Und ich muss nicht so bleiben wie ich bin.

Literatur

Bodenmann, G., Schär, M., & Perrez, M. (2016). *Klassische Lerntheorien: Grundlagen und Anwendungen in Erziehung und Psychotherapie*. Bern: Huber.

Covey, S. R., Merrill, R., & Merrill, R. R. (2003). *First things first: To live, to love, to learn, to leave a legacy*. New York: Simon & Schuster. (Erstveröffentlichung 1994).

Grawe, K. (2004). *Neuropsychotherapie*. Bern: Hogrefe.

Heinrichs, N., Bodenmann, G., & Hahlweg, K. (2008). *Prävention bei Paaren und Familien*. Göttingen: Hogrefe.

Satir, V. (1984). *Die fünf Freiheiten: Familientherapie*. München: Tellux Film.

Satir, V. (1990). *Kommunikation. Selbstwert. Kongruenz. Konzepte und Perspektiven familientherapeutischer Praxis*. Paderborn: Junfermann (Erstveröffentlichung 1988).

Satir, V. (2007). *Das Satir-Modell Familientherapie und ihre Erweiterung*. Paderborn: Junfermann (Erstveröffentlichung 1991).

Schär, M. (2016). *Paarberatung und Paartherapie: Partnerschaft zwischen Problemen und Ressourcen*. Heidelberg: Springer.

Die Entwicklungen der Liebe I

Sich selbst ein Zuhause sein

5.1 Das eigene Glück pflegen – 59
5.1.1 Unterschiedliche Formen des Glücks – 61
5.1.2 Das Glück im Tun – 66
5.1.3 Das Glück im Ruhen – 69
5.1.4 Eigenverantwortung fürs Glück: Ja, aber … – 72

**5.2 Das eigene Leiden verstehen
und annehmen – 74**
5.2.1 Bemerken der eigenen Reaktionen – 76
5.2.2 Trennung vom „Ich" und dem „verletzten Teil" – 78
5.2.3 Annehmen des verletzten Teils – 79
5.2.4 Beruhigung des verletzen Teils – 80
5.2.5 Vergeben – 81
5.2.6 Einschränkungen – 83

5.3 Unser Fazit – 83

Literatur – 84

© Springer-Verlag GmbH Deutschland, ein Teil von Springer Nature 2019
M. Schär, S. Gmelch, *Liebe ist mehr, als wir denken*,
https://doi.org/10.1007/978-3-662-58911-3_5

» Alles geben Götter, die unendlichen,
ihren Lieblingen ganz.
Alle Freuden, die unendlichen,
alle Schmerzen, die unendlichen,
ganz.

Johann Wolfgang von Goethe

Nach all den Ver-Wicklungen, in die wir während einer Partnerschaft geraten können, möchten wir uns nun den Ent-Wicklungsmöglichkeiten zuwenden. Die Verwicklungen sind deswegen so problematisch, weil sie uns nicht erlauben, uns weiterzuentwickeln. Sie binden uns an unsere alten Muster, sind sozusagen unsere Fesseln, die uns daran hindern mit und an den Schwierigkeiten unserer Partnerschaft zu wachsen.

Die zentralen Fragen, die wir in den nächsten beiden Kapiteln („Die Entwicklungen der Liebe I und II") beantworten möchten sind: Wie gelangen wir vom Verlieben zum Lieben? Wie finden wir einen Weg von den ersten, leichten und frühlingshaften Liebesgefühlen über tiefgehende Auseinandersetzungen und frostige Konflikte hin zu einer reiferen und tieferen Form der Liebe? Was müssen wir beachten, damit unsere Liebe wachsen und gedeihen kann?

Zur Beantwortung dieser Fragen fangen wir – wahrscheinlich entgegen Ihrer Erwartung als Lesende – nicht damit an, was wir *in unserer Partnerschaft* verändern können. Im Gegenteil: Die Partnerschaft und ihre möglichen Veränderungen spielen jetzt noch gar keine Rolle! In unserem ersten Kapitel der Ent-Wicklung geht es vielmehr darum, wie *ich mich,* ganz persönlich, weiter entwickeln kann. Das mag vielleicht auf den ersten Blick erstaunen. Warum soll das sinnvoll sein? Es ist doch ein Buch über die Partnerschaft …

In Anbetracht der Verwicklung „Ich mache den anderen verantwortlich" (siehe ► Abschn. 4.4) ist die Antwort vielleicht bereits offensichtlich: Da ging es darum, dass wir den Finger nicht auf unseren Partner richten sollten, sondern auf uns selbst, indem wir uns fragen, was unsere Paarprobleme mit *uns* zu tun haben. Auch wenn dieser Grundsatz theoretisch vielleicht klar ist, machen wir oft die Erfahrung (sowohl in der Rolle als Therapeuten, aber auch in der Rolle als Ehepartner), dass die Umsetzung dieser Idee relativ schwierig ist. Wie schnell denken wir im Alltag: „Wenn *du* doch nicht immer…! Wenn *du* doch endlich …!" Sobald wir uns in solche und ähnliche Gedanken verwickeln, vergessen wir, dass die Verwicklungen ja in erster Linie etwas mit uns selbst zu tun haben: mit unser eigenen Geschichte, mit unseren eigenen Erfahrungen, mit unseren eigenen Denk- und Verhaltensmustern.

So gesehen ist es die logische Konsequenz, dass in erster Linie ich selbst die Verantwortung für mein Glück und Unglück übernehmen muss. Mein Partner ist lediglich der Auslöser! „Sich um das eigene Glück kümmern" kann aber schnell missverstanden werden. Missverstanden wird es dann, wenn wir, weil wir glücklich sein wollen, das Unglück und die unangenehmen Zustände beiseiteschieben als dürften sie nicht sein (siehe ► Abschn. 2.3). Außerdem kann das „sich um das eigene Glück kümmern" schnell egoistisch wirken: Genau genommen ist diese Art von „Egoismus" aber die Voraussetzung dafür, dass wir in eine wirklich tiefgehende und erfüllende Begegnung mit anderen Menschen eintreten können. Die Aufforderung sich um das eigene Glück zu kümmern, ist somit weniger eine Aufforderung zum „dürfen", sondern vielmehr zum „müssen": „Ich *muss* mich um mich kümmern, damit ich mich um andere kümmern kann". Gunther Schmidt (2013, S. 94), nennt dies in einem anderen Kontext auch den altruistischen (uneigennützigen) Egoismus. Dies umschreibt das eigentliche Paradox der Selbstfürsorge: Je besser ich für mich schaue, desto mehr kann ich auch offen für andere sein. Und je weniger gut ich mich um mein Glück kümmern kann, desto abhängiger bin ich von meinem Partner; desto mehr muss ich hoffen, fordern und erzwingen, dass er oder sie mich glücklich macht.

Uns um unser eigenes Glück zu kümmern, heißt im Grunde nichts anderes, als uns aus *unseren* Ver-Wicklungen zu befreien. Dadurch finden wir mehr zu uns selbst und bereiten gleichzeitig den Boden für eine tiefere und reifere Form der Liebe. Um beim Bild des Bodens zu bleiben: Wir kümmern uns hier also zuerst um die Erde. Wir nehmen größere Steine heraus, wir stechen die Erde um, wir hacken sie fein und wässern sie. So aufbereitet kann der Same der Liebe des Partners auf unserm Boden gut wachsen und unser Same der Liebe kann gut auf dem Boden des Partners gedeihen.

Schauen wir doch einmal, welche grundsätzlichen Möglichkeiten der „Bodenpflege" wir haben. Wenn wir uns an ▶ Kap. 2 erinnern, haben wir dort die zwei zentralen Aspekte bereits erwähnt: Wie schaffe ich es, mein *eigenes* Glück zu pflegen und gedeihen zu lassen (siehe ▶ Abschn. 5.1) und wie kann ich *gleichzeitig* lernen meine Verwicklungen und das daraus entstehende Unglück zu erkennen, zu begreifen und schließlich zu reduzieren (siehe ▶ Abschn. 5.2). Dies sind die grundsätzlichen Fragen, die wir in diesem Kapitel beantworten möchten.

5.1 Das eigene Glück pflegen

Zu Beginn dieses Kapitels klinken wir uns in ein fiktives Therapiegespräch ein. Wir können uns eine 43-jährige Frau vorstellen, die seit 15 Jahren verheiratet ist und aufgrund verschiedener Anliegen bei einem Therapeuten sitzt:

Klientin:	Für mich ist es einfach schwierig, dass er die ganze Zeit so depressiv rumhängt.
Therapeut:	Hmm, verstehe. Können Sie mir erzählen, was für Sie so schwierig daran ist?
Klientin:	Ich weiß nicht, es ist einfach so trist, so langweilig. Es zieht mir selber richtig den Stecker raus … Es ist so deprimierend, was er mit seiner Zeit anstellt. Er will am Abend nicht raus, nicht ins Kino, nichts. Dabei wären doch die Kinder jetzt endlich alt genug, um mal alleine zu sein. Aber nein. Nur vor dem Computer rumhängen. Verstehen sie? Das ist so, so ….
Therapeut:	Hmm. Und was tun Sie, wenn er nicht ins Kino und auch nicht rausgehen will?
Klientin:	Was ich tue? Ich frage und frage immer wieder. Aber er will einfach nicht.
Therapeut:	Und was tun Sie, wenn er nicht will?

Klientin:	Ich, ähh … Ich habe mittlerweile aufgehört zu fragen. Macht einfach keinen Sinn.
Therapeut:	…
Klientin:	… Wieso fragen Sie? Ich kann ihn ja nicht zwingen, oder?
Therapeut:	Nein, zwingen können Sie ihn nicht. Darf ich auf meine Frage zurückkommen? Was tun Sie dann, an diesen Abenden, an denen Sie gerne ins Kino möchten und er nicht will?
Klientin:	Ich lese dann meistens noch ein paar Seiten in einem Buch und gehe dann früh schlafen. Ich gehe sowieso nie spät ins Bett, wissen Sie. Ich muss am nächsten Tag früh aufstehen und am Abend bin eh oft sehr müde. Ich habe so anstrengende Tage, ich kann da nicht lange wach bleiben.
Therapeut:	Was wäre, wenn Sie dann trotzdem ins Kino gehen würden?
Klientin:	Was alleine? Nein, das macht keinen Spaß.
Therapeut:	Haben Sie es schon mal ausprobiert?
Klientin:	Nein. Aber alleine? Nein, nein, das will ich nicht.
Therapeut:	Wenn Sie es noch nie ausprobiert haben, woher wissen Sie dann, dass es keinen Spaß macht?
Klientin:	Ah nein, das ist nichts … Und wie gesagt, ich muss am nächsten Tag fit sein, und wenn ich zu spät ins Bett gehe, büße ich es einfach am nächsten Tag.

Ein solcher Dialog wird in ähnlicher Form schon etliche Male in einer therapeutischen Praxis stattgefunden haben. Er zeigt die Schwierigkeit auf, trotz der Beziehung eigenständig zu handeln und sich auf das *eigene* Glück zu besinnen. Der konkrete Inhalt passt sicherlich nicht genau zu jeder Person und Situation. Allerdings ist die darin enthaltene Ohnmacht relativ einfach auf andere Beispiele übertragbar (sei es die Häufigkeit von Sex, die Aufgabenverteilung im Haushalt …)?

> „Was würde ich thematisieren, wenn ich an Stelle der Frau bei diesem Therapeuten sitzen würde?"

Die zentrale Aufgabe ist, wie ich den Weg zu *meinem* Glück finde. Wie schaffe ich es, mein Glück nicht so fest an den anderen zu binden? Wie schaffe ich es zu ertragen, dass der andere *immer* der *Andere* bleiben wird, dass wir nie, auch in der größten Liebe nicht, miteinander verschmelzen können? Wir sind immer zwei in einer Beziehung, trotz der Sehnsucht, eins zu sein. Das auszuhalten und darüber nicht zu verzweifeln, sondern uns trotz dieses Schmerzes auf den Weg zu machen, um unser Glück zu finden, stellt sich als eine der größten Aufgabe in unserem Leben heraus. Und worin besteht unser Glück überhaupt? Welches Glück sollen wir suchen? Welches Glück tut uns wirklich gut und welches fühlt sich vielleicht nur im ersten Moment gut an?

5.1.1 Unterschiedliche Formen des Glücks

Diese Fragen sind zentral, denn: Glück ist nicht gleich Glück! Einen Teil davon haben wir bereits in ▶ Kap. 2 beschrieben: So oft binden wir unser Glück an äußere Umstände, denken, die äußeren Begebenheiten müssten ideal sein, um glücklich sein zu können. Dabei ginge es vielmehr darum, innerlich Glück erleben zu können, trotz allem, was in unserem Umfeld, in unserer Partnerschaft, in uns selbst nicht ideal ist (siehe auch ▶ Abschn. 2.3). Oberflächlich betrachtet könnte Glück als Abwesenheit von unangenehmen und Anwesenheit von angenehmen Gefühlen missverstanden werden. Doch Glück ist mehr: Es ist die anspruchsvolle Kunst, trotz der Anwesenheit von unangenehmen, schmerzhaften Gefühlen und Zuständen zufrieden zu sein. Es ist die Kunst, diese unangenehmen Gefühle zuzulassen und zu empfinden, ohne uns vollständig darin zu verlieren. Dieses „sich nicht vollständig zu verlieren" bedeutet, dass wir es immer wieder schaffen, uns aus unseren Verstrickungen zu lösen, daraus aufzutauchen. Dadurch entsteht wieder Raum, setzt sich Energie frei. Beides hilft uns, auch in schwierigen Momenten eine Form von Zufriedenheit oder Glück erleben zu können (siehe ▶ Abschn. 2.3 und 5.2).

Zudem ist es so, dass sehr viele unserer Wege, wie wir unser Glück suchen, nicht halten, was sie versprechen. Es gibt, salopp gesprochen, Dinge, die fühlen sich für einen kurzen Moment super an. Chips essen zum Beispiel. Langfristig haben sie jedoch den umgekehrten Effekt. Die anfängliche Befriedigung wandelt sich in Völlegefühl, Langeweile, Frustration oder innere Leere.

■ Vier Formen und zwei Achsen des Glücks

Um dieses unerklärliche Verschwinden von Glück besser zu verstehen, lohnt es sich, verschiedene Formen des Glücks zu beleuchten. Wir möchten dazu ein 4-Felder-Schema einführen (siehe ◗ Abb. 5.1). Dieses Schema hat zwei Achsen. Die

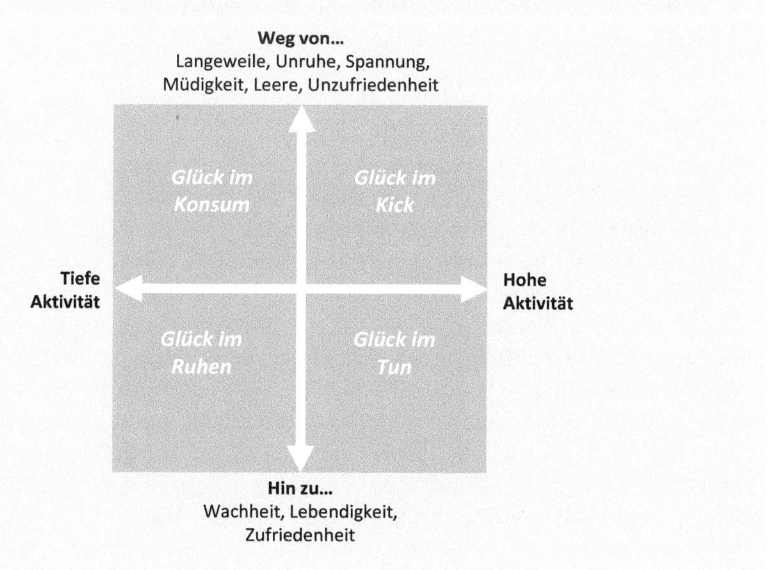

◗ **Abb. 5.1** Die vier Formen des Glücks

horizontale Achse umschreibt, wie aktiv wir sind: Wir können sehr wenig bis sehr viel (äußere) Aktivität zeigen. Die senkrechte Achse dagegen gibt an, wie stark wir uns von einem inneren unangenehmen Zustand wie der Langeweile, Müdigkeit, Leere oder Anspannung wegbegeben wollen („Weg-von"), bzw. wie stark wir versuchen uns einem inneren positiven Zustand wie der Lebendigkeit, Zufriedenheit, Wachheit, dem Sinnerleben anzunähern („Hin-zu").

Wenn wir die Achsen nun in einem rechten Winkel anordnen, ergeben sich vier verschiedene Felder. Jedes dieser Felder steht für eine unterschiedliche Art von Glück. Wir werden diese einzelnen Glücksformen nur etwas genauer beschreiben und auch Beispiele dazu aufzeigen.

- „Glück im Konsum" nennen wir das Glück, das entsteht, wenn wir eigentlich etwas loswerden wollen, z. B. eine innere Leere, Langeweile oder Müdigkeit; und zwar weniger durch eigene Aktivität, sondern durch Konsumation. Ein prototypisches Beispiel dafür wäre, sich am Abend, müde vom Tag, vor den Fernseher zu setzen.
- Auch beim „Glück im Kick" wollen wir unangenehmen inneren Zuständen entfliehen (z. B. innere Spannung, Stress, innere Leere). Wir sind dabei aber wesentlich aktiver: Wir wollen etwas Aufregendes tun, einen Adrenalinkick erleben oder eine hohe Leistung erbringen. Körperlich und/oder geistig sind wir hierbei voll gefordert. Das hilft, uns von unangenehmen inneren Zuständen abzulenken. Prototypische Beispiele dafür wären verschiedene Arten von Sport, aber auch Risikoverhaltensweisen, wie beispielsweise schnelles Autofahren nach einem anstrengenden Arbeitstag.
- „Glück im Tun" zeichnet sich ebenfalls durch eine hohe Aktivität aus. Ich gehe aber viel mehr in der Tätigkeit an und für sich auf, so dass ich gar nicht so sehr auf einen Kick oder das Erreichen einer besonderen Leistung aus bin. So können Gefühle entstehen wie z. B. Erholung, Frische, Lebendigkeit. Es ist also ein „Hin-zu", eine Annäherung an positive innere Zustände. Als Beispiele können die unterschiedlichsten Tätigkeiten erwähnt werden, z. B. Sport, Malen, Basteln, Singen, Musizieren, Begegnungen mit anderen Menschen oder Tätigkeiten im Freiwilligenbereich.
- Als „Glück im Ruhen" bezeichnen wir ebenfalls den Versuch, sich an positive innere Zustände anzunähern, dies aber mit weniger Aktivität. Beispiele dafür wären ein relaxtes Musikhören, in ein Kaminfeuer schauen, Entspannungsübungen, Meditation. „Glück im Ruhen" ist aber nicht das Gleiche wie Trägheit oder Schläfrigkeit. Genau genommen müssten wir deswegen diesen Quadranten als das „Glück im (in sich) Ruhen" benennen. Es ist das Glück, welches aus der (inneren und äußeren) Ruhe entsteht.

Bei diesen Unterscheidungen des Glücks ist uns wichtig, dass die von uns genannten Beispiele sehr individuell sind. Die gleiche Tätigkeit kann zu einer anderen Art von Glück führen, je nachdem, mit welcher inneren Haltung und mit welcher Absicht wir diese ausführen. Es kann beispielsweise sein, dass ich joggen gehe, um Anspannung loszuwerden („Weg-von") und mein Partner geht joggen, weil er die Bewegung in der Natur so liebt („Hin-zu"). Was also in der Theorie durch die vier Felder so einfach zuordenbar scheint, ist im Alltag gar nicht so leicht auseinander zu halten.

Wir können uns natürlich fragen, warum es überhaupt wichtig sein soll, diese verschiedenen Glücksformen zu unterscheiden, zumal die Übergänge zwischen den verschiedenen Achsen fließend sind und sich sogar während der Aktivität verändern können. Um beim Beispiel mit dem Joggen zu bleiben: Ich komme müde und gestresst von der Arbeit, ziehe die Joggingschuhe an und während des Laufens verändert sich meine Stimmung. Ich kann meine Müdigkeit und meinen Stress abschütteln („Weg-von") und erlebe plötzlich den Wald und die Natur frisch und lebendig („Hin-zu"). Um die Frage nach dem Sinn der Unterscheidung zu beantworten, müssen wir etwas ausholen. Und es wird sich dann zeigen, dass hinter der Ebene, die diese beiden Achsen aufspannen, noch eine dritte Achse verborgen liegt.

■ **Erste Achse: Tiefe und hohe Aktivität**

Wenden wir uns zuerst der weniger komplexen, der horizontalen Ebene zu (hohe und tiefe Aktivität). Beide Pole sind grundsätzlich gleich wichtig. In der Regel sagt uns die eine Seite mehr zu, weil sie uns viel leichter fällt. Dadurch vernachlässigen wir jedoch den anderen Pol. Wir sind z. B. ein „Bewegungsmensch" und suchen unser Glück vor allem in der Aktivität; dadurch kommen wir aber vielleicht zu wenig zur Ruhe. Oder uns zieht die Ruhe an und wir laufen Gefahr passiv zu werden. Wir brauchen jedoch immer beides: Entspannung und Spannung, Ruhe und Bewegung. (Ein harmonisches Ganzes ist sowohl für einen gesunden Körper als auch für einen gesunden Geist wichtig). Die hohe und die tiefe Aktivität sind auf der körperlichen Ebene mit zwei unterschiedlichen biologischen Systemen gekoppelt: dem Sympathikus und dem Parasympathikus. Der Sympathikus versetzt den Körper in eine erhöhte Leistungsbereitschaft. Der Parasympathikus dagegen steht für Ruhe und Entspannung und fördert die Regeneration und den Aufbau körpereigener Reserven. Normalerweise haben wir eher eine zu hohe Aktivierung. Das ist einerseits durch den heutigen Zeitgeist bedingt, andererseits hat es physiologische Gründe: Während die Aktivierung des Sympathikus immer automatisch erfolgt, müssen wir die Aktivierung des Parasympathikus (also die Entspannung) bewusst trainieren, ganz besonders, wenn der Sympathikus sehr aktiv ist. Beide Glücksstrategien sind sich grundsätzlich ebenbürtig; deshalb sollten wir darauf achten, dass wir sie in einem ausbalancierten Verhältnis anwenden.

■ **Zweite Achse: „Hin-zu" und „Weg-von"**

Anders sieht es dagegen in der senkrechten Achse aus: Hier gibt es einen qualitativen Unterschied zwischen den beiden Polen „Hin-zu" und „Weg-von". Um diesen Unterschied zu verstehen, hilft uns vielleicht eine Tüte Chips und eine Fernsehserie: Chips essen, fühlt sich ja manchmal wie ein „Hin-zu" an. Wir werden ja gerade magisch davon angezogen. Wenn wir dann die ganze Tüte leer gegessen haben und uns danach nicht glücklicher fühlen, ahnen wir aber vielleicht, dass wir uns eben nicht auf etwas „hin" bewegt haben, sondern uns von etwas ablenken wollten (z. B. von einem Schmerz oder einer inneren Leere). Falls Sie Chips nicht mögen, dafür aber Serien, können Sie das Beispiel entsprechend verändern.

Das heißt nun nicht, dass die „Weg-von"-Strategien falsch sind! Wir brauchen sie! Sie sind oft naheliegender und leichter umzusetzen. Und sie helfen teilweise tatsächlich, um aus unseren unangenehmen innerlichen Zuständen herauszukommen.

So wie die oben beschriebene Joggingrunde nach der Arbeit, die uns hilft unseren Stress und unsere Müdigkeit zu reduzieren und dadurch gebundene Energien freizusetzen. Wenn die „Weg-von"-Strategien also erleichtern, zu einem „Hin-zu" zu gelangen, sind sie äußerst wertvoll. Sie haben allerdings einen großen Nachteil: Im besten Fall führen sie dazu, weniger unzufrieden zu sein. Weniger unzufrieden zu sein bedeutet jedoch noch lange nicht, zufrieden zu sein! Das „Hin-zu" („Glück im Tun" und „Glück im Ruhen") dagegen hat per se eine erfüllendere Wirkung. Der bedeutsame Unterschied zwischen „Hin-zu" und „Weg-von", wird anhand des folgenden sich auf Geld beziehenden Beispiels vielleicht noch klarer. „Weg-von" bedeutet, Energie dafür aufzuwenden weniger Geld auszugeben, Geld zu sparen. „Hin-zu" bedeutet dagegen, unsere Bemühungen darauf auszurichten Geld einzunehmen. Die Sparstrategie ist super, allerdings nicht als einzige Strategie. Wir müssen auch Geld verdienen. Ansonsten verarmen wir, egal, wie gut wir sparen! In Bezug aufs Glück verarmen wir zwar nicht finanziell, aber emotional.

Die Konsequenz ist: Wenn vor allem „Weg-von"-Strategien unser Leben dominieren, fühlt es sich zwar weniger schlimm an, als wenn wir diese Strategien nicht hätten. Aber das Leben ist dann noch lange nicht sinnvoll, bereichernd und schön. Wir empfinden es dennoch irgendwie als schal und leer. Der erste wichtige Punkt ist also, dass nur die „Hin-zu" Strategien uns wirklich Energie, Sinn und Freude geben, die anderen verhelfen lediglich dazu, sich weniger freudlos zu fühlen!

Und es gibt noch eine zweite Gefahr: „Weg-von"-Strategien verleiten uns, im Vermeiden der dahinterliegenden Gefühle stecken zu bleiben. Und manchmal ist auch eine mehr oder weniger versteckte und unterschiedlich stark ausgeprägte Suchtkomponente mitbeteiligt (verschiedenste Formen von Drogen, Sport, Arbeit, Gamen, Fernsehen …). Je länger wir aber unangenehme Gefühle vermeiden, desto stärker werden sie und desto schwieriger wird es, sich ihnen zu stellen. Ein deutliches Beispiel ist die Alkoholsucht: Wir trinken, um zu vergessen und müssen verdrängen, dass wir trinken. In die ähnliche Richtung geht übermäßiger Konsum (von Serien, Games …) oder auch exzessives Ausüben von Tätigkeiten (Arbeit, Sport …): Wir flüchten uns in andere Welten, weil sich unsere Welt unangenehm, langweilig oder sinnlos anfühlt; wir suchen Ablenkung in Form von Konsum oder (Adrenalin-) Kicks. In einem gewissen Ausmaß ist das in Ordnung. Doch: Die unangenehmen Gefühle, mit denen wir uns nicht auseinandersetzen wollen, stellen sich nicht zufällig ein, sondern beinhalten eine ganz persönliche Botschaft für uns, die wir zuerst verstehen und bewältigen müssten, um wachsen zu können (siehe ▶ Abschn. 5.2). Je stärker ausgeprägt die „Weg-von"-Strategien sind, desto mehr verschließen wir uns vor unserem potentiellen Wachstum, unserer Entwicklung! Und das verstärkt wiederum das Gefühl von Leere und Sinnlosigkeit in unserem Leben.

- — Wie steht es bei mir um die Aufteilung zwischen den „Hin-zu"-Strategien und den „Weg-von"-Strategien? Versuche ich auch Gefühle zu vermeiden? (Dies ist natürlich eine Fangfrage, da wir das alle tun!) Was versuche ich zu vermeiden, und wie stelle ich das an? Welche Vor- und Nachteile erlebe ich dabei?
- — Wie ausgeglichen sind bei mir die beiden Aktivitätspole? Neige ich eher zur Suche nach Glück durch hohe Aktivität oder durch tiefe Aktivität?

- **Dritte, versteckte Achse: Nachhaltigkeit und Tiefe des Glücks**

Wenn wir die verschiedenen Formen des Glücks nochmals betrachten, so sind die „Weg-von"-Strategien („Glück im Konsum" und „Glück im Kick") auf den ersten Blick natürlich oft reizvoller(!!!) und leichter umzusetzen. Häufig sind es auch diejenigen Strategien, die mehr Glück versprechen, als sie langfristig halten können. Trotzdem sind sie wertvoll, da sie uns in schwierigen Momenten helfen, uns kurz zu entlasten, zu erholen, damit wir uns dann in einem nächsten Schritt um das nachhaltigere Glück kümmern können. Um diesen Zusammenhang darzustellen, wenden wir uns nochmals unserem oben beschriebenen 4-Felder-Schema zu. Denn hinter dem 4-Felder-Schema verbirgt sich eine weitere Achse: Die Achse der Nachhaltigkeit und der Tiefe des Glücks (siehe ◘ Abb. 5.2).

Unsere These ist: Je mehr wir uns von den „Hin-zu"-Strategien leiten lassen („Glück im Tun" und „Glück im Ruhen"), desto nachhaltiger und tiefer erleben wir auf Dauer unser Glück. Es geht hier nicht vor allem um die Handlungen an sich. Sondern es geht darum, in Kontakt zu sich selbst zu kommen, gerne mit sich selbst zusammen zu sein, bei sich zu Hause zu sein. Das heißt nicht, dass wir dann die ganze Zeit glücklich sind! Vielmehr geht es darum, dass dieses Bei-sich-selbst-zu-Hause-Sein ein Zuhause sein sollte, das Raum für alle Gefühle bietet: Schmerz, Freude, Leid, Wut, Glück, Zorn, Kummer.

Erfahrungsgemäß fällt uns die Suche nach den „Hin-zu"-Glücksstrategien weniger in den Schoß als die Suche nach den „Weg-von"-Strategien. Wir müssen uns aktiver darum bemühen und wissen oft nicht so genau, wie wir das bewerkstelligen

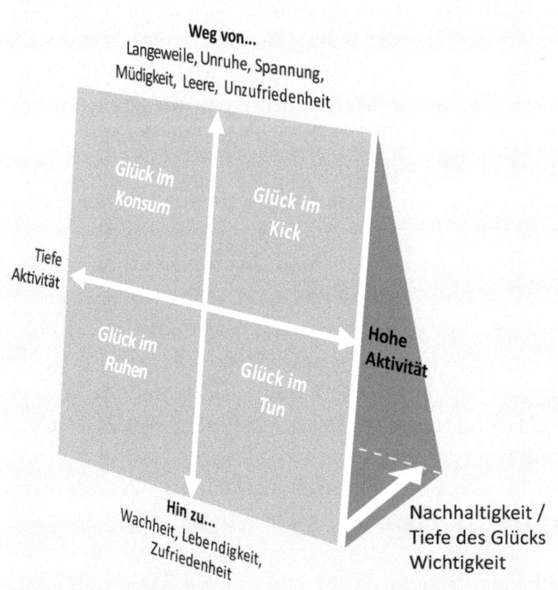

◘ **Abb. 5.2** Nachhaltigkeit und Tiefe des Glücks

sollen. Das ist der Grund, warum wir die „Hin-zu"-Strategien wie das „Glück im Tun" und „Glück im Ruhen" in den beiden Folgekapiteln noch vertiefen werden (siehe ▶ Abschn. 5.1.2 und 5.1.3). Zum Umgang mit schwierigen und schmerzhaften Gefühlen erfahren Sie mehr in ▶ Abschn. 5.2.

Gehen wir noch einmal zurück zum Ausgangsbeispiel, dem Dialog des Therapeuten mit der 43-jährigen Frau, die so gerne mit ihrem Mann etwas unternehmen möchte. Wie könnte der Therapeut nun weiter vorgehen? Was würden Sie, auf dem Hintergrund des bisher Gehörten, die Frau fragen wollen, wenn Sie an Stelle des Therapeuten wären? Und was würden Sie wohl antworten, wenn der Therapeut Ihnen folgende Fragen stellen würde:

- Wann empfinden Sie tiefes Glück? Wann haben Sie sich das letzte Mal unabhängig von Ihrem Partner richtig glücklich gefühlt?
- Was müssten Sie tun, damit Sie glücklich wären, selbst wenn ihr Partner nicht vom Fernseher wegzubringen wäre?
- Was tun Sie, damit das, was Sie wirklich glücklich macht, sich wiederholt? Was könnten Sie tun, um dieses Glück täglich zu pflegen?
- Wofür leben Sie?

5.1.2 Das Glück im Tun

Wie wir bereits beschrieben haben, möchten wir nachfolgend vertiefen, wie wir die Langfristigkeit und Tiefe unseres Glückserlebens steigern können (siehe die dritte versteckte Achse). Wie können wir uns mehr in Richtung der beschriebenen „Hin-zu"-Strategien entwickeln? Wir beginnen in diesem Unterkapitel mit dem aktiven Pol („Das Glück im Tun") und vertiefen im Folgekapitel die ruhige Variante dazu „Das Glück im Ruhen" (siehe ▶ Abschn. 5.1.3).

Viktor E. Frankl war ein einflussreicher österreichischer Neurologe und Psychiater. Er setzte sich intensiv damit auseinander, was der zentrale Antrieb im Leben von Menschen ist: Wofür lohnt es sich zu leben? Woher nehmen wir die Kraft zum (Über-) Leben, auch unter schwierigsten Bedingungen? Diese Frage musste er eingehend auch für sich selbst beantworten: Frankl überlebte verschiedene Konzentrationslager und verlor dort einen Teil seiner Familie, unter anderem seine Frau. Danach beschrieb er seine Erkenntnisse im viel beachteten Buch „… trotzdem Ja zum Leben sagen. Ein Psychologe erlebt das Konzentrationslager" (Frankl 1946/2007).

Eine seiner Hauptthesen ist, dass wir ein „Wofür" zum Leben finden müssen, einen Sinn. Wir können unsere Kraft dadurch entfachen, dass wir unsere Fähigkeiten für etwas oder für jemanden einsetzen: indem wir uns einer Aufgabe oder einem Menschen hingeben. Gemäß dieser Anschauung müssen wir das Gefühl haben, etwas zum Gelingen der Welt beizutragen, damit wir uns im Leben aufgehoben fühlen. Dieses Tun gibt uns dann die Kraft, sowohl über uns selbst als auch über unser gefühltes Leiden hinaus zu wachsen.

- **Schöpferische und erlebnisorientierte Tätigkeiten**

Folgen wir also Frankl, so ist die wichtigste Quelle für Sinn und Glück im Leben die Hingabe an eine Tätigkeit und die damit verbundenen Schaffenskraft. Diese Schaffenskraft beinhaltet schöpferische und erlebnisorientierte Tätigkeiten. Die schöpferischen Tätigkeiten sind solche, in denen wir etwas erschaffen und kreieren. Dies ist ein aktiver und/oder gestalterischer Prozess. So gehören alle Arten von Kunst und Kreativität dazu, sei es Musik, Tanz, Schreiben, künstlerisches Gestalten oder eine Vision in die Welt bringen. Diese Art etwas zu erschaffen kann auch ganz alltagsnah erfolgen, indem wir z. B. feines Essen zaubern, Wohnräume schön einrichten, eine angenehme Atmosphäre schaffen, in der sich Gäste wohl fühlen. Oder wir engagieren uns beispielsweise für ehrenamtliche Projekte.

Erlebnisorientierte Tätigkeiten sind eher rezeptiver, wahrnehmungsorientierter. Hierzu zählen beispielsweise ein Spaziergang in den Bergen, Arbeit im Garten, Lektüre eines guten Buches, (Gesellschafts-)Spiele, eine Massage, Sport … usw. Für viele dieser Tätigkeiten ist wissenschaftlich belegt, dass deren regelmäßiges Ausführen mit dem Erleben von Lebensglück in Zusammenhang steht (siehe z. B. Hautzinger und Wolf 2012). Viele dieser Tätigkeiten machen besonders glücklich, wenn wir dabei mit lieben Menschen zusammen sind. Oder aber die soziale Interaktion an sich, wie das Zusammensein, gemeinsame Gespräche, diskutieren ist die beglückende Tätigkeit.

- **Der Effekt der „Belohnung"**

So weit so gut und in diesem Sinne vielleicht auch nicht unbedingt überraschend. Spannend ist jedoch folgender Punkt: Es sind weniger die Tätigkeiten, die Einfluss auf unser Glückserleben haben, als vielmehr *unsere Haltung* während diesen Tätigkeiten. In der Regel streben wir nach mehr: Mehr Geld, mehr Anerkennung, mehr Verantwortung, mehr Kraft oder Ausdauer. Dieses Streben enthält aber per Definition Unzufriedenheit: Unzufriedenheit mit dem, was wir haben oder mit dem, was wir (noch) nicht haben. Und genau diese Unzufriedenheit steht dem Glücklichsein entgegen! Selbst dann, wenn wir Handlungen ausführen mit dem Ziel glücklich zu sein! Wenn wir joggen gehen und dabei immer auf die Uhr schauen, um die Laufzeit von gestern zu unterbieten, dann binden wir unser Glück an unsere Uhr, an unsere Leistung und nicht an die Tätigkeit an und für sich.

Um diesen Gedanken noch zu vertiefen, möchten wir ein sehr bekanntes Modell in der Psychologie, die Effort-Reward-Imbalance (Siegrist 1996), kurz einführen. In diesem Modell wird davon ausgegangen, dass wir Stress, psychische Belastungen und Burnout erleben, wenn das Gleichgewicht verloren geht zwischen unserem „Effort" (Einsatz z. B. von Energie, Zeit) und dem „Reward" (Belohnung z. B. in Form von Wertschätzung, Aufmerksamkeit). Das heißt, wenn wir mehr Einsatz leisten als wir Belohnung erhalten. Auch wenn das Modell ursprünglich für den Arbeitskontext entworfen wurde, kann es auf den Alltag und das Glück gut angewendet werden. Sobald unser Tun einem bestimmten Zweck dienen soll, dann ist die Gefahr für Enttäuschung groß: Wenn wir joggen gehen, um eine bessere Zeit zu erzielen; wenn wir uns für Ehrenämter engagieren, um Ehre zu bekommen, usw.

Aber macht nicht manchmal gerade dieses „mehr wollen" Spaß, dieses Überwinden von eigenen Grenzen? Hier wären wir im Quadranten „Glück im Kick" des letzten Kapitels. Natürlich! Und es darf Spaß machen. Wir müssen nur die damit verbundene Gefahr kennen: Sobald wir mehr wollen, machen wir unser Glück von äußeren Bedingungen und *zukünftigen* Belohnungen abhängig. Dadurch ist das Glück aber nicht mehr in unserer eigenen Hand, sondern in den Händen derer, die uns die Belohnung geben: in den Händen der Stoppuhr, der mehr oder weniger dankbaren Vereinsmitglieder, der unbeständigen Zukunft …

▪ Belohnungsbefreite Zone

Ziel- oder genauer gesagt „reward-" freiere Tätigkeiten entziehen sich dieser Gefahr. Sie erfüllen ihren Sinn bereits durch das Ausführen der Tätigkeit an und für sich, so zum Beispiel, wenn wir laufen gehen, weil wir Laufen an und für sich schön finden oder zeichnen, weil wir gerne zeichnen und nicht, um ein tolles Bild zu erhalten. Es geht um Tätigkeiten, die eine Verbindung zu den eigenen inneren Kraft- und Glücksquellen herstellen. Das Motto hier ist: „Ich mag die Tätigkeit an sich und genieße sie!" Gelingt mir das, bin ich ganz bei mir und mit mir. Gerade bei Kindern ist diese Fähigkeit sehr stark entwickelt. Sie können voller Eifer an etwas arbeiten und es danach in Sekundenbruchteilen zerstören. Denn nicht das Ergebnis war das Ziel, sondern der Akt des Kreativseins. Diese zielungebundenen Handlungen gehen sehr häufig durch Erziehung, Leistungsdruck, Bewertung und Noten verloren und wir müssen sie uns oft mühsam zurückerobern.

Was bedeutet das nun alles für uns persönlich? Falls diese Gedanken schlüssig sind, dann wäre es unsere Aufgabe belohnungsbefreite Räume einzurichten: Räume, in denen es um das Tun und um das Sein geht und darum, bei mir selbst zuhause zu sein. Natürlich stellt sich jetzt die Frage, welche Tätigkeiten dafür in Frage kommen könnten. Ausnahmsweise ist die Beantwortung dieser Frage einfacher, als wir es vielleicht im ersten Moment denken. Denn wie oben ausgeführt ist hier nicht die Tätigkeit zentral, sondern *unsere Haltung gegenüber* der Tätigkeit. Mit etwas Übung können wir gegenüber vielen, sogar auch gegenüber den alltäglichen Tätigkeiten eine solche „rewardfreie" Genusshaltung entwickeln: Kochen, der Weg zur Arbeit, Duschen, Putzen … Oft müssen wir dazu vorübergehend unserem inneren Kritiker und Antreiber eine Pause verordnen. Gelingt es aber, uns weniger auf Leistung und Effizienz zu fokussieren, sondern auf die Freude an der Tätigkeit an sich sowie auf das Empfinden der eigenen Lebendigkeit, dann entsteht ganz von selbst das Glück der Tätigkeit.

Glück in Tätigkeit zu finden heißt also möglichst viel von dem, was ich tue, auf eine entspannte, freudvolle Weise tun, indem ich mich von Zeit- oder Leistungsdruck befreie.

— Welche Tätigkeiten könnte ich mehr ausführen, weil ich mich dabei lebendig fühle und weil diese mein Herz höherschlagen lassen?

— Welche Tätigkeiten könnte ich ruhiger angehen, indem ich Zeitdruck rausnehme und sie weniger vom Ergebnis abhängig mache?

5.1.3 Das Glück im Ruhen

„Dinge tun" kann glücklich machen. „Dinge nicht tun" allerdings auch. Denn manchmal müssen wir nicht einmal tätig sein und das Glück ist plötzlich da. Meistens – und das ist der Haken an der Sache – zeigt sich solches Glückserleben recht unscheinbar. Es kommt nicht mit Pauken und Trompeten zum Haupteingang herein, sondern schleicht sich viel eher unbemerkt durch die Hintertür herein (und auch wieder hinaus!). Wir müssen aufmerksam und achtsam sein, um es überhaupt zu bemerken.

■ **Ich habe genug**

Dadurch sind wir bei einem weiteren zentralen Faktor der eignen Glückspflege: Der bewussten *Lenkung der Aufmerksamkeit* – nämlich auf die kleinen, schönen Momente. Was so einfach gesagt ist, ist schwer umzusetzen. Das hat mit der *Unscheinbarkeit* solcher Momente zu tun!

Ein Vogel, der zwitschert, eine Blume, die im Riss eines Gehsteigs erblüht, ein von der Sonne hervorgebrachtes Schattenspiel in den Bäumen, eine kurze Pause, in der wir plötzlich die Stille um uns bemerken, eine interessante Spiegelung an einer Häuserfassade aus Glas, ein Mensch, der uns anlächelt, ein Hund, der seinen eigenen Schwanz jagt oder ein Moment, in dem wir einfach da sein können, Zeit für uns haben, sei es auf der Gartenbank, auf dem Meditationskissen, auf dem Sofa oder am Abend im Bett.

Gelingt es uns, diese wahrzunehmen und uns darüber zu freuen, erleben wir vielleicht sogar ganz spontan, was Zenmeister Thich Nhat Hanh in einer Kalligraphie auf den Punkt gebracht hat: „I have enough". Das Schöne an dieser Kalligraphie ist die Doppelbödigkeit. „Ich habe genug" von all dem Streben, dem Erhoffen, dem Haben wollen, dem Druck; Und gleichzeitig die tiefe Einsicht, dass ich bereits jetzt genug von all dem habe, was ich brauche. Alles ist bereits da, wenn ich es wahrnehmen und annehmen kann. In guten Momenten spüren wird das manchmal sehr intuitiv. Oder wie Hilde Domin es wunderschön in ein Gedicht einfangen konnte (Domin 2009):

>> Nicht müde werden,
> sondern dem Wunder
> leise wie einem Vogel
> die Hand hinhalten.

■ **Neutrale Momente als Quelle der Ruhe**

Dass viele dieser kleinen schönen Momente so leicht untergehen, hat vor allem damit zu tun, dass sie meist sehr unspektakulär daherkommen, sich beinahe „neutral" anfühlen und wir nicht geübt darin sind, sie wahrzunehmen. Neutral erleben wir Situationen dann, wenn alles in Ordnung ist. Was signalisiert unser Körper und Geist dann? Nichts! Rein gar nichts! Denn, es ist ja alles okay. Dadurch merken wir meist nicht einmal, dass alles okay ist und wir rundum glücklich sein *könnten*. Stattdessen entsteht ein unscheinbar neutrales Gefühl, wenn nicht sogar Langeweile. Im Hinblick auf das Glücklichsein hat die Natur das nicht besonders sinnvoll eingerichtet, auch wenn es evolutionsbiologisch verständlich ist. In Situationen, in denen unsere Welt weder gigantisch gut ist, noch irgendwie bedrohlich sein könnte, entsteht ein Nichts, angereichert mit Langweile. Im Nichts verbirgt sich jedoch die Ruhe. Und manchmal müssen wir erst lernen diese Ruhe auszuhalten. So anders ist oftmals unser Leben. So ungewohnt fühlt sich eine äußere Ruhe an, dass wir zeitweise mit einer inneren Unruhe darauf reagieren.

Das heißt, wir können das „mit Langeweile angereicherte Nichts" als Erinnerungshilfe nehmen: Indem wir uns, wenn es uns langweilig ist, bewusst machen, dass in dieser Langeweile ein ruhiger Glücksmoment verborgen sein könnte, den es zu entdecken gilt: Wir besinnen uns auf unseren Atem oder unseren Herzschlag und werden dadurch ruhiger. Egal, wo wir sind: Beim Schlangestehen vor der Kasse, auf dem Spielplatz, beim Warten auf den Zug, in einer langweiligen Sitzung … Jeder kann seine eigene Art finden, während des Tages kurz (oder auch länger?) innezuhalten (siehe auch Wetzel 2014). Wird dieses Innehalten regelmäßig geübt, und dafür müssen wir es in unseren Alltag einplanen, dann verändert sich durch das Üben langfristig unser Gehirn und damit unsere automatische Wahrnehmung (Kabat-Zinn und Davidson 2012). Und so nehmen wir die ruhigen Momente einfacher und schneller wahr und erleben sie dann irgendwann auch öfter spontan.

> ▬ Wie nutze ich die neutralen Momente? Was tue ich, um ruhige Momente zu umgehen, indem ich z. B. putze, lese, mich mit meinem Handy beschäftige?
> ▬ Wie pflege ich meine Ruhe? Wann und wie könnte ich mir ein paar Minuten Ruhe nehmen und was würde dann geschehen?

■ **Umgang mit Unruhestiftern**

Sehr häufig sind es unsere Gedanken, die unsere Ruhe vertreiben. Gedanken sind Unruhestifter. In der Regel sind sie dabei recht erfolgreich. Manchmal sind es unwichtige Gedanken, die uns stören; Solche, die wir prinzipiell getrost beiseiteschieben könnten. Manchmal geht es jedoch auch darum, dass wir in der Ruhe mit zentralen Problemen konfrontiert werden, die verstanden oder gelöst werden müssten. Und dafür ist Ruhe eine ganz wichtige Voraussetzung! Sie ermöglicht oftmals erst, dass wir diese Gedanken bewusst wahrnehmen können, entsprechend ernst müssen sie genommen werden (siehe ▶ Abschn. 5.2).

So oder so: Unser Problem ist, dass wir Gedanken nicht einfach wegschieben können. Es funktioniert nicht, nichts zu denken. Wir können einen Gedanken, den wir denken, nicht einfach nicht mehr denken. Was also tun? In solchen Momenten helfen andere Gedanken, sogenannte Meta-Gedanken, oder Gedanken über Gedanken. Man könnte sie auch Hilfsgedanken nennen. Wenn uns Gedanken dazwischenkommen und unsere Ruhe stören, können wir neben diesem Störgedanken *zusätzlich* etwas denken, das unsere Pause schützt. Haben wir uns beispielsweise gerade im Gartenstuhl niedergelassen und dann kommen Gedanken wie: „Ich muss noch die Küche aufräumen" oder „Blöd, ich habe die Einzahlungen immer noch nicht gemacht, obwohl ich schon eine Mahnung bekommen habe", dann könnten wir zusätzlich denken: „*Jetzt* mache ich Pause und kümmere mich nachher mit neuer Kraft". Oder ganz grundsätzlich: „Es liegt in der Natur des Geistes, dass er Gedanken produziert. Soll er denken, was er will. Ich lass mir *jetzt* meinen Ruhemoment nicht nehmen".

Natürlich können uns auch Gefühle oder Körperempfindungen in der Ruhe stören. Mit diesen Unruhestiftern können wir ähnlich vorgehen wie mit den Gedanken. Mit der Zeit und entsprechender Übung klappt es immer besser. Die Herausforderung besteht vielmehr darin, es uns wert zu sein, uns Zeit für unsere Ruhe zu nehmen. Vielleicht helfen die Worte von Astrid Lindgren, die sie im Pippi-Langstrumpf-Lied verewigt hat: „Faul sein ist wunderschön, denn die Arbeit hat doch Zeit, wenn die Sonne scheint und die Blumen blühn, ist die Welt so schön und weit …". Und dieses Faulsein ist nicht Trägheit. Es ist ein aktives, waches und frisches Faul*sein!*

> Lust auf waches Faulsein?
> - Wie könnte das bei mir aussehen?
> - Wie könnte ich einfach „nur" da sein?

▪ Und wenn gar nichts geht: Es ist okay

Das Glück der Ruhe ist das einfachste und gleichzeitig das schwierigste Glück. Es ist das einfachste, weil wir nichts dazu brauchen. Es ist gleichzeitig das schwierigste, weil wir diese Ruhe nicht gewohnt sind. Vielmehr unternehmen wir oft vieles, um beschäftigt zu sein und gerade dadurch nicht zur Ruhe zu kommen. Denn die Ruhe ängstigt uns: Aufgestaute und unterdrückte unangenehme Gefühle erobern plötzlich unsere Wahrnehmung. Gedanken überschlagen sich, psychische und körperliche Anspannungen und Schmerzen nehmen unsere Aufmerksamkeit in Beschlag. Gerade in Momenten, in denen es uns weniger gut geht, wenn wir beispielsweise etwas bedauern oder etwas vermissen, wird dieses Glück der Ruhe fast unmenschlich schwierig. Vielleicht gelingt es uns noch, die kleinen, schönen Momente zu erkennen. Sie kommen aber nicht bei uns an, sie erreichen unser Innerstes nicht. Wir nehmen sie zwar wahr, fühlen sie aber nicht richtig. Es ist, als wäre eine Wand zwischen uns und ihnen. Das verunsichert. Und vor allem ist es demotivierend. So dauert es nicht lange, bis wir unser gesamtes Bemühen als sinn- und hoffnungslos erleben. Und darauf folgen dann Selbstabwertungen: „Ich habe alles und kann es nicht einmal genießen. Ich bin undankbar …"

Das Wichtigste ist, dass wir erstens gerade in solchen Momenten liebevoll statt abwertend mit uns selber umgehen: „Es ist okay, was ich gerade empfinde, auch wenn es nicht das ist, was ich mir wünsche. Ich muss mich dafür nicht klein machen". Zweitens: Wir bleiben beim Bemühen, diese kleinen guten Dinge wahrzunehmen. Denn sie wirken trotzdem! Ob es sich nun so anfühlt oder nicht. Das heißt, wir brauchen Gedanken, die uns helfen, dran zu bleiben, z. B.: „Ich muss kein Glück empfinden, wenn ich etwas Schönes sehe. Aber es lohnt sich trotzdem, das Schöne wahrzunehmen".

Manchmal wirkt alles grau, und es gelingt uns nicht einmal die guten Dinge zu sehen. Meist gibt es in diesen Situationen sogar einen Teil in uns, der sich gegen die kleinen schönen Dinge sträubt, sie ablehnt oder lächerlich macht. Dann kann es vielleicht helfen, auch diesem Teil seinen Raum zu geben, ihn aber trotzdem nicht vollkommen unsere Empfindungen dominieren zu lassen: „Es gibt einen Teil von mir, für den gerade alles grau und trostlos aussieht, der die kleinen schönen Blumen am Wegrand blöd findet und mein Bemühen sie dennoch wahrzunehmen lächerlich macht. Das ist okay. *Und* es gibt einen anderen Teil, der weiß, dass sie schön sind. Dieser Teil ist im Moment eher im Hintergrund. Das ist auch okay. Aber ich weiß, dass es ihn gibt.". Das hilft, damit wir uns nicht im Erleben von Unglück verbeißen, und so kommt das Glück leichter von selbst zurück.

- Was könnte ich loslassen (Welche Aufgaben, Ziele, Ansprüche, Ambitionen, Verantwortlichkeiten), damit ich mir mehr Zeit für mich nehmen würde?
- Welche „alten Zöpfe" müsste ich abschneiden, um neue Gewohnheiten in mein Leben zu integrieren?

5.1.4 Eigenverantwortung fürs Glück: Ja, aber …

Eine zentrale Botschaft dieses Kapitels ist, dass wir die Verantwortung für unser eigenes Glück tragen und wir dieses Glück aktiv pflegen müssen. Ja, es ist wichtig, die Verantwortung für unser Glück, so gut wir das können, selbst in die Hand zu nehmen. Durch Tätigsein, durch Aufmerksamkeit und Achtsamkeit sowie durch das Schaffen von Ruheoasen. Wer soll es sonst für uns tun, wenn nicht wir selbst? Zudem kommt dieses Glücklichsein nicht nur uns alleine zugute, sondern auch unserer Partnerschaft: Denn es ist schön mit einem Menschen zusammen zu sein, der in Kontakt mit sich ist, sein Glück wahrnimmt und es auch zu pflegen versucht.

All das ist wichtig!

Aber ….

- **… zusammen geht es einfacher!**

Die Welt ist auch diesbezüglich komplex. In vielen Selbsthilferatgebern steht sinngemäß: Du kannst erst mit jemand anderem glücklich werden, wenn du mit dir alleine glücklich bist. Verhält sich das wirklich so? Wir alle sind soziale Wesen. Und das Eingehen naher Bindungen ist ein zentraler Aspekt, um glücklich zu sein (siehe ▶ Abschn. 3.1). Aus Forschungen wissen wir beispielsweise, dass Menschen in glücklichen Beziehungen glücklicher sind, als Menschen ohne Beziehung. Menschen in unglücklichen Beziehungen sind allerdings bezeichnenderweise unglücklicher als Menschen ohne Partner. Unsere Aussage ist dementsprechend nicht als „zuerst und dann", sondern als ein „sowohl als auch" zu verstehen. Immer gilt (ob ich nun gerade eine Partnerschaft habe oder nicht): Ich bin letztlich selber für mein Glück verantwortlich. Ich darf es nicht einfach an andere delegieren, sondern muss mich täglich um mein kleines Glück bemühen. Das klappt manchmal besser und manchmal weniger gut. Wenn wir zusätzlich einen für uns passenden Partner gefunden haben, gelingt uns das oft einfacher und besser! Und natürlich trifft dieses „zusammen geht es einfacher" nicht nur auf unseren Partner zu, der uns in vielem beisteht und uns unterstützt, sondern auch auf enge Freunde.

- **… es sollte sozialverträglich sein!**

Eine weitere Einschränkung bezieht sich darauf, wie wir mit der Erkenntnis „Jeder ist selbst für sein Glück verantwortlich" durch die Welt gehen. Sie ist nicht dafür gedacht, dass wir wie eine Dampfwalze durchs Leben gehen und dabei laut herum posaunen „Jeder ist für sein Glück selbst verantwortlich". Das stimmt zwar im Grundsatz. Aber es funktioniert eigentlich nur, wenn unsere Art unser Glück zu pflegen einigermaßen sozial verträglich ist. Vielleicht fühlt sich jemand besonders lebendig, wenn er oder sie regelmäßig Sex mit wechselnden Partnern hat. Es könnte aber sein, dass dieser Weg Glück zu erleben unseren Partner verletzt. In diesem Fall wäre dies ein Weg mit hohen Kosten für unsere Partnerschaft. Es stellt sich dann die Frage, wie es beispielsweise dazu kommt, dass wir dem anderen für unser Glückserleben so hohe Kosten zumuten? Was bringt uns dazu zu denken, dass es für alle Beteiligten keine „günstigeren" Wege gibt? Ist es wirklich das, was wir suchen? Oder steckt eigentlich etwas anderes dahinter? Vielleicht die Angst etwas zu verpassen? Selbstunsicherheit? Innere Leere? Angst vor allzu naher Bindung und Abhängigkeiten? Langeweile?

Die Geschichte mit den wechselnden Partnern, dem häufigen Sex, ist natürlich nur eine von vielen möglichen Beispielen. Es können auch übermässiges Arbeiten, extrem zeitintensive Hobbys, sehr hohe Ausgaben für Kleidung, Schönheit und vieles andere sein.

- **… es gilt vor allem für uns selbst!**

Es geht aber noch weiter: Die Aussage „Jeder ist für sein Glück selbst verantwortlich" funktioniert vor allem dann, wenn wir sie zu uns selbst sagen. Als Imperativ, als Aufforderung an den anderen, hat sie eine problematische Kehrseite. Schnell entsteht ein merkwürdiges Paradox. Hinter der Aussage „Kümmere dich um dein eigenes Glück" versteckt sich oft der Wunsch von den Sorgen und Nöten des Partners nicht belastet zu werden. Oder noch deutlicher formuliert: „Kümmere dich um dein Glück, dann geht es mir besser". Indem wir also von unserem Partner fordern, dass er oder sie sich um sein eigenes Glück kümmern soll, machen wir unser Glück vom Glück unseres Partners abhängig. Dadurch geben wir die Verantwortung für unser Glück an ihn ab.

- **… es geht um mehr als nur ums Glück!**

Wie bereits zu Beginn erwähnt, ist dieses „Sich um das eigene Glück kümmern" jedoch mehr, als wir manchmal denken. Denn es bedeutet nicht, dass wir versuchen, von früh bis spät nur glücklich zu sein und immer selig lächelnd durchs Leben zu gehen. Das ist nicht möglich. Wir alle sind in unsere Verwicklungen verstrickt, tragen unsere traurigen, verletzlichen, aggressiven und mutlosen Seiten in uns. Das ist so, und das wird immer so sein. Wir dürfen, ja, sollen diese Seiten auch fühlen und spüren. Und so braucht es die Beschäftigung mit dem eigenen Unglück, mit den Schmerzen. Wenn wir Schritt für Schritt lernen, schwierige Situationen und Gefühle zuzulassen und diese aushalten, ohne darin zu versinken, so entstehen eine innere Ruhe und eine tiefere Form des Glücks. Das ist Inhalt des folgenden Kapitels.

5.2 Das eigene Leiden verstehen und annehmen

Lassen Sie uns noch einmal auf das Beispiel im letzten Kapitel zurückkommen (die Frau beim Therapeuten, die so gern etwas mit ihrem Mann unternehmen würde). Neben den Fragen zu ihrem Glück, könnte der Therapeut das Gespräch auch in eine andere Richtung lenken. Zum Beispiel:

- Was fühlen Sie, wenn Ihr Mann Ihre Anfragen und Wünsche nach einer gemeinsamen Aktivität zurückweist? Frustration? Ärger?
- Und was steckt dahinter: Angst nicht mehr attraktiv zu sein, nicht gehört und übergangen zu werden? …
- Was denken Sie über sich und was denken Sie über ihn? Verstehen Sie, woher diese Ängste und Verletzlichkeit kommen? Haben Sie bereits früher ähnliche Geschichten erlebt?
- Was geschieht auf der körperlichen Ebene? Verschließt sich Ihr Herz oder Ihr Körper? Können Sie danach noch Nähe von ihm zulassen? …
- Was sind Ihre automatischen Handlungstendenzen auf sein „Nein"? Rückzug? Angriff? Erstarren? Was möchten Sie eigentlich wirklich tun? Und was von dem, was Sie tun möchten, wäre heilsam? Wenn Sie das Heilsame tun würden, was wäre dann wieder möglich?

Das Pflegen des „Glücklichseins" ist notwendig. Aber es ist nicht alles! Das Glück zu pflegen heißt nicht, dass wir die Schwierigkeiten verdrängen oder übersehen sollen. Glücklich sein hat nichts damit zu tun, einfach positiv zu denken. Sich nur auf das Glück zu fokussieren funktioniert nicht, denn das Unglück ist vorhanden und wird es immer sein. Die Fokussierung auf das Glück und die positiven Aspekte ist somit nur *ein* Bestandteil eines *zufriedenen Lebens*. Der andere Bestandteil ist die Fähigkeit, mit Unglück umzugehen. Es geht dabei darum zu akzeptieren, dass Schmerz untrennbar zum Leben gehört. Es geht darum, dass wir versuchen, mit unserem eigenen Schmerz umzugehen, versuchen, die Verantwortung dafür zu übernehmen; Wir können ja nicht von unseren Mitmenschen oder unserem Partner erwarten (oder einfordern!), dass sie das für uns übernehmen und uns deshalb schonen. Und damit uns das gelingen kann, müssen wir verstehen lernen, *wie* unser Leiden verursacht wird. Bildlich gesprochen haben wir alle unsere „Drachen" in uns: z. B. unsere Schwächen, unsere Verletzungen, unsere Aggressionen, unsere abwertenden Gedanken, Gefühle und Handlungen.

Der Grund, warum wir uns in einem Partnerschaftsbuch mit den eigenen inneren Drachen beschäftigen, ist vermutlich mittlerweile nachvollziehbar geworden: Unsere inneren Drachen haben einen beträchtlichen Anteil daran, dass sich unsere inneren Verwicklungen und unser inneres Leiden aufrechterhalten und wir dadurch uns selbst und anderen Menschen (unbewusst) Leiden zufügen. Hilfreich wäre es, unseren eigenen Verletzungen und den daraus resultierenden Gefühlen, Gedanken und Handlungen „in die Augen zu schauen" und Verantwortung für sie zu übernehmen. Wenn wir all das, was uns schmerzt oder wütend macht, besser verstehen und einen besseren Umgang damit finden, können wir uns selbst ein besseres Zuhause sein. Und wir verletzen uns gegenseitig weniger und minimieren die unendliche Fortsetzung immer tiefer gehender Verletzungen. Dadurch schaffen wir wiederum eine zentrale Voraussetzung, damit unsere Liebe und Verbundenheit an Tiefe gewinnen kann!

▪ Verletzungen als solche erkennen

Einige denken sich jetzt vielleicht: „Verletzungen? Ich? Was soll das!" Aber wir alle haben unsere Achillesverse, unsere verletzliche(n) Stelle(n). Manche spüren diese Verletzungen stärker, andere schwächer. Oder die Verletzlichkeit zeigt sich vielleicht nicht so, dass wir sie als Verletzlichkeit erkennen: Hinter Eifersucht, Wutausbrüchen, Neid, Gereiztheit, Sturheit oder Ärger steht meist Verletzlichkeit. Natürlich sind nicht alle Menschen in ihrem Leben gleich stark verletzt worden. Aber unverletzt sind wir Menschen nicht. Das wäre wie keine Schwächen zu haben. Eher geschieht es, dass wir die eigene Verletzlichkeit nicht wirklich genau spüren: Vielleicht weil es uns besonders wichtig ist, stark und leistungsfähig zu sein? Vielleicht weil es uns wichtig ist, gut in diese Gesellschaft zu passen und nicht anzuecken? Vielleicht weil uns Harmonie mit dem Partner extrem wichtig ist? Verletzungen erkennen wir daran, dass wir auf gewisse Verhaltensweisen (unseres Partners) sehr stark reagieren, z. B. mit Angst, Wut, Hass, Verunsicherung, Vermeidung, usw.

Oft wissen oder ahnen wir sehr genau, dass wir verletzt worden sind. Denken aber: „Was geschehen ist, ist geschehen" und distanzieren uns dadurch von unserer Verletztheit. Warum eigentlich? Wahrscheinlich, weil Verletzung Verletzlichkeit hinterlässt. Das heißt, durch Verletzungen werden wir empfindlicher und sensibler, sodass auch kleinere Ereignisse größere Wirkung haben. Diese Verletzlichkeit macht Angst. Wir wollen sie weder kennenlernen, noch spüren, geschweige denn akzeptieren! Wir wollen sie einfach zum Verschwinden bringen. Doch eigentlich wissen wir alle tief in uns, dass das nicht geht: Unsere Verletzungen und Verletzlichkeiten sind da, unsere Schmerzen sind da. Ob wir sie sehen wollen oder nicht!

▪ Sich für die eigene Verletzlichkeit öffnen

Ein Fehlschluss liegt darin, dass wir häufig aus „Was geschehen ist, ist geschehen" folgern: „Man kann nichts tun". Doch auch wenn es sich so anfühlt: Das stimmt nicht (siehe ▶ Abschn. 2.1 und ◘ Abb. 2.1)! Wir sind dem Leiden an unserer eigenen Verletzlichkeit nicht hilflos ausgeliefert. Jedoch müssen wir uns der Verletzlichkeit irgendwie stellen, ihr sozusagen in die Augen schauen. Das heißt: Anstelle der „Kopf-in-den-Sand"-Taktik, schlagen wir die „Po-auf-den-Sand"-Taktik vor.

Anstelle sich zu verschließen und zu vergraben, setzen wir uns hin und versuchen uns für das *aktuelle* Erleben zu öffnen. Dieses Öffnen für das aktuelle Erleben der eigenen Verletzlichkeit erfolgt schrittweise. Manchmal gelingen uns einige Schritte schneller oder besser, manchmal brauchen wir mehr Zeit, je nachdem wie schlimm die Verletzungen sind.

Es gibt viele Wege, sich den eigenen Verletzungen zu stellen. Wir möchten mit einem 5-Schritte-Vorgehen eine Möglichkeit vorstellen, wie das aussehen könnte.

1. Es beginnt damit, die eigene *Verletzlichkeit* in unseren Reaktionen zu *bemerken* (siehe ▸ Abschn. 5.2.1).
2. Dann geht es darum, den *verletzten Teil vom „Ich" zu trennen* und dadurch zu spüren, dass nur ein Teil von uns verletzt ist, nicht unser ganzes Wesen (auch wenn es sich gerade so anfühlt) (siehe ▸ Abschn. 5.2.2).
3. Schließlich geht es darum, den *verletzten Teil anzunehmen* (siehe ▸ Abschn. 5.2.3).
4. Das ist die Voraussetzung dafür, den *verletzten Teil zu beruhigen* (siehe ▸ Abschn. 5.2.4).
5. Gegebenenfalls können wir abschließend *Schritte in Richtung Vergebung* gehen (siehe ▸ Abschn. 5.2.5).

Beispiel

Bernd ist seit 6 Jahren mit seiner Partnerin Ines zusammen. Seit kurzem geht sie jedoch mit einem Arbeitskollegen öfters mal ein Kaffee trinken. Sie beteuert zwar, kein Interesse an diesem Kollegen zu haben. Allerdings ist es so, dass die Beziehung zwischen Bernd und Ines relativ abgekühlt ist und sie sich in den letzten Monaten eher zurückgezogen hat. Wenn er mit ihr über die aktuelle Situation sprechen will, weicht sie aus und meint, dass er ihr jetzt halt ein bisschen Zeit geben müsse. Dieses Ausweichen macht ihn derart wütend, dass er manchmal explodieren könnte. Ihr wiederum macht diese Wut Angst und sie zieht sich noch mehr zurück: Ja, sie fühlt sich dadurch geradezu in ihrem Rückzug bestätigt.

Für Bernd nun wäre es wichtig zu verstehen, dass hinter seiner Wut mehr ist, als er denkt: dass dahinter seine Angst verlassen zu werden steckt, seine Traurigkeit über Ines' Rückzug, seine Hilflosigkeit und Ohnmacht ihr gegenüber. Der Ärger entsteht, weil Bernd diese Gefühle nur sehr schwer aushält. Es wäre wichtig, dass er die Gefühle der eigenen Verletzlichkeit zulassen kann und nicht aus dem Ärger heraus reagieren muss, der zu Verletzungen und daraus folgend zu stärkerem Rückzug bei Ines führt.

Und vermutlich steckt auch hinter Ines' Rückzug eine Verletzlichkeit, die sie (aus Angst vor Verletzungen) nicht preisgeben möchte.

5.2.1 Bemerken der eigenen Reaktionen

Wie wir bereits anklingen haben lassen, bemerken wir es oftmals gar nicht direkt, dass wir verletzt sind. Wir reagieren auf gewisse Aussagen oder Verhaltensweisen des Partners heftig, impulsiv, aggressiv, von außen betrachtet manchmal sogar kindlich. Wir gehen in den Schlagabtausch oder ziehen uns zurück, um uns zu schützen. Diese Verhaltensweisen werden in der Regel blitzschnell ausgelöst. Es sind vielfach vollkommen automatisierte Reaktionen!

▪ Verschiedene Reaktionen auf Verletzungen

Der erste Schritt im Verstehen unseres eigenen Leidens ist zu erkennen, dass wir uns verletzt fühlen. Wir reagieren auf vier verschiedenen Ebenen auf Verletzungen, manche sind uns besser zugänglich, andere weniger:

- Verletzung lösen in der Regel starke Gefühle aus (Zorn, Ärger, Aggressionen, Traurigkeit, Schmerz …). Allerdings kann es auch sein, dass wir gelernt haben, diese Gefühle gar nicht zu spüren. Dann entsteht ein Gefühl der Gefühlslosigkeit.
- Auf Verletzungen reagieren wir auch körperlich z. B. in Form eines Stiches im Herzen, „eines Knotens im Bauch", des Zusammenschnürens der Kehle, der „Verpanzerung" von Schultern und Rücken. Diese körperlichen Symptome stellen in dem Sinne die Zugangspforten zu unseren Verletzungen dar.
- Verletzungen lösen zudem selbstabwertende Gedanken aus („Ich bin ein Nichts"; „Mit mir kann man das ja machen") und oder fremdabwertende Gedanken („So ein Arsch"; „Sie ist so was von dumm"…).
- Auf der Verhaltensebene schließlich lösen Verletzungen Handlungstendenzen aus: Wir möchten flüchten, wir erstarren oder wir greifen an.

Statt diese gefühlsmäßigen, körperlichen und gedanklichen Reaktionen beiseitezuschieben, sollten wir ihnen Raum geben. Raum, um sie zu bemerken und zu spüren, was gerade geschieht. Dies ist die Grundlage für die nächsten Schritte (siehe ▶ Abschn. 5.2.2–5.2.5).

Das bewusste Wahrnehmen unserer Reaktion hat aber noch einen zweiten wichtigen Nutzen: Je früher und klarer wir unsere „Verstimmungen" als Verletzungen erkennen, desto effizienter können wir die daraus folgenden automatischen Reaktionen unterbrechen. Nur so haben wir die Möglichkeit zu entscheiden, wie wir wirklich reagieren *wollen*, und aus dem automatischen Teufelskreis auszusteigen. Der Teufelskreis entsteht, weil die eigene Verletzlichkeit fast zwangsläufig neue Verletzungen nach sich zieht. Denn aus der Verletzlichkeit heraus neigen wir dazu andere zu verletzen, uns zu rächen. Wir beschuldigen andere, richten Verwüstung an oder ziehen uns zurück. Auf meine Reaktionen reagiert mein Gegenüber in der Regel dann ebenfalls mit Verwüstung oder Rückzug. Und so werden unsere alten Verletzungen immer wieder aufs Neue bestätigt.

▪ Nachbearbeitung der Verletzung

Manchmal gelingt es uns in der Situation selbst, die eigene Reaktion zu beobachten und zu bemerken – oft aber auch nicht. Einfach, weil es zu schnell geht! Deswegen lohnt es, sich nach einer ungünstig gelaufenen Situation nochmal „auf den Po zu setzen": Wir können uns nachträglich eingestehen, dass wir uns verletzt fühlen und automatisch reagiert haben. Wir können unsere Gefühle nochmals hochkommen lassen und uns fragen: „Was habe ich eigentlich gefühlt, bevor ich so laut oder stumm geworden bin?" Und das ist meist nicht nur Wut! Deswegen ist es in diesem Schritt so wichtig, allen Gefühlen nachzuspüren. Hier könnte z. B. neben der Wut ein tiefes Gefühl von Unterlegenheit, Einsamkeit oder Hilflosigkeit vorhanden sein. Eine große Angst vieler Menschen ist, dass unangenehme Gefühle – wenn wir sie zulassen – nicht mehr weggehen oder noch größer werden. In der Regel ist es aber genau umgekehrt: Die Gefühle werden so groß, weil wir ihnen zu wenig Beachtung schenken. Es ist wie bei einem Kind, das bei anderen Kindern mitspielen will. Wenn die anderen Kinder diesem Kind immer wieder verbieten mitzuspielen, dann wird dieses irgendwann das Spiel der anderen unterbrechen, in dem es einfach reinplatzt und alle in ihrem Spielen stört. Wenn wir unseren verletzlichen inneren Kindern bewusst Raum geben, suchen sie sich weniger Raum als unkontrollierbare Spielverderber im Untergrund.

- Wie gut und rasch erkenne ich meine Verletzlichkeit?
- Hinter welchen anderen Gefühlen (z. B. Aggressionen) verbirgt sich bei mir im Grunde Verletzlichkeit?
- Woran erkenne ich meine Verletzlichkeit? Welche Körperempfindungen, Gefühle, Gedanken, Verhaltenstendenzen habe ich, wenn ich mich verletzt fühle?

5.2.2 Trennung vom „Ich" und dem „verletzten Teil"

Wenn wir im Folgenden von Verletzungen sprechen, beinhaltet das immer alle beschriebenen Varianten, wie Verletzungen sich ausdrücken können: seien dies Aggressionen, Rückzug, seelische Verpanzerung, Selbstentwertung, Schmerz, Angriff…

Verletzungen werden in der Regel als „ganzheitlich" erlebt: Alles in uns fühlt sich verletzt an, der ganze Mensch. „Ich" und meine Verletzung sind das Gleiche (siehe ◼ Abb. 5.3a). Und um das weniger spüren zu müssen, geben wir die ganze Schuld unserem Gegenüber. Hilfreich ist es, wenn wir die Fähigkeit entwickeln zwischen der Handlung des Gegenübers, uns selbst und unseren verletzten Reaktionen zu unterschieden: Nicht wir als Gesamtperson werden verletzt, sondern die Verhaltensweisen des Gegenübers treffen auf gewisse verletzte Teile in uns. Wir greifen hier auf eine Idee

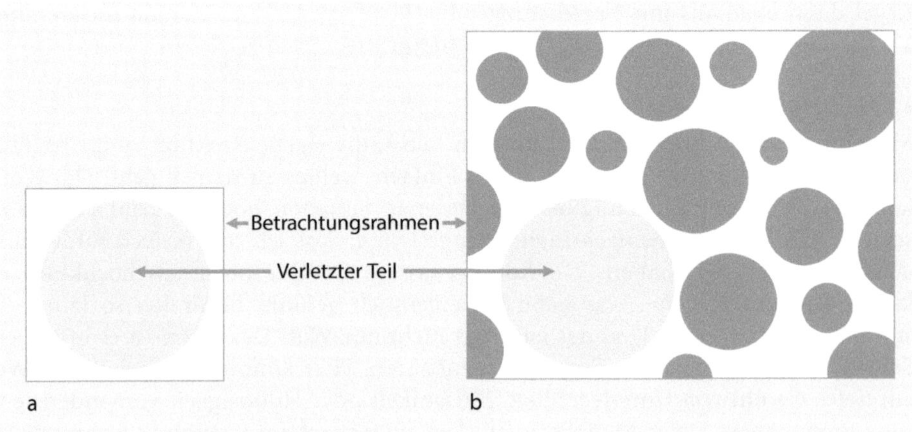

◼ **Abb. 5.3**   Verletzter Anteil je nach Betrachtungsrahmen

zurück, die in verschiedenen beraterischen und therapeutischen Kontexten verwendet wird (z. B. Ego-States nach Watkins und Watkins 2003; Inneres Team nach Schulz von Thun 2011): Die Persönlichkeit wird dabei nicht als Einheit verstanden. Das hat nichts mit Schizophrenie zu tun. Die Idee ist, dass jeder Mensch unterschiedliche Facetten hat, bzw. unterschiedliche Anteile in sich trägt. Zum Beispiel starke und leistungsfähige Anteile, fürsorgliche Anteile, aber eben auch verletzte und kritisierende Anteile. Je mehr Verletzungen wir aus unserer Lebensgeschichte mitgenommen haben, desto schneller werden diese verletzten Anteile in uns aktiviert und desto stärker reagieren wir auf bestimmte Verhaltensweisen unseres Gegenübers. Die Art und Weise, wie wir auf gewisse Verhaltensweisen reagieren, hat also stark mit uns, unseren Erfahrungen und Befürchtungen zu tun und nur teilweise mit dem Verhalten unseres Gegenübers. Das ist auch ein Grund dafür, warum es fast immer zu kurz gegriffen ist, wenn wir unserem Partner die Schuld für etwas geben wollen (siehe ► Abschn. 2.1.3).

Das Ziel dieses weiteren Schrittes ist es nun zu spüren, dass es neben dem verletzten Teil auch andere, angenehmere Teile in uns gibt: Starke, optimistische, fröhliche Anteile. Wahrscheinlich spüren wir sie gerade wenig oder gar nicht, aber sie sind da. Das heißt auch, dass unsere Verletzung und unser Schmerz begrenzt sind, auch wenn sie sehr stark sind! Wir sind mehr als unser Leiden (siehe ◘ Abb. 5.3b). Und das ist wichtig für den nächsten Schritt: Denn es geht darum, den verletzten Teil anzunehmen.

- Was könnte mir helfen zu merken, dass ich mehr bin als meine Verletzung?

5.2.3 Annehmen des verletzten Teils

Am liebsten würden wir natürlich diese schmerzenden Teile loswerden. Vielleicht gelingt es sogar, verletzte Teile eine Zeit lang nicht zu spüren. Aber eine Delete-Taste für verletzte Teile und die damit verbundenen Erinnerungen und Schmerzen gibt es in unserem Gehirn nicht. Das Verdrängen führt höchstens dazu, dass verletzte Teile, die wir nicht sehen wollen, ein Eigenleben entwickeln. Sie werden immer größer. Irgendwann preschen sie dann meist mit Wucht und teils sehr unkontrollierbar nach vorne.

Ein wirksamerer Weg ist, wenn wir versuchen, die verletzten Teile und den dazugehörigen Schmerz Schritt für Schritt anzunehmen. Das beginnt damit, dass wir ihnen eine Daseinsberechtigung geben: „Ja, ich bin in gewissen Bereichen verletzlich. Und das darf so sein!“. Zum besseren Verständnis, können wir uns vorstellen, dass wir in einem reißenden Fluss schwimmen und an Land kommen möchten. Wenn wir gegen die Strömung schwimmen, verbrauchen wir viel von unserer Energie, ohne aber zum Ufer zu gelangen. Wenn wir dagegen einfach mit der Strömung mitgehen, reißt uns der Fluss mit. So kommen wir auch nicht ans Ufer. Wir können aber in einem schrägen Winkel zur Strömung Kurs Richtung Ufer aufnehmen. Ähnlich verhält es sich mit den Gefühlen: Kämpfen wir mit aller Kraft gegen die Verletzungen und den Schmerz an, verpufft unsere wertvolle Energie oft wirkungslos. Lassen wir uns voll in den Gefühlen treiben, gehen wir verloren. Lassen wir aber einerseits die verletzten Gefühle aufkommen, und versuchen gleichzeitig diese zu halten und auszuhalten, dann können wir mit dem Fluss dieser Gefühle Kurs in Richtung Land nehmen. Ein hilfreicher Gedanke kann sein: „Ich fühle jetzt gerade die tiefe Traurigkeit in mir, ich lasse sie zu, ohne mich darin zu verlieren." Das heißt auch, wir verlieren uns nicht in den zugehörigen Geschichten und in Selbstmitleid, was uns alles Schlimmes widerfahren ist. Sondern wir geben dem Schmerz in unserem Körper Raum, spüren und halten dieses Körpergefühl gleichzeitig und geben ihm so die Möglichkeit sich zu verändern.

Eine weitere Möglichkeit, wie wir Kurs in Richtung Land nehmen und den Schmerz annehmen können, ist, zu verstehen, welche Bedeutung dieser verletzte Teil hat. Woran erinnert uns dieser Schmerz? In welchem Kontext ist er eigentlich entstanden? Was sind unsere dahinterliegenden und damit einhergehenden Befürchtungen und Ängste? Und auch: Wofür ist dieser Teil gut? Vielleicht haben sich durch diese Verletzungen Aspekte unserer Persönlichkeit ausgebildet, auf die wir stolz sind oder stolz sein könnten? Vielleicht haben wir durch den Umgang mit den schmerzhaften Erfahrungen zentrale Fertigkeiten gelernt, die wir nicht missen möchten? Vielleicht …? Durch diese Aspekte kann es uns gelingen, diesen verletzten, schmerzenden Teil nicht nur als lästig und störend anzusehen. Es ist eine Möglichkeit, das harte Schwarz-Weiß-Denken und -Fühlen allmählich aufzuweichen.

- Habe ich eher die Tendenz, in meine Verletzungen „hinein zu fallen" oder diese abzuwehren?
- Was könnte mir helfen zu akzeptieren, dass ich auch verletzte Teile in mir trage? Wie könnte ich diesen Teilen Raum geben? Was würde dann geschehen?

5.2.4 Beruhigung des verletzen Teils

Wenn es uns gelingt, diesem verletzten Teil eine Daseinsberechtigung zu geben, gelingt es uns auch eher, diesen Teil zu beruhigen. Deswegen hängen Annehmen und Beruhigen des verletzten Teils eng zusammen. Wir lindern unser Leiden dadurch, dass wir uns um unseren verletzten Teil kümmern. Das klingt jetzt typisch psychologisch ….

Aber wenn wir uns darauf einlassen können, ändert es tatsächlich etwas in uns, wenn wir uns um diesen verletzten Teil annehmen, ihn da sein lassen, ihm etwas Raum und Zeit geben, um etwas mehr zur Ruhe zu kommen. Wenn wir erkennen, dass erlebte Verletzungen mit Verletzungen von früher zu tun haben, dann verstehen wir auch, dass die heutigen, automatischen Reaktionen im Grunde Reaktionsmuster von früher darstellen. Dadurch passen sie häufig nicht zur heutigen Situation, in der sie ausgelöst werden. Das heißt, die Angst, die Wut, die Traurigkeit, die Scham, die wir gerade spüren, ist (auch) eine Angst, eine Wut, eine Traurigkeit, eine Scham von früher. Deswegen kommt sie oft auch kindlich daher. Wir sind jetzt aber nicht mehr das Kind, das damals die Verletzungen erlebt hat. Wir haben oder hätten heute andere Fähigkeiten, Fertigkeiten, Stärken und Möglichkeiten als früher: Wir sind nicht mehr so abhängig wie früher. Wir tragen aber auch mehr Selbstverantwortung.

Es gibt darüber hinaus noch zusätzliche Möglichkeiten, unsere verletzten Teile zu beruhigen. Wir können uns tröstliche, beruhigende Sätze sagen. Wir können uns zur Unterstützung einen Menschen vorstellen, der uns Trost, Rückhalt und Verständnis gibt. Manchen hilft es auch sich selbst in den Arm zu nehmen, sich über den Kopf zu streichen.

Leicht geht vergessen, dass wir uns bei der Beruhigung unserer verletzten Teile auch um unsere körperlichen Reaktionen kümmern sollten: um das verschlossene Herz, den Kloß im Hals, den verspannten Nacken … Es geht darum, die Spannung auch auf der körperlichen Ebene zu lösen. Denn die Verletzungen, die sich über den Körper äußern, bleiben im Körper zurück. Bildlich können wir sie uns vielleicht wie Eisblöcke vorstellen. Wenn wir diesen Eisblöcken unsere innerliche Zuwendung entgegenbringen, wärmen wir diese Stellen und können sie langsam zum Schmelzen bringen. Das braucht viel Geduld und Übung. Es kann beispielsweise dadurch gelingen, dass wir uns nach schwierigen Situationen hinsetzen oder hinlegen, die Augen schließen und uns auf die Atmung konzentrieren: Ruhig ein- und ausatmen. Vielleicht gelingt es uns dabei, uns mit unserer inneren Kraft und Stärke zu verbinden. Wir gehen mit unserer Aufmerksamkeit zu den Körperstellen, die sich verspannt haben und versuchen mit dem Ausatmen das Herz wieder ein bisschen zu öffnen, den Kloß weicher werden zu lassen oder die Muskeln im Nacken oder Rücken zu entspannen. Es kann auch sein, dass uns dabei die Mitwirkung einer anderen Person hilft, z. B. durch eine Massage, eine Shiatsu-Behandlung oder andere Formen der Körperarbeit.

Die körperliche Entspannung und die psychische Verfassung hängen eng zusammen: Gelingt es uns, unseren Körper zu entspannen, gelingt es uns auch besser, uns von unseren Gefühlen zu erholen. Das ermöglicht uns wieder offener auf unseren Partner zuzugehen.

- Was könnte mir helfen, meinen verletzten Teil zu beruhigen?
- Was wäre hilfreich auf der gefühlsmässigen Ebene?
- Wie könnte ich mit meinen körperlichen Reaktionen umgehen?

5.2.5 **Vergeben**

Gelingt es uns diese verletzlichen Teile, die Traurigkeit, die Angst, die Aggression, den Zorn, die Hilflosigkeit, besser wahrzunehmen, zu verstehen und zu akzeptieren, können wir möglicherweise noch einen Schritt weiter gehen: zum Vergeben.

In Beziehungen werden wir verletzt, immer wieder. Gerade weil uns die anderen wichtig sind. Und auch wir werden immer wieder verletzen. Wir werden Menschen verletzen, für die wir wichtig sind. Das können wir nicht verhindern, auch wenn wir uns noch so sehr bemühen. Genau deswegen ist es für das Funktionieren einer Beziehung so entscheidend, dass wir lernen Ausrutscher, Ungeschicklichkeiten und Fehler von anderen zu verzeihen. Und vielleicht das Schwierigste von allem: uns selbst zu verzeihen. Vergeben beginnt dort, wo wir nicht mehr über den anderen (oder uns selbst) richten. Dort, wo wir aufhören Schuld aufzurechnen. Es beginnt dort, wo wir den anderen in seiner Begrenztheit sehen und lassen können. Oder eben uns selbst.

Es liegt auf der Hand, dass unsere verletzlichen Anteile aufgrund früherer Verletzungen durch andere Menschen entstanden sind. Diese Verletzungen gingen so tief, dass sie immer noch nachwirken. Um das eigene, daraus resultierende Leiden zu transformieren, kann es wichtig sein, diesen Menschen, z. B. der Mutter, die häufig geschlagen hat, oder dem Vater, der häufig abgewertet hat, ihre verletzenden Handlungen zu vergeben. Dabei ist es nicht relevant, ob unsere Mutter noch lebt, ob wir Kontakt haben oder ob sie heute sogar eine wichtige Rolle in unserem Leben spielt. Auch geht es beim Vergeben in keiner Weise um ein Schönreden oder darum, schmerzhafte Handlungen zu bagatellisieren oder gar zu legitimieren! Und es geht auch nicht darum, dass eine Wiederannäherung in der Realität folgen muss. Vergeben ist nicht eine äußere Handlung, sondern eine innere: innerlichen Frieden schließen (mit mir und der Welt), trotz allem, was passiert ist.

■ Vergeben als Prozess

Es gibt viele Möglichkeiten, jemand anderem oder sich selbst innerlich zu vergeben. Es ist jedoch nie eine einmalige Handlung, sondern ein langsamer, meist schmerzhafter Prozess. Auf dem Weg zur Vergebung ist es völlig normal, mit sehr intensiven Gefühlen konfrontiert zu werden; mit unseren Aggressionen, mit unserem Schmerz, mit unserer Trauer. Wenn es uns nun gelingt, diese immer wieder aufs Neue wahrzunehmen, von unserem Ich zu trennen, anzunehmen und die verletzen Teile zu beruhigen, immer und immer wieder, dann verlieren diese Verletzungen langsam etwas von ihrer Wucht und Bedrohlichkeit. Dafür brauchen wir jedoch viel Zeit und Geduld. Denn bei tiefen Verletzungen gibt es keinen schnellen Weg, der uns an den Punkt führt, wo Vergebung beginnen kann.

Manchmal kann es für diesen Prozess hilfreich sein, dass wir uns das Leiden des Menschen bewusst machen, der uns verletzt hat (Partner, Mutter, Vater, Lehrer, usw.). Menschen verletzen andere Menschen nicht aus einer Stärke, sondern *immer aus einer Beschränktheit* heraus: Menschen verletzen, weil es ihnen selbst nicht gelang, ihre eigenen Verletzungen zu bewältigen und manchmal auch, weil ihnen die Tragweite ihrer Reaktionen nicht bewusst ist. Um inneren Frieden mit Verletzungen zu schließen, könnte es vielleicht helfen, mir den Menschen, der mich verletzt hat, als 5- oder 10-jähriges Kind vorzustellen. Dessen Not, Verzweiflung, Hilflosigkeit, und Ohnmacht kann ich so vielleicht eher nachempfinden. Möglicherweise gelingt es uns dadurch, die eigenen verletzten Teile besser beruhigen zu können und so im Prozess des Vergebens einen Schritt weiter zu kommen.

■ Vergeben heißt nicht tolerieren

Vielleicht haben wir auch einen Partner gewählt, der körperlich und psychisch Gewalt anwendet. Vergeben heißt hier selbstverständlich nicht, dass wir die gewaltsamen Handlungen weiterhin tolerieren und diese tatenlos über uns ergehen lassen. Wir können vergeben und trotzdem klar und unmissverständlich kommunizieren, dass dieses Verhalten für uns inakzeptabel ist. Wir können vergeben und trotzdem Konsequenzen ziehen, beispielsweise uns vom Partner trennen und den Kontakt abbrechen. Vergeben heißt nicht tolerieren und heißt auch nicht vergessen!

Auf dem Weg der Vergebung sind wir dann, wenn wir bereit sind, das Buch, in dem das Geschehen notiert ist, allmählich zu schließen. Dass wir in diese Richtung unterwegs sind, können wir daran erkennen, dass wir die Geschichten der Verletzungen nicht immer wieder neu erzählen und ausschmücken müssen. Es ist, als würden wir das Gefängnis unserer eigenen Erinnerungen verlassen.

Vergeben heißt, dass wir selbst wieder mehr zu unserer inneren Ruhe finden. Es ist also nicht nur ein sozialer Akt, sondern in erster Linie einer, der uns selbst guttut. Vergeben ist in diesem Sinne eine eigennützige Handlung.

- Welchen Menschen könnte ich beginnen zu verzeihen?
- Was könnte mir auf diesem Weg helfen?
- Was wäre möglich, wenn ich ihnen wirklich verzeihen könnte?

5.2.6 Einschränkungen

Viele der hier skizzierten Schritte zum Verständnis und zur Linderung des eigenen Schmerzes können wir, wenn die Verletzungen nicht zu heftig sind, alleine gehen. Es kann aber auch sein, dass wir damit nicht genügend weit kommen.

In diesen Fällen ist es sinnvoll professionelle Hilfe in Anspruch zu nehmen. Oftmals ist gar keine jahrelange Therapie notwendig. Bereits einige Therapiesitzungen können relevante Veränderungen anstoßen, mit denen es sich viel besser leben lässt. Wie passt das zusammen damit, dass wir weiter oben geschrieben haben, dass der Umgang mit Verletzungen oft jahrelang dauert? Oft ist Psychotherapie in Etappen sehr sinnvoll: Wir können uns eine Zeitlang Unterstützung holen, bis wir wesentliche Punkte klären konnten und auf einem höheren Niveau allein weitergehen können. Und dann erneut Unterstützung holen, wenn wir sie wieder brauchen.

Zudem möchten wir betonen, dass das „Schmerz annehmen" kein endgültig erreichbarer Zustand ist. Es ist, wie alles in diesem Buch, die Beschreibung eines Weges: Eine lebenslange Aufgabe, ein Ideal, dem wir uns im besten Fall langsam annähern. Oder in den Worten von Goethe: „Wer sichere Schritte tun will, muss sie langsam tun."

5.3 Unser Fazit

Die Ent-Wicklungen (aus den Ver-Wicklungen) der Liebe beginnen zu allererst bei uns selbst – unabhängig von unserer Partnerschaft und unseren Beziehungen zu anderen. Es geht hier zuerst um unsere Beziehung zu uns selbst. Für die Beziehung zu uns selbst ist es fundamental, uns selbst ähnlich wichtig und ernst zu nehmen, wie wir uns das von anderen wünschen. Das heißt, dass wir uns um uns selbst kümmern und versuchen, unserem Körper und Geist ein gutes Zuhause zu bieten. My home is my castle: Bei sich selbst zuhause sein klingt gut. Doch nicht jedes Zuhause fühlt sich immer wie ein Schloss an. Aber trotzdem können wir viel dazu tun, dass wir uns trotz „Mängeln" in unserem Zuhause wohl(er) fühlen. Wir können es liebevoll einrichten, pflegen, regelmäßig aufräumen, putzen und instand halten. So tragen wir viel dazu bei, dass unser „home", das vielleicht von außen gesehen relativ unscheinbar wirkt, zu unserem ganz persönlichen kleinen Schloss wird.

Wir dürfen gut mit uns umgehen und uns um unser persönliches Glück kümmern, ohne dabei egoistisch oder selbstbezogen zu sein. Im Gegenteil: Die Fähigkeit zu lieben und jemandem anderen nahe zu sein, können wir auf uns selbst anwenden und an uns selbst üben. Es ist eine wertvolle und gleichzeitig sehr anspruchsvolle Fähigkeit das eigene Glück zu pflegen und das Unglück bzw. das eigene Leiden zu verstehen. Es ist die Fähigkeit Verantwortung für uns selbst zu übernehmen. Es ist die Fähigkeit so *liebevoll und gut* mit uns umzugehen, dass wir gerne mit uns zusammen sind!

Vielleicht entsteht nun die eine oder andere Idee, wie wir uns folglich besser um uns kümmern könnten. Doch schnell wirkt sich das allbekannte „Neujahrsvorsatz-Phänomen" aus: Egal wie klar uns gerade ist, was wir ändern wollen und wie sicher wir sind, dass wir es diesmal wirklich tun, drei Tage später ist alles wieder vergessen. Zu groß und/oder neuartig sind die Veränderungen, die wir anstreben. Zu groß die Diskrepanz zu unseren jetzigen Gewohnheiten. Und wir dürfen nicht die Macht der Gewohnheit unterschätzen. Unsere eigenen Erfahrungen einerseits als Psychotherapeuten und andererseits mit unseren eigenen Begrenzungen haben uns folgendes gelehrt:

1. Veränderungsvorsätze möglichst klein, einfach und konkret halten. Zu große Veränderungen blockieren mehr als sie motivieren.
2. Wenn wir die angestrebten Veränderungen als regelmäßige Rituale in unseren Alltag einbauen, können wir die Wahrscheinlichkeit erhöhen, dass wir sie weniger schnell vergessen.
3. Manchmal hilft es, dem Partner von den Plänen und Veränderungsideen zu erzählen. So können wir den sozialen Druck dafür nützen, um unsere Vorsätze besser umzusetzen. Denn auch wenn wir für unser Glück und Unglück Selbstverantwortung übernehmen müssen: Zusammen geht es manchmal einfacher!

Vermutlich gelingt es uns manchmal besser und manchmal weniger gut, unseren eigenen Gewohnheiten ein Schnäppchen zu schlagen. Falls es wieder mal weniger gut gelingt, versuchen wir uns *liebevoll* ein weiteres Mal für die Umsetzung zu motivieren. Denn nur wer aufgibt, verliert.

Literatur

Domin, H. (2009). *Sämtliche Gedichte*. Frankfurt a. M.: Fischer.

Frankl, V. (2007). *...trotzdem Ja zum Leben sagen: Ein Psychologe erlebt das Konzentrationslager (Taschenbuchausgabe)*. München: Deutscher Taschenbuch Verlag (Erstveröffentlichung 1946).

Hautzinger, M., & Wolf, S. (2012). Sportliche Aktivität und Depression. In R. Fuchs & W. Schlicht (Hrsg.), *Seelische Gesundheit und sportliche Aktivität* (S. 164–185). Göttingen: Hogrefe.

Kabat-Zinn, J., & Davidson, R. (2012). *Die heilende Kraft der Meditation. Wie sich unser Geist selbst heilen kann: Ein wissenschaftlicher Dialog mit dem Dalai Lama*. Freiburg im Breisgau: Arbor.

Schmidt, G. (2013). *Einführung in die hypnosystemische Therapie und Beratung*. Heidelberg: Carl-Auer.

Schulz von Thun, F. (2011). *Miteinander reden* (Bd. 3). Hamburg: Rowohlt.

Siegrist, J. (1996). *Soziale Krisen und Gesundheit*. Göttingen: Hogrefe.

Watkins, H. H., & Watkins, J. G. (2003). *Ego-States – Theorie und Therapie: Ein Handbuch*. Heidelberg: Carl-Auer.

Wetzel, S. (2014). *Achtsamkeit und Mitgefühl: Mut zur Muße statt Stress und Burnout*. Stuttgart: Klett-Cotta.

Die Entwicklungen der Liebe II

Dem Partner ein Zuhause sein

6.1 **Das gemeinsame Glück pflegen – 86**
6.1.1 Gemeinsame Zeit – 88
6.1.2 Der Kreis der Kleinigkeiten mit großer Wirkung – 89

6.2 **Akute Konflikte lösen – 95**
6.2.1 Hoffen oder Fordern? – 97
6.2.2 Konflikte vermeiden – 98
6.2.3 Konflikte verschieben – 99
6.2.4 Konflikte angehen – 100

6.3 **Das gemeinsame Unglück verstehen – 102**
6.3.1 Offenheit für die Botschaft des Problems – 102
6.3.2 Über Probleme sprechen – 104
6.3.3 Sich Zeit nehmen – 107

6.4 **Zusammen Neues wagen – 109**
6.4.1 Alte Verhaltensweisen nicht zu lange wiederholen – 109
6.4.2 Neue Verhaltensweisen lange genug ausprobieren – 110

6.5 **Trennung als Lösung – 111**
6.5.1 Gescheiterte Partnerschaften – 111
6.5.2 Gefährdete Partnerschaften – 113
6.5.3 Nach der Trennung – 116

6.6 **Unser Fazit – 117**

Literatur – 118

© Springer-Verlag GmbH Deutschland, ein Teil von Springer Nature 2019
M. Schär, S. Gmelch, *Liebe ist mehr, als wir denken*,
https://doi.org/10.1007/978-3-662-58911-3_6

> » An der Grenze der Geduld beginnen die Konflikte.
>
> *Oscar Wilde*

In diesem zweiten Teil der Ent-Wicklungen der Partnerschaft, möchten wir vertiefen, wie wir uns gemeinsam aus unseren gegenseitigen Ver-Wicklungen befreien können. Wir kennen die Hoffnungen, die wir in eine Partnerschaft setzen, kennen aber auch die Verwicklungen, in die wir (allzu) leicht geraten können. Im vorhergehenden Kapitel war der Fokus, wie wir selbst als Individuum den Boden für eine tiefgehende Liebe und Partnerschaft vorbereiten können. Nun möchten wir einen Schritt weiter gehen und schauen, wie wir als Paar diesen von uns vorbereiteten Boden nutzen können: Wie können wir uns gegenseitig ein Zuhause sein?

Der Aufbau dieses Kapitel folgt wieder der Logik, die Sie schon aus ▶ Kap. 2 und 5 kennen: Wir unterscheiden zwischen „das Glück pflegen" und „das Unglück verstehen"; mit dem Unterschied, dass wir nun die partnerschaftlichen Interaktionen in den Blick nehmen.

Zunächst geht es also um unsere Glückspflege als Paar (siehe ▶ Abschn. 6.1). Da wir dieses Thema im letzten Kapitel bezogen auf uns selbst sehr ausführlich und grundsätzlich behandelt haben, folgen hier nur noch einige paarspezifische Ergänzungen.

Im Anschluss (siehe ▶ Abschn. 6.2 bis 6.4) beschäftigen wir uns mit der Frage, wie wir auf eine sinnvolle Weise mit unseren Konflikten umgehen können, um daran zu wachsen. Wenn es uns gelingt, unser gemeinsames Unglück und die gegenseitigen Verletzungen gemeinsam zu reduzieren, dann kann unsere Liebe an Reife und Tiefe gewinnen – und wird nicht von unseren Unstimmigkeiten aufgefressen. Damit diese Entwicklung gelingen kann, müssen wir unterscheiden lernen, wie zentral unsere Unstimmigkeiten sind. Denn nicht jeder Konflikt muss gelöst werden! Allerdings gibt es einige wenige, denen wir uns wirklich annehmen sollten (siehe ▶ Abschn. 6.2). Diese Konflikte müssen wir im Kern verstehen (siehe ▶ Abschn. 6.3), um Mut fassen zu können, auf der richtigen Ebene Veränderungen zu initiieren (siehe ▶ Abschn. 6.4). So wichtig das Bemühen ist, an Konflikten zu wachsen, so wichtig ist es, auf der anderen Seite zu erkennen, wann dieses Bemühen keinen Sinn mehr macht, weil es besser wäre, wir würden uns trennen. Der schwierigen Frage, unter welchen Umständen eine Trennung Sinn macht, widmet sich ▶ Abschn. 6.5.

Wir werden in diesem Kapitel somit folgende Fragen beantworten: Wie gelingt es uns das gemeinsame Glück zu pflegen? Wie können wir mit akuten Konflikten sinnvoll umgehen? Wann ist das Vermeiden von Konflikten sinnvoll? Wie können wir das Unglück, das wir gemeinsam erleben, verstehen, auflösen oder annehmen? Und: Wann wäre es sinnvoller sich zu trennen?

6.1 Das gemeinsame Glück pflegen

Zu Beginn dieses Kapitels hören wir in eine Psychotherapiesitzung hinein, dieses Mal mit einem Paar. Das Paar hat die Paartherapie erst kürzlich begonnen und die Therapeutin stellt Fragen zur Kennenlernphase.

Therapeutin:	Können Sie sich noch daran erinnern, wie es war, als sie sich zum ersten Mal gesehen haben?
Frau:	Ja, das war bei einer Freundin zuhause. Ich weiß noch, ich sah ihn zum ersten Mal und fühlte mich sofort wohl in seiner Nähe.
Therapeutin:	Was war denn da?
Frau:	Damals war er halt anders als jetzt, jetzt …
Therapeutin:	Bleiben Sie bei dem, was Sie damals angezogen hat.
Frau:	Er war sehr hübsch, aber auch aufmerksam. Ich weiß noch, bei unserem ersten Treffen zu zweit, hatte ich gerade Probleme mit meiner Mutter, und er hat mir sehr aufmerksam zu gehört.
Therapeutin:	Wie hat er denn das gemacht?
Frau:	Ich weiß nicht … Er hat mich einfach angeschaut und zugehört … war ganz ruhig und aufmerksam …, und als ich weinen musste, nahm er mich in den Arm. Und da wusste ich, dass ich mit ihm zusammen sein will.
Therapeutin:	Wie war es für Sie? Was hat Sie damals angezogen?
Mann:	Auch sie war sehr hübsch und so … so offen. So fröhlich, aber manchmal auch so traurig … Sie hat ihre Gefühle nie verstecken können …, sie war so direkt. Ich habe mich gleich am ersten Abend in sie verliebt …, weil, weil … sie irgendwie auch frech war.
Therapeutin:	Frech? Was meinen sie mit frech?
Mann:	So mutig … Sie hat mich angesprochen, hat Scherze gemacht … Sie war es auch, die mich nach der Telefonnummer gefragt hat. Ich hätte es, glaube ich, nicht gewagt …
Therapeutin:	Und wie ging es weiter?
Frau:	Wir haben dann viel Zeit miteinander verbracht, sind manchmal Stunden lang spazieren gegangen. Und haben jeden Tag miteinander telefoniert!
Therapeutin:	Jeden Tag?
Frau:	Ja, jeden Tag. Er wollte alles wissen. Das fand ich schön.
Therapeutin:	Wie fühlten Sie sich da?
Frau:	Ich? Hmm, weiß nicht …, so … so gesehen, wichtig. Irgendwie habe ich gespürt, dass ich wichtig für ihn bin.
Therapeutin:	Und sie?
Mann:	Ja mir ging es auch so. Ich spürte auch irgendwie ihre Dankbarkeit, dass … ich da bin.
Therapeutin:	Wie gab Sie Ihnen diese Dankbarkeit zu spüren?
Mann:	Hmm, ich weiß nicht … Ich glaube, sie sagte es mir oft. Ja, sie sagte wirklich oft, dass sie dankbar ist, wenn ich mir Zeit genommen habe … oder für den schönen Spaziergang … oder fürs Essen, wenn ich mal gekocht habe.
Frau:	Stimmt, damals konnte er zwar nur Risotto kochen. Aber er hat sich beim Kochen so unglaubliche Mühe gegeben …

In einer Paartherapie können diese Gespräche darüber, wie es zu Beginn der Beziehung war und was damals gut lief, sehr hilfreich sein: Denn sie zeigen nicht nur auf, wie gut wir damals spürten, dass unsere gegenseitige Zuneigung (und unser Partner!) ein Geschenk sind, sondern auch, wie wir ganz spontan in der Lage waren, unser gemeinsames Glück zu pflegen. Niemand hat uns gesagt, was wir tun sollen oder was nicht; auf welche Weise wir unser gemeinsames Glück pflegen sollen. Wir taten es einfach – intuitiv. Dieses intuitive Wissen geht manchmal im Verlaufe einer Partnerschaft verloren oder wird durch die verschiedensten Anforderungen des Alltags zugeschüttet. Und so müssen wir dieses Wissen erst wieder freilegen.

Vor allem: Wir müssten das Gute einfach (wieder) tun! Das betrifft einerseits die „gemeinsame Zeit" (siehe ▶ Abschn. 6.1.1) und andererseits die „Kleinigkeiten mit großer Wirkung" (siehe ▶ Abschn. 6.1.2), womit wir all die kleinen schönen Gesten und Grundhaltungen meinen, die darüber bestimmen, wie gut sich unser Zusammenleben anfühlt.

6.1.1 Gemeinsame Zeit

Zeit und Raum für die Partnerschaft sind in der Regel nicht im Übermaß vorhanden, sondern wir müssen sie uns aktiv nehmen. Tag für Tag, Woche für Woche. Und zwar entgegen der weitverbreiteten Optimierungsparole „Qualität vor Quantität". Denn hier hat die Möglichkeit zu optimieren wirklich Grenzen! Zu vielfältig sind die Herausforderungen des Alltags, zu groß die Verlockungen der Ablenkung, zu stark unsere unterschiedlichen Interessen. Und zu müde sind wir, wenn wir alles andere getan haben.

▪ Die Zeitplanung

Mit manchen Paaren machen wir zu Beginn einer Paarberatung einen Wochenplan, um ein Bild davon zu bekommen, wie viel Zeit sich das Paar für die vielfältigen Aktivitäten einplant. Das könnte beispielsweise so aussehen, dass man jeden Lebensbereich mit einer anderen Farbe hinterlegt, z. B. Blau für die Arbeit außer Haus, Gelb für die Arbeit Zuhause, Rot für Familienzeit, Grün für persönliche Zeit und Orange für Paarzeit. Es überrascht wahrscheinlich nicht unbedingt, dass der orange Anteil bei den meisten Paaren nicht gerade groß ist …

Zum Teil liegt die Geringfügigkeit dieses Anteils daran, dass wir nicht davon ausgehen, auch noch Paarzeit einplanen zu müssen. Zugegeben, es hat ja auch etwas Künstliches. Nur ist es zum einen diejenige Zeit, die schnell unter den Tisch fällt, weil alles andere lauter schreit. Zum anderen liegt es oft am fehlenden Anreiz, weil wir die Paarzeit häufig vor sich hin plätschern lassen, gemeinsam vor dem Fernseher sitzen und über das Fernsehprogramm streiten, die Gespräche langweilig sind oder wir uns nichts mehr zu sagen haben. Und je weniger wir miteinander sprechen, desto weniger haben wir uns zu sagen.

Einige Paare verbringen auch zu viel Zeit miteinander. Manchmal ist das nach der Pensionierung der Fall. Keiner pflegt eigene Aktivitäten, man unternimmt alles zusammen und so fehlt der Teil, dem anderen von den eigenen Erlebnissen erzählen zu können. Diese Paare brauchen etwas anderes: Mehr Zeit für sich, mehr eigenes

Entdecken, mehr eigenes Erleben. Und danach Zeit, um einander von diesen Entdeckungen und Erlebnissen erzählen zu können.

- **Mögliche Aktivitäten**

Gerade wenn sich eine gewisse Langeweile eingeschlichen hat, ist es sicherlich einfacher, die gemeinsame Zeit mit Erlebnissen und Aktivtäten zu verbringen: Kino, Tanzkurs, Theater, gemeinsamer Sprachkurs … Dies wäre nun nach der Logik des letzten Kapitels (siehe ▶ Abschn. 5.1 und ◻ Abb. 5.1) auf der „Weg-von"-Achse einzuordnen: Wir tun gemeinsam etwas, um etwas Unangenehmes (in diesem Fall unsere Langeweile) zu vertreiben, was *kurzfristig* durchaus sinnvoll sein mag. Doch nur die Langeweile vertreiben, fühlt sich noch nicht gut an! Vielleicht, und das wäre die darin liegende Chance, gelingt es uns jedoch dadurch, eine gemeinsame Leidenschaft wiederzubeleben, oder eine neue zu entdecken (dabei sind wir dann auf der „Hin-zu"-Achse). Und vielleicht können wir dadurch auch wieder eine ruhigere Zweisamkeit aufbauen, ohne immer etwas reden oder tun zu müssen. So eine „ruhige Zweisamkeit" ist oft der Langeweile nahe. Der Unterschied ist, dass zwischendrin aus der Ruhe etwas Spannendes entsteht. Kennen Sie diese Momente auch, wo quasi aus dem Nichts, aus dem entspannten Zusammensein etwas entsteht, das schwer in Worte zu fassen ist: Plötzlich ist da ein inspirierendes Gespräch, eine intensive Begegnung, gemeinsamer Genuss von Natur, Zärtlichkeit …

Das heißt: Auch bei der Pflege des gemeinsamen Glücks sind wir der Meinung, dass es wichtig ist wahrzunehmen, wie sehr wir beide innere unangenehme Zustände zu vermeiden versuchen. Parallel können wir schauen, wie wir vermehrt wohltuende, freudvolle Momente in unsere Partnerschaft holen. Schließlich wäre es sinnvoll, dass wir als Paar darauf achten, das gemeinsame Glück des Tuns sowie des Ruhens in einer guten Balance zu halten.

> Hier einige Möglichkeiten, die eigene Zeit mit dem Partner zu reflektieren:
> - Wie viel Zeit verbringen wir zusammen? Was wäre möglich, wenn wir mehr Zeit für uns als Paar hätten? Wie war das früher?
> - Was möchte ich mit meinem Partner wieder einmal erleben? Was würde ich mir davon erhoffen? Was müsste geschehen, dass ich ihm (wieder einmal) davon erzählen würde?
> - Was wünscht sich mein Partner? Was würde geschehen, wenn ich auf diese Wünsche eingehen würde? Worauf könnte ich, falls ich diesen Wunsch nicht erfüllen kann, sonst eingehen oder was kann ich anbieten?

6.1.2 Der Kreis der Kleinigkeiten mit großer Wirkung

Das gemeinsame Glück in einer Partnerschaft ganz bewusst zu erleben ist etwas Großartiges. Wenn dieses großartige Gefühl des gemeinsamen Glücks abnimmt (oder vielleicht gar nicht mehr richtig spürbar ist), können wir daran manchmal fast verzweifeln. Wir denken dann, es müsse etwas Spektakuläres geschehen, damit sich dieses wunderbare Gefühl wiedereinstellt: Besondere Ferien, ein wunderbares Geschenk, ein außergewöhnliches Ereignis, oder vielleicht sogar ein Wunder. Ein Grund für dieses Denken liegt vermutlich darin, dass wir, wie beim individuellen Glück, das ruhige und kleine Glück schnell übersehen (siehe ▶ Abschn. 5.1.3).

Doch dieses ruhige, unscheinbare Glück ist oftmals nachhaltiger. Es ist nicht von den großen Ereignissen abhängig und auch nicht von Wundern, sondern von Kleinigkeiten. Es sind die häufig unterschätzen kleinen Dinge, die täglich die Verbundenheit zwischen einem Paar stärken und die Liebe tief und reif werden lassen. Unbemerkt und still. Erich Fromm formulierte in seinem schönen Büchlein „Die Kunst des Liebens" Folgendes: „Liebe ist die tätige Sorge für das Leben und das Wachstum dessen, was wir lieben. Wo diese tätige Sorge fehlt, ist auch keine Liebe vorhanden" (Fromm 1956/1989, S. 47). Die Grundlage für diese tätige Sorge, sehen wir im wahren und tiefgehenden Interesse am Gegenüber. Wo dieses Interesse fehlt, ist auch die Liebe nicht (mehr) vorhanden. Und so steht dieses Interesse im Mittelpunkt der Bemühungen zur Pflege des gemeinsamen Glücks. Und aus diesem Interesse heraus entstehen weitere „Kleinigkeiten", wie zum Beispiel Dankbarkeit, Zärtlichkeit, Wohlwollen, Großzügigkeit und Verzeihen. All diese Qualitäten sind wiederum voneinander abhängig und fördern sich gegenseitig (◨ Abb. 6.1).

Das Schöne an diesen „Kleinigkeiten" ist, dass sie – anders als die obengenannte Paarzeit – fast keine zusätzliche Zeit brauchen. Sie sind einfach in den Alltag einzubauen und doch sehr wirkungsvoll. Sie sind deswegen so wirkungsvoll, weil sie Engelskreise auslösen: Je öfter wir sie anwenden, desto mehr Wirkung entfalten sie, ganz automatisch. Je mehr Interesse wir beispielsweise am Gegenüber zeigen, desto spannender werden unsere Gespräche. Je mehr dieser Kleinigkeiten ich anwende, desto höher ist die Wahrscheinlichkeit, dass mein Partner inspiriert wird, das Gleiche zu tun: Meine Großzügigkeit ermöglicht die Großzügigkeit meines Partners und umgekehrt. Meine Dankbarkeit öffnet das Herz für die Dankbarkeit des anderen. Zärtlichkeit führt zu mehr Bindung und das wiederum zu mehr Zärtlichkeit.

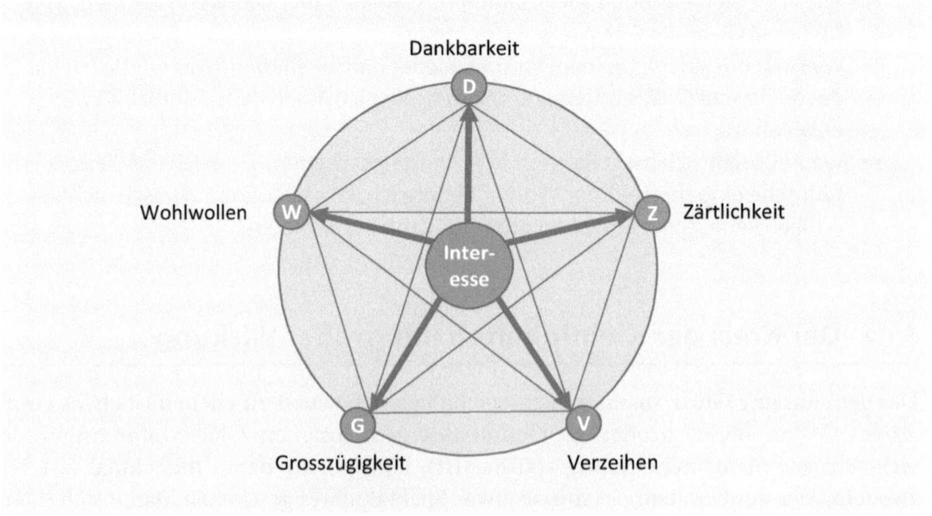

◨ **Abb. 6.1**   „Der Kreis der Kleinigkeiten mit großer Wirkung"

Wir dürfen uns also von der Einfachheit und der scheinbaren Banalität dieser sechs Aspekte nicht in die Irre führen lassen! Wirkliches Interesse zeigen, aus innerster Überzeugung großzügig und wohlwollend sein, verzeihen und dadurch Verletzungen ausheilen lassen, eine tiefe Dankbarkeit spüren und diese ausdrücken sowie mit kleinen und feinen Berührungen zärtlich sein, ist nicht trivial. All dies zu tun, ist eine Kunst. Eine, die es in sich hat. Eine, die manchmal Mut braucht. Eine, bei der man öfter über den eigenen Schatten springen muss. Es ist jedoch eine (kleine) Kunst, die im Alltag eine große Wirkung entfalten kann. Die Kunst ist es, diese Kleinigkeiten wirklich zu leben!

- **Interesse**

Nach Hause zu kommen und zu wissen, es ist jemand da, den wirklich interessiert, wie es mir geht, ist einfach schön. Sei es, weil mich der andere ernsthaft fragt, was ich für einen Tag hatte, was mich bewegt hat, was schwierig für mich war oder worauf ich jetzt gerade Lust habe. Einfach jemand, der offen ist und hinhört. Und genau so könnte ich meinem Partner begegnen. So könnte ich ihm eine Möglichkeit geben, anzukommen, sich zu zeigen, sich wertgeschätzt zu fühlen. Gleichzeitig ist das der beste Schutz davor, irgendwann festzustellen, dass wir uns „auseinandergelebt" haben. Fragen wir nach, öffnen wir den Raum für das, was wir noch nicht kennen: Wir können mitbekommen, wo der andere steht, wohin er sich entwickelt, welche Facetten er hat, usw. Oft wird es gerade dann spannend, wenn es uns gelingt auch dann noch offen zu bleiben, wenn wir unser Gegenüber nicht sofort verstehen, wenn uns etwas fremd vorkommt, uns etwas irritiert oder Angst macht. Hören wir an dieser Stelle genau zu, erfahren wir mit großer Wahrscheinlichkeit etwas Neues. Wenn wir uns hier nicht in die Angst (oder vielleicht den Ärger) verwickeln lassen, sondern offen nachfragen, entstehen manchmal äußerst spannende Gespräche (siehe ▶ Abschn. 6.3)!

- Woran merke ich, dass ich an meinem Gegenüber interessiert bin?
- Bin ich es wirklich? Wie könnte ich mein Interesse erhöhen?
- Wie zeige ich mein Interesse, resp. wie habe ich es früher gezeigt?

- **Großzügigkeit**

Großzügig sind wir meistens gerne, wenn es uns gut geht. Wenn wir dagegen unter Druck stehen, dann werden wir eng – das Gegenteil von großzügig. Besonders offensichtlich ist das bei Paaren, die Hilfe suchen. Es ist meist auffällig, mit welcher Enge und Kleinlichkeit sie sich begegnen. Übrig bleibt das gegenseitige Aufrechnen von Fehlern, Unzulänglichkeiten und negativen Charaktereigenschaften sowie die Erwartung, dass *der andere* sich unbedingt verändern und verbessern muss.

Dies sind nicht Bedingungen, unter denen wir uns leicht verändern können. Denn verändern heißt: etwas Neues versuchen, etwas ausprobieren, was bedingt, dass wir dabei auch scheitern können. Und dafür brauchen wir Wohlwollen und Großzügigkeit. Großzügigkeit brauchen wir in Partnerschaften in den unterschiedlichsten Facetten: Großzügigkeit mit „Materiellem" (z. B. dem anderen Geschenke machen), Großzügigkeit mit Worten (ein freundliches Wort, Dank, Lob, Anerkennung),

Großzügigkeit mit Sinnlichem (ein liebevoller Blick, Zärtlichkeit, Körperkontakt) und – für die meisten die schwierigste Form – Großzügigkeit gegenüber Fehlern und Schwächen des anderen. Wir müssen dafür nicht über Fehler hinwegsehen. Großzügig sein gegenüber den Fehlern heißt, das Gegenüber für seine Ungeschicktheit nicht zu verurteilen, sondern *trotz* dieser Schwäche offen und wohlwollend zu bleiben.

Spannend ist, dass meine Großzügigkeit gegenüber dem Partner nicht nur seine Großzügigkeit aktiviert, sondern darüber hinaus auch noch mich selbst glücklicher macht. Dies wurde sogar wissenschaftlich belegt (siehe z. B. Park et al. 2017). Großzügigkeit vermehrt sich, inner- und außerhalb von mir!

- Wie großzügig bin ich meinem Partner gegenüber?
- Wie gut gelingt es mir, die kleineren und größeren Schwächen des Partners zu akzeptieren?
- Wo könnte ich meinem Partner großzügiger und offener begegnen?

- **Wohlwollen**

Wohlwollen heißt: Ich meine es gut mit dir! Besonders auf die Probe gestellt wird das Wohlwollen in unseren Auseinandersetzungen. Wenn wir Meinungsverschiedenheiten haben und unsere verletzlichen Seiten aktiviert sind, wird schnell auch das Wohlwollen in Frage gestellt (selbst wenn es prinzipiell noch da wäre). Es ist etwas ungemein Heilsames, wenn es einem in solchen Situationen gelingt, das eigene Wohlwollen dem Partner gegenüber zu spüren und auszudrücken. „Ich bin nur anderer Meinung. Ich will dich damit nicht verletzen. Du darfst deine Meinung haben, auch wenn sie anders ist als meine."

Wohlwollen bedeutet auch, dem Partner keine böse Absicht zu unterstellen: „Auch wenn dir Dinge passieren, die mich verletzen, mache ich mir bewusst, dass das oft aus Ungeschicklichkeit, aus einer Not, aus Verletzung, aus Frustration, aus Angst passiert". Natürlich verlieren wir alle immer wieder unsere Freundlichkeit und unser Wohlwollen, gerade wenn wir uns verletzt fühlen. Deswegen ist es so wichtig, bewusst zur eigenen Freundlichkeit zurück zu kehren. Nicht zu einer aufgesetzten, sondern zu einer echten Freundlichkeit. Natürlich können wir hierfür nicht einfach einen Schalter drücken; das braucht Zeit (siehe ▶ Abschn. 5.2). Wenn ich mir die notwendige Zeit und Ruhe nehme und meinen Verletzungen beispielsweise Raum gebe, ohne den anderen dafür verantwortlich zu machen, dann können sie sich langsam auflösen. Die aus den Verletzungen heraus entstandene Verhärtung und Abwehrhaltung in mir wird weicher, und ich bin wieder offener mich auf den anderen einzulassen und/oder ihm ruhig von meiner Verletzung zu berichten.

- Wie wohlwollend bin ich meinem Partner gegenüber? Meine ich es gut mit ihm? Will ich ihm manchmal etwas heimzahlen?
- Wie könnte ich mein Wohlwollen meinem Partner gegenüber stärken?
- Wie zeige ich mein Wohlwollen?

- ■ **Dankbarkeit**

Dankbarkeit ist eine weitere wichtige „Kleinigkeit". Diese zu fühlen und auszudrücken entspricht nicht unbedingt der menschlichen Natur (siehe auch ▶ Abschn. 5.1). Es ist viel einfacher sich darauf zu fokussieren, was alles noch fehlt: Materielle Dinge, Aufmerksamkeit, Zärtlichkeit, Großzügigkeit, Interesse, Sex, tiefgehende Gespräche. Fordere ich Dankbarkeit von meinem Gegenüber ein, ist die Chance groß, dass wir uns blitzschnell im Streit befinden, wer von uns beiden undankbarer ist … So gesehen kann Dankbarkeit vor allem gegeben und weniger eingefordert werden! Ich selbst kann dankbar sein und das (immer wieder) ausdrücken. Dadurch erhöhe ich die Wahrscheinlichkeit, dass auch mein Partner mir dankbar sein kann.

Selbst wenn wir uns wirklich vornehmen, dankbarer zu sein: Wir vergessen es schnell wieder. Dabei wäre es so wohltuend für uns beide. Und noch etwas anders ist spannend in Bezug auf die Dankbarkeit: Es geschieht so oft, dass wir erst dann erkennen, wie wertvoll etwas für uns ist, wenn wir es nicht mehr haben … Auch dies hat die Natur nicht sehr geschickt eingerichtet. Umso so wichtiger ist, dass wir uns tagtäglich bemühen unserem Partner (wofür auch immer!) dankbar zu sein.

Helfen kann, dass wir uns ein tägliches, persönliches Dankbarkeitsritual überlegen: Ich suche mir eine Erinnerungshilfe, um mir zu vergegenwärtigen, wofür ich zutiefst dankbar sein darf. Das kann beim Zubettgehen sein, beim Abendgebet, nach dem Aufwachen, beim Zähneputzen.

- ▬ Wofür darf ich meinem Partner dankbar sein?
- ▬ Wie könnte ich meine Dankbarkeit ausdrücken?
- ▬ Wie könnte ich mich an mein Dankbarsein erinnern?

- ■ **Zärtlichkeit**

Als zutiefst soziale Wesen sind körperliche Berührungen für uns Menschen essentiell. Unzählige Studien zeigen, wie wichtig körperliche Nähe für unsere Gesundheit, unser Konfliktverhalten und unsere Beziehungsqualität ist. Zwischen Zärtlichkeit und Liebe gibt es einen wechselseitigen Zusammenhang. Frisch verliebt, liebkost man sich sehr viel. Klar. Aber es gilt auch umgekehrt: Zärtlichkeiten und Berührungen führen zu einer größeren emotionalen Nähe. Auf der hormonellen Ebene spielt vermutlich Oxytocin eine wesentliche Rolle. In den Massenmedien wird Oxytocin sogar als das Kuschel- und Liebeshormon gepriesen. Natürlich ist unsere Biologie nicht so einfach gestrickt, dass ein Hormon alleine für die Bindung oder gar die Liebe zuständig ist. Dennoch scheint dieses Hormon wichtig dafür zu sein, sich jemandem zugehörig zu fühlen. Studien konnten zeigen, dass Oxytocin maßgeblich für die starke Mutter-Kind-Bindung verantwortlich ist. Es wird vor allem durch Wärme, körperliche Nähe und Zärtlichkeit ausgeschüttet und führt unter anderem dazu, dass das Vertrauen in das Gegenüber steigt. Dies gilt jedoch nicht nur für Mutter-Kind-Interaktionen, sondern auch für Paare. Gegenseitige Berührungen in einer Partnerschaft können zu einem erhöhten Oxytocin-Spiegel führen, wie Studien aufzeigen. Ebenso streiten Paare mit einem erhöhten Oxytocinspiegel während eines Konfliktes weniger (sieht z. B. Ditzen et al. 2009).

Auf diesem Hintergrund wird ersichtlich, wie wichtig es ist, Zärtlichkeit in einer Beziehung zu pflegen. Dies muss nicht gleich Sex sein, sondern kann eine Umarmung zur Begrüßung oder zur Verabschiedung sein, ein Kuss, Hand in Hand spazieren zu gehen … Diese kleinen Berührungen können die (Ver-)Bindung und die Nähe zum Partner stärken, so wie einzelne Tropfen mit der Zeit ein ganzes Regenfass füllen. Vor allem nach einem Streit ist es oftmals schwierig die Nähe wiederherzustellen. Manchmal wäre aber gerade da der Weg über Berührungen einfacher und direkter als über ein Gespräch. Wenn wir uns verletzt fühlen, sind wir oftmals nicht in der Lage, wirklich konstruktiv über die Verletzung zu sprechen. Hier kann es sehr hilfreich sein, eine Umarmung oder Zärtlichkeiten als eine Form von „Emotionsbrücke" anzubieten. Durch eine liebevolle Umarmung kann sich der verletzte Partner dem anderen vielleicht wieder öffnen und ein Gespräch wird wieder möglich; nun auf einer ganz anderen Ebene.

Für Paare, die stark zerstritten sind und/oder seit längerer Zeit nicht mehr viel Nähe zueinander hatten, ist es besonders schwierig Zärtlichkeit (wieder) aufzubauen. Zärtliche Berührungen fühlen sich teilweise fast seltsam an, so stark ist die Gewohnheit, den Zärtlichkeiten aus dem Weg zu gehen. Und so brauchen wir zu Beginn vielleicht ein Gespräch darüber, was der andere zulassen kann. Und wir brauchen eine gehörige Portion Mut, sowohl für das Initiieren des Gesprächs als auch dafür, gemeinsam alles umzusetzen, wieder zur Zärtlichkeit zurückzufinden. Dies kann jedoch alles in kleinen Schritten erfolgen.

- In welcher Form tauschen wir Zärtlichkeiten aus (wie oft, wie bewusst)?
- Was würde geschehen, wenn wir (wieder) zärtlicher miteinander wären?
- Blockiere ich gewisse Zärtlichkeiten?

■ Verzeihen

Die letzte „Kleinigkeit", das Verzeihen, macht einen Brückenschlag zwischen der Glückspflege und dem nächsten Thema: Konflikte lösen und unser Unglück verstehen. Es ist sozusagen der Übergang, und trotzdem ist es unserer Meinung nach ein wesentlicher Baustein der gemeinsamen Pflege des Glücks. Unterscheiden möchten wir das Verzeihen vom Vergeben, das wir im letzten Kapitel behandelt haben (siehe ▶ Abschn. 5.2.5). Mit Vergeben meinen wir einen langfristigen Prozess, der sich auf schwerwiegende Verletzungen in unserer Lebensgeschichte bezieht; häufig auf solche, die bereits vor langer Zeit geschehen sind (oft auch in der Kindheit). Mit Verzeihen dagegen meinen wir etwas viel Kurzfristigeres: die Fähigkeit, sich zeitnah entschuldigen zu können und Entschuldigungen annehmen zu können; für all die größeren und kleineren Verletzungen, die zu jeder Partnerschaft dazugehören, die wir *nie* umgehen oder verhindern können. Sie sind Teil einer engen Beziehung. Und deswegen ist Verzeihen zentral. Eine Partnerschaft ohne die Praxis des Verzeihens untergräbt systematisch eine tiefere und reifere Form der Liebe. Im Verzeihen liegt die große Chance, an den Verletzungen zu wachsen und sich immer wieder neu zu begegnen.

Verzeihen setzt Selbstverantwortung voraus: Wenn wir verstehen, dass die Verletzungen, die wir durch die Interaktion mit unserem Partner spüren, auch etwas mit uns selbst zu tun haben (siehe ▶ Kap. 5), dann können wir trotz unserer Verletzung versuchen offen zu bleiben, uns mit unserem Gegenüber auseinandersetzen, ihm weiter antworten und uns weiterhin in die Beziehung einbringen.

Verzeihen und um Verzeihung bitten machen es möglich, dass wir wieder in Kontakt miteinander kommen, obwohl wir vorher verletzt haben oder verletzt worden sind. Es ermöglicht uns, unsere Verletzungen heilen zu lassen. Indem wir verzeihen, beenden wir das Richten und Rechnen: Wir hören auf festzustellen, wer Recht hat und wer schuld ist. Indem wir verzeihen und vergeben, können wir die verstummte, kalte und starre Beziehung von uns zum anderen wieder erweichen und öffnen.

- Hänge ich immer wieder an Dingen, die geschehen sind?
- Was müsste ich tun, damit ich besser verzeihen könnte? Was würde dadurch vielleicht wieder möglich werden?

Am Ende dieses Kapitels lohnt es sich, noch einmal den Blick aufs Ganze zu richten.

- Wenn ich auf den „Kreis der Kleinigkeiten mit grosser Wirkung" schaue (Interesse, Großzügigkeit, Verzeihen, Wohlwollen, Dankbarkeit, Zärtlichkeit), was gelingt mir gut?
- Wo könnte ich noch etwas verändern? Welche Wirkung könnte dies auf meinen Partner und somit auch auf mich haben?
- Was bräuchte ich, damit ich diesen Vorsatz auch umsetzen könnte?

6.2 Akute Konflikte lösen

Kennen Sie auch Menschen oder Paare, die das eben Beschriebene wunderbar können: gemeinsam genießen, sich Paarinseln schaffen, einen liebevollen Umgang miteinander pflegen, sich auch nach Jahren noch gegenseitig verwöhnen, von Wochenenden und Urlauben schwärmen. Als hätten sie nie Probleme, keine Auseinandersetzungen. Als könnten sie allem etwas Gutes abgewinnen. Ja, diese Paare gibt es wirklich!

Beispiel

Johanna und Dieter sind, als sie die Paarberatung aufsuchen, seit 10 Jahren zusammen und bezeichnen sich selber leicht scherzhaft als „bestes Paar ever". Sie hatten bisher eine super Beziehung, konnten über die Streitigkeiten der anderen Paare oftmals nur staunen. Sie selber haben sich bisher noch nie wirklich gestritten. Es gab nur eine kurze Krise. Ausgelöst wurde diese nach dem romantischen Heiratsantrag von Dieter, auf den Johanna schon lange gewartet hatte. Entsprechend freudvoll nahm sie ihn an. In der Vorbereitung auf die Hochzeit befielen sie plötzlich unverständliche Zweifel, ob die Hochzeit wirklich eine gute Idee sei. Der Grund lag nicht an Dieter, sondern an ihren Eltern. Die Ehe der Eltern war derart zerstritten, dass Johanna mit einem Mal eine eigenartige Angst vor der eigenen Ehe bekam. Nach zwei Wochen legte sich diese Angst wieder. Johanna und Dieter feierten eine wunderschöne Hochzeit. Auch nach der Hochzeit waren sie glücklich, stritten nie bis … bis Johanna immer klarer wird, dass sie keine Kinder möchte. Nie! Dieter dagegen würde sich schon Kinder wünschen. Und plötzlich haben sie einen Konflikt, bei dem sich keiner von beiden einen Kompromiss vorstellen kann und suchen deshalb professionelle Hilfe auf. In ihrer Verzweiflung über die Unlösbarkeit dieses Problems und aus Angst, die eigene Meinung könnte den anderen zu etwas zwingen und unglücklich werden lassen, trennen sie sich erstaunlich schnell.

Auch wenn es irgendwie traurig ist, oft sind es genau diese Paare, die das Glück so unglaublich gut kultivieren können, dass sie die andere Fähigkeit nicht besitzen: die Fähigkeit, größere Probleme und Schwierigkeiten früh genug ernst zu nehmen und anzupacken. Kleinere Probleme, an denen es relativ einfach gewesen wäre zu üben, bemerken sie oft gar nicht. Wir haben es schon an verschiedenen Orten anklingen lassen. Wir kommen nicht unversehrt durch unser ganzes Leben – auch nicht als optimistischer Mensch oder optimistisches Paar. Für langfristiges (partnerschaftliches) Glück ist die Fähigkeit notwendig, sich Schwierigkeiten zu stellen.

Doch warum versuchen wir, Schwierigkeiten in Partnerschaften zu negieren? Meistens erleben wir es als sehr bedrohlich, wenn etwas zwischen uns steht. Wir fühlen uns schnell in unserer ganzen Persönlichkeit angegriffen. Um das zu vermeiden, versuchen wir schwierige Situationen zu ignorieren und uns aufs Positive zu fokussieren. Kurz- und mittelfristig funktioniert das bei vielen gar nicht so schlecht. Allerdings gibt es vier Gefahren:

- Erstens: Das gemeinsame Glück wird irgendwann als schal erlebt. Es entstehen keine wirkliche Tiefe und Verbundenheit. Langeweile schleicht sich ein, selbst bei gemeinsamen schönen Aktivitäten. Es kann sein, dass der Wunsch nach was Neuem (ggf. einer Außenbeziehung) entsteht.
- Zweitens: Wenn Probleme und Konfliktfelder dem Frieden zuliebe immer wieder ignoriert werden, entwickeln sie mit der Zeit eine Eigendynamik. Und so werden aus ursprünglich überschaubaren und prinzipiell gut lösbaren Problemen große und undurchsichtige Brocken. Diese Brocken gefährden den Partnerschaftsfrieden wirklich.
- Drittens müssen wir üben mit Problemen umzugehen. Dies lässt sich leichter bei kleinen Problemen üben. Wenn dann plötzlich die großen Fragen auftauchen, z. B. ob man Kinder haben will oder nicht, ob man heiraten will oder nicht, ob man ein Haus bauen will oder nicht – das heißt Fragen, bei denen es keine einfachen Kompromisse gibt, dann tun wir gut daran, vorher geübt zu haben mit Differenzen umzugehen
- Viertens ist uns das Glück nicht immer hold. Manchmal stellt uns das Leben vor große Probleme, seien es Krankheit, Arbeitslosigkeit … Und auch hier ist es

wichtig, dass wir unsere Partnerschaft nicht „nur" auf glückliche und sorglose Momente ausgerichtet haben, sondern die gemeinsame Erfahrung gemacht haben, auch schwierige Momente gemeinsam zu überstehen.

Das heißt: Differenzen, Probleme und Konflikte sind normal. Sie sind nicht zu umgehen und gehören zu jeder Partnerschaft dazu. Zumindest zu allen, die an einer tiefen und langfristigen Beziehung interessiert sind.

6.2.1 Hoffen oder Fordern?

Also müssen wir lernen, mit unserer Unterschiedlichkeit und den damit verbundenen Konflikten gut umzugehen. Mit Konflikten umgehen heißt immer auch mit unseren Gefühlen umgehen! Erinnern Sie sich? In ▶ Abschn. 4.2. haben wir uns bereits damit auseinandergesetzt, was Gefühle mit uns machen: Sie „zwingen" uns blitzschnell zu Handlungen noch bevor wir über die entsprechenden Konsequenzen nachdenken können. In Paarkonflikten geschieht das gleich doppelt: nämlich bei jedem der Partner.

Grob können dabei drei unterschiedliche Konfliktmuster beobachtet werden, alle mit ihren Vor- und Nachteilen:

- **Die Fordernden**

Bei diesen Paaren sprechen beide Partner Konflikte direkt an. Sie lassen auch Kleinigkeiten, mit denen sie nicht einverstanden sind, nicht im Raum stehen, sondern benennen diese klar und deutlich. Was sie sich wünschen (z. B. Fürsorge, Aufmerksamkeit, Rechthaben, usw.), versuchen sie einzufordern. Die Gefahr besteht dabei, dass sich beide in Anklagen, Vorwürfen und Beschuldigungen verstricken und Konflikte immer stärker eskalieren. Je öfter Konflikte eskalieren, desto größer ist die Wahrscheinlichkeit, dass ein Meinungsunterschied auch beim nächsten Mal eskaliert.

- **Die Hoffenden**

Beide versuchen die Probleme nicht anzusprechen, sondern diese zu umschiffen. Sie hoffen darauf, dass die Probleme sich von selbst auflösen. Einige Probleme lösen sich in der Tat auf. Andere dagegen verschwinden nicht einfach so oder wenn, dann nur für kurze Zeit. Wenn sie dann wieder an die Oberfläche drängen, dann meist nicht kleiner, sondern größer und undurchsichtiger. Hoffende hoffen weiter, der Konflikt möge sich von allein auflösen und verdrängen unangenehme Gefühle und Beobachtungen. Weil das nicht so einfach geht, steigen innere Spannung, Angst und Unzufriedenheit an. Dadurch wird es immer schwieriger, Konflikte auf eine gute Weise anzusprechen.

- **Gemischte Positionen**

Einer der beiden versucht, Probleme direkt und unvermittelt anzusprechen und das Gewünschte zu bekommen. Der andere hofft darauf, dass sich die Probleme von selbst auflösen. Der Fordernde wird durch die fehlende Reaktion des Hoffenden immer fordernder. Der hoffend Ignorierende wird aufgrund dieser Heftigkeit noch stiller und zieht sich immer mehr zurück. Je fordernder der eine wird, desto mehr zieht sich der andere zurück und umgekehrt. Beide erleben Wut, Traurigkeit, Angst und Hilflosigkeit, zeigen es aber anders: offensiv-aggressiv auf der einen Seite, defensiv-passiv auf der anderen Seite. Dieses Konfliktmuster ist in der Wissenschaft auch als „Demand-Withdraw-Muster" bekannt, wobei die Forschungsergebnisse zeigen, dass grundsätzlich eher Frauen die fordernde und Männer die hoffende Position einnehmen (Schrodt et al. 2014).

Welche Position wäre eigentlich die richtige? Eigentlich haben beide Positionen recht und beide haben auch unrecht. In einigen Fällen reagieren wir viel zu schnell und zu heftig. In anderen Situationen wäre es aber gerade wichtig, klar Stellung zu beziehen. Ein erfolgreicher Umgang mit Konflikten geschieht dann, wenn wir nicht automatisch in eines der beiden Reaktionsmuster (Fordern oder Hoffen) „hineinfallen", sondern uns überlegen, was wann sinnvoll ist. Und so gibt es drei konstruktive Möglichkeiten, auf Konflikte zu reagieren, die wir dann in den Folgekapiteln vertiefen:

a) den Konflikt vermeiden, indem wir ihn wohlwollend „entschärfen" (siehe
    ▶ Abschn. 6.2.2)
b) den Konflikt verschieben (siehe ▶ Abschn. 6.2.3)
c) den Konflikt angehen und lösen. (siehe ▶ Abschn. 6.2.4, 6.3 und 6.4)

6.2.2 **Konflikte vermeiden**

Vielleicht stolpern Sie über diese Überschrift: „Konflikte vermeiden" als konstruktive Möglichkeit auf akute Konflikte zu reagieren? Viele Konflikte sind es eigentlich nicht wert, dass man sie austrägt! Wenn wir an die vorherige Einordnung denken (siehe ▶ Abschn. 6.2.1), sollten sich diese Empfehlung natürlich in besonderer Weise die „fordernden" Partner zu Herzen nehmen: Also die Menschen, die das, was sie stört, sofort und oft ungefiltert ansprechen. Dadurch entstehen oftmals aus kleinen, grundsätzlich unbedeutenden Situationen Konflikte, die sich dann hochschaukeln. Und das ist energiemäßig sehr aufwändig, ohne dass es viel bringt.

Aber woher wissen wir, ob es sich um eine Kleinigkeit handelt? Das erste, was wir uns fragen sollten, ist: Wie wichtig/schlimm ist diese Situation für mich *wirklich*? Es gibt so viele Situationen, über die wir uns aufregen, ohne dass sie wirklich relevant wären. Was ist wirklich so schlimm daran, dass der andere Dinge anders handhabt als ich? Dass er Schwächen hat? Dass ich einen Moment warten muss? Könnte es nicht auch sein, dass ich mich gerade etwas in Toleranz oder Akzeptanz üben sollte?

Als nächstes können wir uns fragen: *Unter welchen Umständen* hat sich diese Situation zugetragen? Es geht darum, zu prüfen, ob im Moment „mildernde Umstände" auf meinen Partner anwendbar sind, weil er z. B. müde, gestresst oder krank ist. Denn in solchen Situationen macht es keinen Sinn, jedes Wort auf die Goldwaage zu legen. Wenn wir es in solchen Momenten schaffen würden, großzügig über mürrische Aussagen oder unüberlegte Handlungen (verteilte Schuhe im Korridor, zu spät zum Abend essen kommen …) hinwegzusehen, könnten wir viel unnötigen Streit verhindern. Würde es uns sogar gelingen, dem anderen verständnisvoll zu begegnen, weil wir uns bewusst machen, dass er aus einer innerlichen Notsituation heraus so gehandelt hat, können durch solche Ereignisse sogar Momente der Nähe entstehen. Und zwar, weil der Partner sich gehalten fühlt in einem Moment, in dem er oder sie sich unperfekt verhält oder „außer sich" ist. Das meinen wir, wenn wir davon sprechen, dass es Sinn macht, Konflikte wegen Kleinigkeiten zu vermeiden oder anders ausgedrückt: Viele Konflikte lassen sich durch Verständnis und Wohlwollen entschärfen.

Um Missverständnissen vorzubeugen: Es geht hier nicht darum, Müdigkeit, Gestresstsein oder Krankheit als Ausrede zu benutzen, um nicht verantwortlich gemacht zu werden. Gerade wenn wir häufig müde, gestresst oder krank sind, ist es dringend erforderlich, nach grundsätzlichen Lösungen zu suchen (siehe ▶ Abschn. 6.3 und 6.4). Und: Wenn der andere mir entgegenkommt, indem er nicht einfach drauf los kritisiert, sondern sich fragt, wie wichtig seine Kritik überhaupt ist und vielleicht sogar merkt, dass ich müde bin und mir helfen will, mich wieder zu beruhigen, dann muss ich auch entgegenkommend sein. Das bedeutet, dass ich auch bereit sein muss zu sehen, dass ich eventuell gerade überreagiere. Und es bedeutet, dass ich bereit sein muss, mich wieder zu beruhigen. Wir schreiben dies, weil wir uns in solchen Momenten oft richtig überwinden müssen, uns wieder zu zähmen. Nicht selten gehen unsere Gefühle wie wild gewordene Pferde mit uns durch. Gerade Wut, Trauer, Enttäuschung aktivieren häufig den Impuls, unüberlegt in diesem Zustand verharren zu wollen oder möglichst große Verwüstung anzurichten.

6.2.3 Konflikte verschieben

Bei manchen Konflikten gelingt es uns zu merken, dass es sich gar nicht lohnt, diese auszutragen. Andere Situationen treffen uns jedoch tiefer, auch wenn sie vielleicht auf den ersten Blick ebenfalls wie Alltagsbanalitäten daherkommen. In solchen Situationen ist es für uns nicht möglich, wohlwollend zu reagieren: Wir sind emotional sehr betroffen und werden diese Betroffenheit nicht los, auch wenn wir es versuchen. Diese emotionale Betroffenheit ist gleichzeitig auch der Grund, warum wir in diesen Augenblick nicht in der Lage sind, das Problem loszulassen. Denn wir sind stark mit uns und unseren negativen Gefühlen beschäftigt. Dadurch haben wir weder den Raum, das Problem in der notwendigen Tiefe zu verstehen (= Voraussetzung fürs Problemlösen), noch können wir offen für kreative Lösungen sein. Wenn wir uns tief verletzt, enttäuscht oder beschämt fühlen, fährt unser inneres Notfallprogramm hoch: Die Gefühle machen sich selbständig und geraten außer Kontrolle (siehe ▶ Abschn. 4.2). Und dann passiert – je nach Typ – wieder das oben beschriebene (siehe ▶ Abschn. 6.2.1): Entweder wir stürzen uns in die Schlacht (die fordernden Paare), wir vermeiden unsere Gefühle und die schwierige Situation (die hoffenden Paare) oder einer stürzt sich in die Schlacht, der andere flieht (Paare mit gemischten Positionen). Wir geraten also in unser bekanntes Muster aus Angriff und/oder Rückzug. Ist das passiert, verbringen wir viel Zeit und Energie mit Streiten (oder Schweigen), verletzen uns, versuchen uns vor Verletzung zu schützen … Und all das meistens, ohne der Lösung des Problems auch nur einen Millimeter näher zu kommen.

Natürlich ist es nicht einfach mitten im Gefecht um eine Pause zu bitten. Es braucht ziemlich viel Selbsterkenntnis, um mir einzugestehen, dass ich im Moment gar nicht richtig „handlungsfähig" bin. Wenn wir voll aus unseren Verletzungen heraus reagieren, können wir unmöglich konstruktiv und kreativ etwas gemeinsam erarbeiten. Deswegen wäre es so wichtig, den aktuellen Prozess zu unterbrechen und um eine Pause zu bitten.

Mit dieser Empfehlung Konflikte zu verschieben sind allerdings einige Bedingungen verbunden:

Es geht nicht darum, das Thema unter den Tisch fallen zu lassen (was sehr einfach passiert!). Im Gegenteil: Das Thema muss in einem gemeinsam *definierten* Abstand wieder aufgenommen werden. Je nachdem kann es reichen, das Gespräch für einige Minuten zu unterbrechen, so dass jeder Zeit zur Be-Sinnung und Beruhigung hat. Es geht darum, wieder aus dem inneren Notfallprogramm heraus zu kommen. Manchmal benötigt das nur wenige Minuten. Manchmal kann es aber auch sinnvoll sein, das Thema einige Tage ruhen zu lassen und erst später aufzugreifen. Entweder weil wir vorher nicht genügend ungestörte Zeit finden oder wir nicht genügend innere Ruhe aufbringen können, um entspannter darüber zu diskutieren. Manchmal lässt sich das Eisen besser schmieden, wenn es kalt ist. Konfliktgespräche aufzuschieben, ist somit eine wichtige Strategie, um sie lösen zu können.

Was mit dem Verschieben auch nicht gemeint ist: den Partner „abzuwürgen", nachdem man die eigene Meinung mitgeteilt hat. Die Idee ist nicht, ein eigenes Statement in den Raum zu stellen und dann, wenn der Partner etwas erwidern will, zu sagen: „Du bist gerade so hysterisch, so kann ich nicht mit dir reden". Vielmehr geht es darum, die *eigenen* Grenzen zu erkennen, diese zu benennen und so um Aufschub zu bitten: „Ich merke gerade, dass ich mich verletzt fühle und nicht adäquat antworten kann. Ich möchte mich gerne zuerst beruhigen und dann mit dir dieses Thema besprechen. Gib mir bitte eine halbe Stunden Zeit. Danke."

Das Aufschieben kann auch sinnvoll sein, wenn die äußere Situation eine ernsthafte Auseinandersetzung mit dem Konflikt nicht zulässt: Wenn wir beispielsweise gerade daran sind, die Kinder für einen gemeinsamen Ausflug fertig zu machen, wenn der erwartete Besuch im Anmarsch ist, wenn wir auf dem überfüllten Bahnsteig auf einen verspäteten Zug warten, wenn wir sowieso schon gereizt, müde, traurig sind. Im Grunde gibt es fast keinen Moment, der sich wirklich eignet, die „Sache" auszudiskutieren, zumindest nicht zufällig. Deswegen müssen wir aktiv Zeit einplanen, um offene Themen auszudiskutieren; auch, wenn gerade sehr viel los ist und solche Zeiten fast nicht zu organisieren sind. Dann sogar erst recht.

6.2.4 **Konflikte angehen**

Wenn wir Konflikte, die auf Kleinigkeiten beruhen vermeiden und Konflikte verschieben, wenn die Rahmenbedingungen nicht passen, können wir unheimlich viel Energie sparen: die Energie, die wir damit verbringen, uns gegenseitig Vorwürfe an den Kopf zu werfen und zu verletzen, wobei im Endeffekt nur die Resignation steigt, weil wir keine Lösung finden.

Schaffen wir es, diese unnötigen Konflikte zu umgehen, wird genau diejenige Energie frei, die wir brauchen, um uns Themen zu widmen, bei denen es ums Eingemachte geht. Relevante Konflikte müssen wir angehen! Das betrifft alle Paare. Ganz besonders müssen sich dies jedoch die hoffenden Paare zu Herzen nehmen.

Und diese heißen Eisen schmieden wir, wenn sie etwas abgekühlt sind! Das heißt, wir führen das Gespräch erst dann, wenn wir in uns genügend Ruhe und emotionale Distanz spüren. In erster Linie geht es darum, dass beide bereit sind, eine bestimmte Haltung gegenüber dem schwierigen Thema und dem Partner einzunehmen. Die wesentlichsten Bestandteile davon sind:

- Ich bin jetzt bereit, mich diesem schwierigen Thema zu stellen.
- Ich bin jetzt bereit, mich zu öffnen und mich auf die Welt meines Partners einzulassen.

Als Motto für die Lösung solcher Konflikte kann gelten: „Nichts ist verlustreicher als ein Sieg über den Partner." (Willi 2002, S. 42). Ein Sieg über meinen Partner löst bei diesem höchstens Rache aus, führt in Machtkämpfe oder Resignation, die jede Kooperationsbereitschaft sterben lassen. Statt den Partner zu etwas zwingen zu wollen (zum Zuhören, Verstehen, Nachgeben), geht es darum, dass *ich* bereit bin, freiwillig meinem Partner diese Qualitäten entgegen zu bringen. Wenn ich will, dass man mir zuhört, muss ich zuerst selbst zuhören!

Das setzt voraus, dass wir bereit sind, uns auf die Unterschiedlichkeit unseres Partners tiefergehend einzulassen. Wir müssen uns wirklich *auseinandersetzen* mit unseren unterschiedlichen Auffassungen, Bedürfnissen und Beweggründen. Es geht darum, die gegenseitigen Positionen zu verstehen, um sie dann möglichst friedfertig und gleichberechtigt „auszuhandeln". Nur so können wir Lösungen finden, zu denen keiner von uns gezwungen wurde, weil die Bedürfnisse beider bestmöglich berücksichtigt worden sind. Das beinhaltet, manchmal eigene „Besitzansprüche" aufzugeben. Dieses Aufgeben bedeutet nicht, dem anderen zu unterliegen, sondern zu verstehen, dass durch unser Entgegenkommen Frieden auf einer höheren Ebene möglich wird.

Und dafür brauchen wir, einmal mehr, Ruhe. Und zwar innere und äußere Ruhe. Ruhe ist die Voraussetzung für innere Freiheit. Und innere Freiheit ist die Voraussetzung für grundlegende, kreative Problemlösungen. Innere und äußere Ruhe sind also der Rahmen, den wir stecken müssen, um tiefergehende Problemlösungen zu ermöglichen.

- Innere Ruhe meint, dass wir uns von unserem Zorn, unserer Wut, dem Ärger, der Verzweiflung, den Vorwürfen, den akuten Ängsten, der lähmenden Traurigkeit so lösen konnten, dass wir offen für das Gespräch und den Partner sind. Man könnte auch sagen: Wir müssen dafür sorgen, dass unser Herz wieder offen ist für unseren Partner (siehe ▶ Abschn. 4.2 und 5.2). Falls das über längere Zeit nicht möglich ist, ist wahrscheinlich professionelle Unterstützung notwendig (siehe ▶ Kap. 8).
- Äußere Ruhe meint, wie bereits beschrieben (siehe ▶ Abschn. 6.2.3): Genügend Zeit einräumen und unerwünschte Störungen durch Kinder, Anrufe oder Außenstehende vermeiden. In der Regel entstehen solche Gespräche nicht von allein, sondern wir müssen sie einplanen.

Erst wenn wir es schaffen, diesen äußeren und inneren Rahmen zu schaffen, sind wir bereit, den Konflikt anzugehen. Das umfasst im Grunde zwei Dinge: verstehen, was gerade so schwierig ist (siehe ▶ Abschn. 6.3) und, basierend auf diesem Verstehen, gemeinsam etwas Neues wagen (siehe ▶ Abschn. 6.4).

- Welche Konflikte könnten und sollten wir vermeiden?
- Welche Konflikte sollten wir verschieben?
- Welchen Konflikten müssten wir uns stellen?

6.3 Das gemeinsame Unglück verstehen

Sie:	Dass du immer Fernseh schauen musst …
Er:	(schweigt) STILLE
Sie:	Mein Gott, ist das bescheuert.
Er:	(schweigt) STILLE
Sie:	Du bist ein typischer Mann geworden, füllst dir jeden Abend die Birne mit hohlen Sendungen.
Er:	(schweigt) STILLE
Sie:	Hallo??? Hast du nichts Besseres zu tun als vor der blöden Glotze zu hängen?
Er:	Was ist denn? Kann ich nicht wenigstens jetzt ein bisschen Ruhe haben?
Sie:	Ruhe? Merkst du nicht, wie langweilig du geworden bist?
Er:	Ach so. Und du bist wohl voll die Partyrakete, oder was?
Sie:	Nein, bin ich nicht. Ich bin durch dich auch richtig langweilig geworden. Du nimmst mir die ganze Freude, du ziehst mich richtig runter. Das kotzt mich so an.
Er:	Soll ich dir mal erzählen, was mich ankotzt? Mich kotzt an, dass du immer nur…

Erinnern sie sich an die 43-jährige Frau beim Therapeuten (siehe ▶ Abschn. 5.1), die so gerne wieder einmal mit ihrem Mann ins Kino gehen würde? Hier sind wir mitten in einem der typischen Konflikte dieses Paares. Die genauen Dialoge und die Heftigkeit variieren natürlich. Aber im Kern kommt läuft es immer auf das Gleiche heraus. Und dabei hat dieses Paar bereits vieles versucht: Abmachungen, wie oft pro Woche er in Ruhe fernsehen kann und wann/wie oft sie etwas zusammen machen. Abmachungen, wer wann das Fernsehprogramm bestimmen darf. Es klappt aber einfach nicht.

6.3.1 Offenheit für die Botschaft des Problems

Es geschieht oft, dass wir uns zwar bemühen die partnerschaftlichen Probleme zu lösen, es aber irgendwie nicht schaffen. Der Grund dafür ist recht einfach: Wir gehen die Probleme oft auf der falschen Ebene an. Denn vielleicht geht es im obenstehenden Beispiel gar nicht um das Fernsehen?

■ Die richtige Ebene finden

Vielleicht ist das dahinterliegende Problem, dass sie sich mehr Nähe, mehr Wertschätzung und mehr Aufmerksamkeit wünschen würde. Sie tut sich aber schwer, das so zu sagen. Vielleicht kommt erschwerend dazu, dass sie sich selbst nicht so gut wertschätzen kann, da sie oftmals sehr abwertend über sich denkt. Und je negativer sie über sich denkt, desto stärker ist sie von der Wertschätzung des Gegenübers abhängig. Und je mehr sie diese bei ihm sucht (und je energischer, stürmischer und verzweifelter sie diese einfordert), desto mehr fühlt er sich überfordert, hilflos und ohnmächtig. Und desto mehr sucht er Schutz, indem er sich zurückzieht und es sich vor dem Fernseher bequem macht. Und das bestätigt sie in der Annahme, nicht wertvoll zu sein. Ihre Gedanken werden dadurch wiederum negativer und die Verzweiflung steigt.

Vielleicht ist es aber auch anders: Vielleicht spürt er eine Leere in sich: In seinem Leben, in seiner Arbeit, in seiner ganzen Existenz. Irgendwo tief in ihm, gibt es eine große Unzufriedenheit, ein Gefühl der Sinnlosigkeit. So etwas macht Angst und zwar so fest, dass er sich nicht traut, wirklich hinzuschauen und zu ergründen, was es damit auf sich hat. Und so versucht er dieses Gefühl zu zerstreuen, sich abzulenken: Mit der Arbeit, mit Fernsehen, mit Sport … Bei aller Zerstreuung bleibt jedoch ein schales Gefühl zurück. Aber lieber Ablenkung, als sich diesem Gefühl zu stellen. Und vielleicht geht es ihr gleich? Auch sie hat dieses Gefühl der Leere in sich und auch sie hält es kaum aus und kann es ebenso wenig benennen wie er. Sie flüchtet vor diesem Gefühl, indem sie ihn und seine Glotze dafür verantwortlich macht. Vielleicht.

Vielleicht ist es auch ganz anders. Was allerdings recht klar ist: Wenn sich die Probleme wiederholen, sich wie zäher Kaugummi durch unsere Leben ziehen, dann müssen wir versuchen, ein tieferes Verständnis zu erlangen. Ich muss meine Probleme besser verstehen und mein Partner muss meine Probleme besser verstehen lernen. Muster (Streits, Auseinandersetzungen), die sich wiederholen, haben eine Bedeutung. Sie sind zwar (sehr!) nervig, aber sie wiederholen sich, weil wir ihre „versteckte" Botschaft noch nicht erkannt haben. Versteckt ist die Botschaft deswegen, weil sie uns Angst macht. Und wenn es uns wegen dieser Angst nicht gelingt diese Botschaften zu hören, dann können wir das wirkliche Problem weder sehen, noch lösen oder annehmen. Es bleibt ein Unbehagen, es kommt zu weiteren Verletzungen, zu mehr Streit, zu steigenden Aggressionen oder zum Rückzug.

Der Schlüssel, um unsere Probleme anzugehen, ist, offen für ihre Botschaft zu sein. Unser Partner fungiert dabei oftmals als „Übermittler" dieser Botschaft. Er kennt uns sehr genau und seine Vorwürfe treffen dabei oft ins Schwarze. Allerdings werden sie durch seine eigenen Verletzungen oftmals nicht adäquat vorgebracht. Die Form stimmt nicht. Und so verschließen wir uns vor dem, was unser Partner uns zu sagen versucht.

■ Den Partner zum Freund machen

Wie soll das gehen: die tiefere Botschaft eines Problems verstehen? Zentral ist vor allem eines: sich dem Partner gegenüber zu öffnen – trotz des Konflikts. Öffnen heißt hier, bereit sein, das Herz wieder auf zu machen. Bereit sein für die Gefühle und Beweggründe des Partners. Und gleichzeitig offen sein für die eigenen Gefühle und Bedürfnisse.

Doch dies ist schwierig, denn Konflikte und Verletzungen verführen genau zum Gegenteil. Sie senden Handlungsimpulse wie „Verschließe dich!"; „Kämpfe bis zum Äußersten gegen die Person, die dich so sehr verletzt hat!" oder „Schütze dich durch Rückzug!". Es fühlt sich an, als ob das eigene Herz einen Stich erfährt, gefriert, sich verhärtet, eine Schale oder Mauer sich um unser Innerstes aufbaut oder eine innere Türe geschlossen wird. Dadurch machen wir unseren Partner manchmal zu einem Fremden, manchmal sogar zu einem Feind (Wile 2008). Zum *Fremden* machen wir ihn dadurch, dass wir versuchen, die eigenen Gedanken und Gefühle zu verstecken, um unverletzbar zu sein. Setzen wir Druck auf, wiederholen die Forderungen immer fordernder, lassen unsere Frustration und die daraus resultierenden Aggressionen an unserem Partner aus, machen wir ihn zu unserem *Feind*. Das heißt: Wir umgeben uns mit einem Schutzpanzer, lassen das Gegenüber nicht mehr an uns heran. In uns wird es eng und hart. Und je länger und öfter das geschieht, desto dicker wird dieser Schutzpanzer … Bis er so dick wird, dass wir selbst (fast) keinen Zugang zu unseren Gefühlen mehr haben.

Das Ziel wäre, den Partner auch im Streit als Freund, als Verbündeten zu gewinnen. Das geht nur, wenn wir unsere eigenen Verletzlichkeiten preisgeben und respektvoll mit der Verletzlichkeit unseres Partners umgehen. Dafür müssen wir aber den Schutzpanzer ablegen: vor uns selbst, aber auch vor unserem Partner. In erster Linie geht es auch dabei um eine innere Haltung. Ich höre auf zu kämpfen und zu verletzen und versuche zu verstehen. Ich bin bereit mich mit meinen Unzulänglichkeiten auseinander zu setzen und mich zu öffnen. Ich versuche meinen Partner an die Hand zu nehmen und auch mich an die Hand nehmen zu lassen, damit wir gemeinsam unsere Schwierigkeiten besser verstehen. Und dafür müssen wir offen und wohlwollend miteinander sprechen.

6.3.2 Über Probleme sprechen

Offen sprechen heißt zu versuchen, ohne Vorwürfe zu sprechen und dem Partner unsere vollste Aufmerksamkeit und unser echtes Interesse zu schenken. Dafür können folgende Gesprächsregeln helfen, die Sie vielleicht bereits aus Paar-Ratgebern oder -Seminaren kennen (z. B. Bodenmann und Fux 2013).

■ Aufmerksames und mitfühlendes Zuhören

Das wichtigste überhaupt ist Zuhören. Wenn wir verstanden werden wollen, müssen wir zuerst versuchen, den anderen zu verstehen. Und dafür müssen wir zuhören. Zuhören heißt das Gegenüber verstehen *zu wollen*. Das klingt erstmal recht banal, ist aber oftmals nicht einfach umzusetzen, denn es geht dabei nicht um ein oberflächliches, sondern um tiefes Verstehen. Es geht darum zu verstehen, was mein Gegenüber im Innersten umtreibt, verängstigt oder verletzt. Dies bedeutet: Hören, was gesagt wird, und nicht hören, was man vermutet. Es geht darum, genau hinzuhören und zu verstehen, worum es dem anderen im Kern geht. Die Kritik durch den

Partner ist eine große Chance, persönlich weiter zu kommen. Und so sollte die Kritik ernstgenommen und ernsthaft überprüft werden. Wir versuchen dabei nicht an der äußeren Form hängen zu bleiben, sondern die Botschaft herauszuhören.

- ■ **Bewusstes und freundliches Sprechen**

Weil das Zuhören für die Kommunikation derart zentral ist, müssen wir versuchen, dem Partner das Zuhören so einfach wie möglich zu machen. Dies beinhaltet mit ihm zu reden, ohne Vorwürfe, Verallgemeinerungen, Spitzen und Kanten. Wieder einmal klingt das einfach, ist es aber nicht. Gerade wenn wir Unangenehmes ansprechen möchten, sind wir gleichzeitig innerlich verletzt. Aus dieser Verletzung heraus ist es nicht einfach, über genau diese Verletzung zu sprechen. Es ist viel einfacher, den anderen anzugreifen. Dies kann offensichtlich geschehen oder so subtil, dass wir es häufig selbst gar nicht merken. Der Partner hingegen nimmt selbst die subtilsten Angriffe, Verallgemeinerungen oder Abwertungen sehr schnell wahr; daraufhin fährt er seine Abwehr- und Schutzmechanismen hoch, die es ihm dann erschweren, aufmerksam und offen zuzuhören. Das bewusste und freundliche Sprechen ist der Kern eines guten und gelingenden Gesprächs!

- ■ **Sprechen von den eigenen Gefühlen**

Um beim Sprechen nicht in die Angriffs- und Vorwurfsfalle zu tappen, hilft es, von sich zu sprechen: von den eigenen Bedürfnissen, Gefühlen, Gedanken. Durch bewusstes Sprechen von mir und dem, was ich erlebt habe, geben wir unserem Partner die Chance, wirklich zuhören zu können. Ich erzähle von dem, was in mir vorgeht, von meinen Gefühlen, von meinen Schmerzen und meine Verletzungen und versuche dabei einerseits offen zu sein dafür, was ich *wirklich* fühle und versuche mein Erleben dann ohne Vorwürfe meinem Gegenüber zu schildern.

Wie bei vielen Dingen, die wir schreiben, ist auch hier nicht die Theorie, sondern die Praxis die Herausforderung. Wie könnte so ein Gespräch aussehen? Gehen wir doch noch einmal zum Beispiel unseres Paares zurück: die 43-jährige Frau, die so gern mit ihrem Mann ins Kino gehen würde und er, der lieber fernsehen möchte. Ihr Gespräch hatte nicht gerade gut begonnen, wie könnte es nun konstruktiver weitergehen?

Er:	Soll ich dir mal erzählen, was mich ankotzt? Mich kotzt an, dass du immer nur …
Sie:	… ach ich, immer ich. Was kotzt dich denn an mir SO fest an?
Er:	Was mich ankotzt ist, dass du …, du… Ach Scheiße!
Sie:	…
Er:	Jetzt fangen wir wieder an zu streiten. Das bringt doch echt nichts, oder?
Sie:	(weint leise) STILLE
Er:	Ich weiß, du möchtest mit mir weg, ins Kino und so … aber ich … ich bin einfach müde. STILLE

Sie: Ja, schon, aber es ist nicht nur das … Es ist mehr. Ich möchte nicht nur, dass du … dass du etwas mit mir unternimmst, sondern … Es tut mir auch weh, dich so müde und erschöpft zu sehen. Es tut mir leid für dich und auch für mich … es tut mir leid für uns.

Er: Hmmm.

Sie: Es tut mir leid für uns, weil ich mich dadurch von dir entferne. Du erinnerst mich so an meinen Vater, wie er immer vor der Glotze gesessen ist… unansprechbar für alle … Dies will ich nicht. Und wenn ich dich da so liegen sehe, dann …. dann entferne ich mich von dir, und ich werde ärgerlich und schreie dich an.

Er: Hmm. Aber ich bin nicht dein Vater.

Sie: Ja, ist mir klar … und ich will auch nicht, dass du so wirst … Sorry … aber es löst das gleiche Scheißgefühl aus wie damals zu Hause. Dieses Gefühl von … von … von Leere und Sinnlosigkeit. Und das halte ich fast nicht aus.

Er: Hmmm. Ja … Aber es … aber ich fühle mich irgendwie gerade wirklich leer und vieles wirkt echt gerade sinnlos. Und wenn du mich dann noch so anschreist, dann…..

Sie: dann… (schaut ihn mitfühlend und interessiert an)

Er: … dann will ich mich einfach nur noch zurückziehen. Dann will ich nur noch Ruhe… Das halte ich fast nicht aus. Und dann wirkt alles nur noch sinnloser.

Sie: Hmm. Das tut mir leid, das will ich nicht, ich will dich nicht anschreien, aber ich möchte auch nicht, dass du so rumhängst. Dir zuliebe nicht, aber auch mir und uns zuliebe nicht …

Er: ….

Sie: … aber was sollen wir jetzt tun?

Er: Ich weiß auch nicht …

Sie: … aber wieso, hmmm … Weißt du, warum du dich so leer fühlst?

Das Paar hätte auch in diesem Dialog die verschiedensten Möglichkeiten gehabt, wieder mit Streit zu beginnen. Beide haben sich nicht perfekt an die obigen Regeln gehalten. Aber beiden gelang es eine Haltung einzunehmen, aus der heraus sie sowohl den anderen als auch sich selber wirklich verstehen wollten. Beiden ist es gelungen, sich nicht auf eine oberflächliche Problemlösung zu fokussieren, sondern dem anderen nahe zu bleiben. Durch dieses wiederholte „offen bleiben trotz Konflikt" konnten sie immer wieder die im Gespräch auftretenden schwierigen Mini-Momente lösen und das Gespräch auf einer konstruktiven Ebene weiterführen.

Das Problem kann vielleicht ein sehr temporäres sein, vielleicht kämpft dieser Mann einfach mit einer Wintermüdigkeit, vielleicht ist es komplexer und hat mit seiner unbefriedigenden Arbeit zu tun, vielleicht ist es eine „Midlife"-Krise, vielleicht ist es eine Sinnkrise, vielleicht irgendetwas anderes. Vermutlich ist es jedoch so, dass sowohl ihre als auch seine Leere genau durch ein solches Gespräch ein bisschen reduziert werden. Durch ein solches (oder ähnliches Gespräch) ist das Problem in seiner ganzen Tiefe noch nicht verstanden, aber beide fühlen sich weniger allein mit ihren

Problemen. Und in folgenden Gesprächen haben sie die Möglichkeit, dieser Leere nachzugehen. Vielleicht versteht er sie jetzt bereits etwas besser, vielleicht braucht er noch Zeit.

6.3.3 Sich Zeit nehmen

Je besser es uns gelingt trotz Meinungsunterschieden freundlich miteinander zu reden und den anderen in seinen Verletzungen zu verstehen, desto besser können wir erkennen, was im Grunde unser gemeinsames Problem ist. Das bewusste Reden sowie das mitfühlende Zuhören sind die Schlüssel für eine gemeinsame Problemlösung. Natürlich ist dies nicht einfach: Je tiefer der Konflikt greift, desto schwieriger ist er zu verstehen und aufzulösen. So gesehen, ist es auch klar, dass komplexe Probleme nicht einfach von heute auf morgen gelöst werden können. Solchen Herausforderungen und dem gegenseitigen Verstehen müssen wir uns *langsam* annähern. Dafür brauchen wir Zeit und Geduld:

- **Zeit für die Vorbereitung des Gespräches**

Es ist sinnvoll, dass wir uns auf schwierige Paargespräche vorbereiten. Allerdings nicht mit Argumenten oder Themenlisten. Im Gegenteil: Wir sollten uns nicht im Vorfeld des Gesprächs in die Probleme und die eigene Position verbeißen. Vielmehr ginge es darum zu versuchen, die Anspannung weichen zu lassen und dem Gefühl der Offenheit wieder Raum zu verschaffen. Wir könnten überdies versuchen, unsere inneren Verhärtungen weicher werden zu lassen und unser Herz wieder zu öffnen, die Enge in der Brust oder im Hals so gut wie möglich loszulassen, Schulter, Gesichts- und Halsmuskeln zu entspannen. Dabei hilft es, dass wir uns wieder bewusst machen, was wir am Partner schätzen und lieben. Hilfreich ist auch, dass wir uns darauf vorbereiten, unserem Partner Einblicke in unser Innerstes zu gewähren statt ihm in unserem Angriffs- oder Schutzpanzer gegenüberzutreten.

- **Zeit fürs Gespräch**

Dass solche Gespräche nicht in fünf Minuten geführt werden können (nicht am Morgen vor dem Arbeiten, nicht vor der Lieblingssendung oder dem gleich eintreffenden Besuch) liegt auf der Hand. Dauern sie aber zu lange, überfordert uns das! Solche Gespräche sind anstrengend und deswegen nicht als „Open-End-Variante" zu empfehlen. Wir könnten uns bereits im Vorfeld auf eine ungefähre Gesprächsdauer einigen. Es geht auch weniger darum, dass wir das Problem im definierten Zeitfenster lösen müssen, sondern um die Erfahrung, dass wir uns trotz Konflikt füreinander Zeit nehmen und uns der Sichtweise des anderen öffnen.

Zeit für ein Gespräch einzuräumen heißt auch, dass wir gerade bei hochkonflikthaften Themen besondere Vorkehrungen treffen. Für sehr schwierige Gespräche ist es sinnvoll, wenn wir vorher ausmachen, dass erst der eine Partner Zeit hat seine Ansicht zum Problem zu äußern (also die Sprecherrolle einnimmt), während der andere „nur" zuhört und zu verstehen versucht (also die Zuhörerrolle einnimmt).

Und dann, in einem zweiten Schritt, tauschen wir die Rollen. Manchmal lassen sich in solchen Gesprächen Lösungen finden und die unangenehmen Gefühle verflüchtigen sich. Manchmal endet ein Gespräch in Verbundenheit. Manchmal auch nicht. Dies darf sein und ist vollkommen normal! Wir können nicht jedes Gespräch harmonisch und in vollster Übereinstimmung beenden. Wenn das Ende nicht so harmonisch endet, wie gewünscht, dann ist es wichtig, sich gegen Ende des Gesprächs Zeit zu nehmen und trotz (!) des verbliebenen Unverständnisses wieder zueinander zu finden. Das kann darüber geschehen, dass wir beides benennen: das, was wir im Gespräch verstanden haben, aber auch das, was offen geblieben ist und in einem weiteren Gespräch noch der Klärung bedarf. Das kann zusätzlich auf einer körperlichen Ebene geschehen, indem wir uns z. B. in den Arm nehmen. So können wir auf einer anderen Ebene eine Brücke über unser Unverständnis hinweg bauen und uns helfen, uns wieder zu öffnen und dran zu bleiben.

■ **Zeit für Pausen**

Trotz Vorbereitung und sehr bemühter Gesprächsführung kommt es vor, dass die Gefühle (zeitweise) mit einem Partner oder beiden durchgehen. Das ist okay! Das ist kein Zeichen des Scheiterns, sondern ein Zeichen dafür, dass eine kürzere oder längere Verschnaufpause notwendig ist.

■ **Zeit für Veränderung**

Wenn man es richtig macht, lassen sich Probleme in ein bis zwei Gesprächen lösen. Schön wär's! Veränderungen brauchen Zeit. Manchmal sehr viel Zeit. Um unsere Konflikte zu verstehen, müssen wir immer wieder miteinander Gespräche führen. Immer wieder schwierige Situationen benennen. Immer wieder versuchen, den anderen zu verstehen, immer wieder Lösungen probieren. Solche Gespräche werden auch nicht überflüssig, wenn die Partnerschaft gut funktioniert. Das ist jetzt vermutlich nicht die Botschaft, die Sie lesen wollten. Aber es gibt auch eine gute Nachricht: Was sich verändert ist das „Sprengpotential" solcher Gespräche. Sie werden, auch wenn sie tiefer gehen, weniger anstrengend! „Wise couples are slow!" Weise Paare nehmen sich Zeit und lassen sich von der Zeit nicht unter Druck setzen.

— Welche Botschaft könnte hinter unseren gemeinsamen Problemen stecken? Für mich? Für uns?
— Was könnte mir helfen, in schwierigen Gesprächen meinem Partner gegenüber offen zu bleiben, ihn als Freund zu behalten?
— Was könnte mir helfen, besser zuzuhören und bewusster über schwierige Themen zu sprechen?
— Wie könnten wir uns Zeit einräumen und geduldiger sein, damit wir an schwierigen Themen dranbleiben würden?

6.4 Zusammen Neues wagen

Zu verstehen, was uns beschäftigt, was immer wieder zu Konflikten führt, ist wichtig. Je besser und umfassender wir etwas verstehen, desto leichter können wir den Hebel auf der richtigen Ebene ansetzen. In unserem Beispiel oben hat das Paar z. B. inzwischen verstanden, dass es nicht nur ums Fernsehschauen geht. Dahinter steht wahrscheinlich die innere Leere des einen (und vielleicht auch von beiden!). Das Verstehen erfüllt daher keinen Selbstzweck. Denn am Ende geht es darum, unser Verhalten auf der passenden Ebene zu verändern. Die Tatsache, dass wir etwas noch nicht genug verstanden haben, sollte uns nicht daran hindern, neues Verhalten auszuprobieren. Oder wie es Franklin Roosevelt so eingängig formulierte: „Do something. If it works, do more of it. If it doesn't, do something else." (Tue etwas. Wenn es wirkt, tue mehr davon. Wenn es nicht wirkt, probiere etwas anders).

6.4.1 Alte Verhaltensweisen nicht zu lange wiederholen

So einfach dieses Zitat klingt, so schwer ist einmal mehr die Umsetzung. Denn wenn wir in Schwierigkeiten kommen, greifen wir meistens auf bewährte Lösungsversuche zurück, und funktionieren nach dem Motto: „Mehr desselben". Wir versuchen die anstehenden und wachsenden Probleme dadurch zu lösen, dass wir die bisherigen Strategien öfter und intensiver wiederholen. Wenn wir beispielsweise Angst haben, nicht gehört zu werden, tendieren wir dazu, lauter zu reden und immer mehr Druck aufzusetzen. So wie sich die 43-jährige Frau in obigem Beispiel immer vehementer darüber beschwert hat, dass ihr Mann im Fernsehsessel hängt. Daraufhin zog sich ihr Mann noch mehr zurück, worauf sie noch lauter wurde. Am Ende führte das beide in eine Sackgasse.

Es gibt einige Erklärungen dafür, warum wir gewisse Verhaltensweisen zu lange anwenden. Einerseits machen Probleme Stress. Und Stress macht „eng", was auch bekannt ist als „Tunnelblick". Des Weiteren ist es so, dass wir auf bestimmte Verhaltensweisen zu lange zurückgreifen, weil sie früher einmal funktioniert haben. Dieses „früher" kann bedeuten: Früher in dieser Beziehung, früher in anderen Beziehungen oder auch früher in der Kindheit. Je wichtiger diese Strategien früher für uns waren, desto mehr klammern wir uns daran fest (siehe ▸ Abschn. 4.1). Wir erkennen nicht, dass unsere Umwelt inzwischen eine andere ist. Und wir erkennen nicht, dass wir uns ebenfalls verändert haben und möglicherweise inzwischen andere Fähigkeiten zur Verfügung hätten.

Und so halten wir oft (unbemerkt) an alten Mustern und Lösungsversuchen viel zu lang fest. Und weil nichts funktioniert, obwohl wir so viel ausprobieren (ohne zu bemerken, dass wir gar nicht so viel *Verschiedenes* probiert haben), steigt unsere Resignation, und wir haben das Gefühl unseren Problemen gegenüber machtlos zu sein (siehe ◘ Abb. 2.1).

Meist wiederholen wir ein vertrautes Verhalten so lange bis uns das Wasser bis zum Hals steht. Erst wenn der Druck immens ist, wechseln wir die Strategie. Dann allerdings in der Erwartung, dass sich *jetzt sofort* etwas sehr Grundlegendes ändern muss!

6.4.2 Neue Verhaltensweisen lange genug ausprobieren

Während wir also vertraute Verhaltensweisen viel zu oft wiederholen, ist es auf der anderen Seite so, dass wir neue, andersartige Verhaltensweisen zu wenig lang ausüben. Zu schnell geben wir auf, wenn sie nicht direkt von Erfolg gekrönt sind. Neues zu wagen braucht Mut und ist anstrengend. Oft schwingt auch viel Angst mit: Die Angst mit dem neuen Verhalten zurückgewiesen oder abgelehnt zu werden. Daraus entsteht dann ein mehrdeutiges Verhalten:

Der Mann aus dem obigen Beispiel bringt eines Abends seiner Frau Kinogutscheine mit. Allerdings fügt er hinzu: „Du kannst ja dann mal mit jemanden gehen, der nicht langweilig ist". Im Grunde wäre das ein mutiger Vorstoß, seine Frau ins Kino einzuladen … Aber dieser wird von der Angst des Mannes überdeckt, seine Frau könnte ihn als zu langweilig empfinden. In dieser Situation müsste seine Frau schon sehr wach sein, um auf seinen Mut zu reagieren, indem sie z. B. sagen würde: „Ich würde sehr gern ins Kino gehen. Und zwar am liebsten mit dir!" Vielleicht gelingt ihr das, weil sie ja inzwischen etwas verstanden hat von seiner inneren Leere, von seiner Angst, langweilig zu sein. So könnten die beiden eine riesige Chance nutzen, statt in die sehr naheliegende Falle zu tappen darüber zu streiten, dass er durch seine ungeschickte Art alles kaputt macht…

Führen diese oft (aus verständlichen Gründen) mehrdeutigen Versuche nicht zum erwarteten Erfolg oder werden sie abgelehnt, ist dies für uns ein Beweis dafür, dass eben auch das neue Verhalten nicht funktioniert. Und eine Ablehnung kann schnell geschehen, da häufig auch der Partner auf Neuartiges ungeschickt reagiert: „Warum willst du mich umarmen? Musst du was beichten oder willst du Sex?" Dabei wäre die neue Idee gut gewesen! Nur die Unsicherheit auf beiden Seiten hat zum Misslingen beigetragen. Wir könnten uns also helfen, wenn wir uns gegenseitig bei unseren teils noch wackeligen neuen Gehversuchen stützen!

Wichtig ist auch, dass wir neuen Verhaltensweisen Zeit geben. Wir müssen diese wiederholt anwenden, damit sie ihre Wirkung entfalten können. *Ein* Lob führt nicht immer zu einer grundsätzlichen Verbesserung der Stimmung, *eine* Umarmung nicht zu grundsätzlich mehr Intimität. Es sind kleine, aber ausdauernde Schritte notwendig, damit positive Veränderungen beginnen können.

Andersrum: Es lohnt sich, Veränderungen möglichst früh zu wagen. Fangen wir gleich an, morgen wird es nicht besser. Wenn wir unsere Veränderungswünsche und das, was wir ausprobieren möchten, mit unserem Partner besprechen, kann dies unsere Chancen deutlich erhöhen, dass wir erfolgreich sind. Ein solches Gespräch zu führen braucht Mut, aber anders geht es nicht. Wenn wir uns trauen, unserem Partner zu sagen, was wir uns tief im Herzen wünschen und was wir an unserem Verhalten verändern möchten, öffnet das möglicherweise auch sein Herz und motiviert ihn zur Mithilfe. Und es schafft mehr Verbindlichkeit.

- Welche Verhaltensweisen zeige ich immer wieder, ohne dass sie uns weiterbringen?
- Was müsste ich länger, liebevoller, aber gleichzeitig hartnäckiger einfordern?
- Wie könnten wir als Paar besser zusammenarbeiten, wenn wir Neues ausprobieren?

6.5 Trennung als Lösung

Wir haben nun vielfältig beschrieben, wie Konflikte in Beziehungen eine Chance und die Möglichkeit zur gemeinsamen Weiterentwicklung sein können. So weit, so gut. Es gibt jedoch Situationen, in denen es keinen Sinn mehr macht, die Beziehung weiter zu führen. Zu erkennen, wann die Zeit reif ist, eine Beziehung zu beenden, gehört wohl zu den schwierigsten Entscheidungen in einer Partnerschaft. Denn woher können wir wissen, was sich in Zukunft noch verändern könnte? Woher sollen wir wissen, welche anderen Möglichkeiten außerhalb unserer Beziehung auf uns warten? Die Antwort ist relativ einfach: Wir können es nie sicher wissen. Selbst die größten Entscheidungen müssen wir ins Ungewisse hinein fällen. Und doch müssen wir entscheiden.

Bevor wir nun verschiedene Entscheidungssituationen anschauen, möchten wir noch eine zentrale Regel besprechen: Um eine Beziehung aufrecht zu erhalten, braucht es immer zwei. Um eine Beziehung zu beenden reicht einer! Auch wenn dies etwas banal klingt, zeigt doch die Praxis, wie leicht wir das vergessen. Wir vergessen es vermutlich deswegen, weil es für die meisten anderen Belange in Partnerschaften zwei braucht: Es braucht zwei um zu streiten, und es braucht zwei um sich zu versöhnen. Um eine Partnerschaft zu beenden genügt jedoch einer. Wenn der eine Partner nicht mehr will, dann ist es vorbei! Egal, was das Gegenüber will. Das ist oft schwer zu akzeptieren und zeigt sich in Sätzen wie: „Aber *ich* will mich nicht trennen", „Ich will, dass wir es noch einmal versuchen", „Du kannst doch die Flinte jetzt nicht ins Korn schmeißen", „Du kannst mich doch jetzt nicht im Stich lassen" …. Doch, der andere kann das. Manchmal macht das Fortführen einer Beziehung wirklich keinen Sinn mehr. Doch wann ist der „richtige" Zeitpunkt für eine Trennung? Wir möchten diese Frage anhand zweier unterschiedlicher Ausgangslagen betrachten und unterscheiden dafür gescheiterte Partnerschaften und (stark) gefährdete Partnerschaften.

6.5.1 Gescheiterte Partnerschaften

Scheitern gehört zum Leben dazu. So ist es nichts als eine logische Konsequenz, dass wir auch in einer Partnerschaft scheitern können oder uns bei der Partnerwahl geirrt haben. Gescheiterte Partnerschaften sind oft solche, bei denen bereits früh „der Wurm drin" ist. Meist wird zumindest einem Partner recht schnell klar, dass es nicht passt und auch nie passen wird: im Sinne von „Hier fühle ich mich nicht aufgehoben. Hier will und kann ich mich nicht entfalten". Wir spüren hier ein recht klares inneres Nein zum Partner und zusätzlich fehlt die Hoffnung, dass sich dies verändern könnte. Diese innere Ablehnung und Hoffnungslosigkeit wird oftmals auch von außen bemerkt, von Freunden, Bekannten oder den Kindern. Ein „Nein" gegenüber dem Partner kann jedoch auch erst im Verlauf der Partnerschaft entstehen, weil Ereignisse geschehen sind, die mindestens einen Partner grundlegend erschüttert haben. Gerade das Erleben körperlicher oder auch psychischer Gewalttätigkeiten und Übergriffe (die übrigens sowohl von Männern als auch von Frauen ausgeübt werden), können das Vertrauen ins Gegenüber so tief erschüttern, dass die Partnerschaft eigentlich als gescheitert betrachtet werden müsste. Sehr oft bleiben Paare trotzdem zusammen. Doch warum? Vielleicht aus Angst, dass einer von beiden das Leben selber nicht bewältigen kann, vielleicht aus moralisch-religiösen oder finanziellen Gründen, vielleicht aber auch wegen der gemeinsamen Kinder.

■ **Den Kindern zuliebe zusammenbleiben**

Und da wären wir bei einem der häufigsten Argumente, die gegen eine Trennung ins Feld geführt werden: die Kinder. Und das ist sehr verständlich: Kinder hängen an beiden Eltern und brauchen beide Eltern! Nur bräuchten sie zwei Eltern, die sich einigermaßen verstehen und nicht zwei, die dauernd miteinander streiten und sich, abgesehen von Gehässigkeiten, nichts mehr zu sagen haben. Natürlich leiden Kinder, wenn sich ein Elternpaar trennt. Dabei geht es aber weniger darum, ob die Eltern noch im gleichen Haus wohnen und im gleichen Bett schlafen oder nicht. Vielmehr leiden die Kinder unter den Konflikten und Streitereien zwischen den Eltern. Und *wenn* schwerwiegende, unlösbare Konflikte da sind, bekommen die Kinder diese mit. Selbst wenn sie nicht vor den Kindern ausgetragen werden. Kinder haben in der Regel ein sehr feines Gespür für solche existentiellen Dinge, auch wenn sie es vielleicht nicht formulieren können. Sie leiden also vielmehr unter dem familiären Klima als unter der räumlichen Trennung. Für Kinder, deren Eltern viel und heftig streiten, kann der Entscheid sich zu trennen sogar entlastend sein, da das familiäre Konfliktpotential geringer wird (Amato 2014). Für das Wohl der Kinder ist es also viel wichtiger, *wie* sich die Eltern trennen, als dass sie (unglücklich) zusammenbleiben (siehe z. B. Largo und Czernin 2015).

■ **Mut zur äußeren Trennung**

Zurück zur gescheiterten Partnerschaft: Wir reden dann von einer gescheiterten Partnerschaft, wenn der innere Entscheid, nicht mehr mit dem Partner zusammen sein zu wollen, eindeutig ist. Die Trennung ist also innerlich vollzogen, doch wird nicht umgesetzt. Viele befürchten einen sozialen Abstieg oder gar, dass sich der Partner das Leben nehmen könnte; oder aber, dass das Leiden ohne den Partner noch größer werden könnte. Egal wie gut die Gründe sind: Meistens ist das ein Irrtum. In einer Partnerschaft zu leben, die keine Basis mehr hat, macht auf Dauer niemanden glücklich. Weder mich, die Kinder noch den Partner. Im Gegenteil: Oft führt es dazu, dass es allen Beteiligten immer schlechter geht. Es ist ähnlich, wie wenn wir einen Stachel im Fuss haben. Ignorieren können wir ihn nicht, dafür ist er zu schmerzhaft, und je mehr wir versuchen ihn zu vergessen, desto stärker nehmen die Schmerzen und die Entzündungen zu. Da hilft nichts: Der Stachel muss raus, auch wenn die Schmerzen kurzfristig deutlich ansteigen. Das braucht Mut! Häufig wird dieser Mut aber langfristig belohnt, weil die dauernden Konflikte und Streitereien zwischen einem Paar sehr viel Energie binden. Durch eine Trennung können diese Energien wieder anders genutzt werden (siehe ▶ Abschn. 6.5.3).

Um uns zu trennen, müssen wir das Gespräch mit dem Partner suchen und dabei den Entschluss zur Trennung klar ansprechen. Ein solches Gespräch zu führen ist schwierig und braucht Überwindung. Verschieben bringt in diesem Stadium nichts, außer dass es immer schwieriger wird, ein solches Gespräch zu initiieren. Auch hier kann möglicherweise eine professionelle Hilfe (Paarberatung oder Mediation) hilfreich sein. Die Anwesenheit einer Fachperson kann es vereinfachen, die Dinge klar zu benennen und herauszuarbeiten, wie es konkret weiter gehen könnte.

6.5.2 Gefährdete Partnerschaften

Es gibt aber auch Partnerschaften (und dies ist unserer Erfahrung häufiger der Fall), in denen die Sache nicht so klar ist. Die Beziehung war eine Zeitlang gut und befriedigend. Gar nicht so selten waren dies zu Beginn sogar die unbeschwerteren Partnerschaften. Es wäre eigentlich eine gute Basis vorhanden. Doch irgendwie ist die gemeinsame positive Energie nicht mehr da. Vielleicht streiten wir uns viel öfters, haben uns auseinander entwickelt und nerven uns gegenseitig. Vielleicht ist es einfach nur langweilig geworden. Konstantin Wecker umschreibt die Essenz einer gefährdeten Partnerschaft in einem seiner Lieder mit dem Gefühl, dass die Liebe wie ein Taschentuch verloren ging.

- **Entfremdung**

In Wirklichkeit kommt uns die Liebe natürlich nicht plötzlich abhanden, sondern schleichend! Wir bekommen es einfach lange nicht mit (oder wollen es vielleicht auch gar nicht wahrhaben). Oder vielleicht bemerken wir sogar, dass wir uns auseinanderleben, aber wir werden nicht aktiv! Wir sprechen unser Erleben nicht an oder nur zögerlich, scheuen die Auseinandersetzung (siehe auch die hoffenden Partner, ▶ Abschn. 6.2.1). Dahinter können sich verschiedene Haltungen verbergen wie der Gedanke: „Wenn der andere mich wirklich liebt, muss er doch selber merken, dass etwas nicht passt". Manchmal denken wir auch, dass die eigenen Bedürfnisse zu äußern einer Beeinflussung oder gar einer Manipulation des anderen gleichkommt. Denn erwachsene Menschen sollten sich doch freiwillig verändern, der Partner sollte so sein dürfen, wie er eben ist. Oder, wenn wir eher zu den fordernden Paaren gehören, geschieht das Gegenteil: Dann scheuen wir ja Konflikte und Auseinandersetzungen nicht. Wir sind aber oft ineffektiv und finden keine Lösungen für unsere Probleme, weil wir einerseits unsere Bedürfnisse und Gefühle mit zu großer Wucht vortragen und andererseits zu wenig Offenheit für die andere Seite mitbringen. Außerdem können wir oft schlecht zwischen wesentlichen und unwesentlichen Konflikten unterscheiden und verlieren deswegen viel Energie auf Nebenschauplätzen.

Relevant ist, dass es uns als Paar nicht gelingt, bereits früh in der Beziehung und in eher undramatischen Situationen zu lernen, dass wir Auseinandersetzungen meistern können. Wir lernen leider nicht, für kleinere Probleme gemeinsam Lösungen zu finden und dadurch Schritt für Schritt weiterzukommen. Irgendwann bemerken wir dann, dass der gemeinsame Bezug verloren ging. In diesem Moment ist die Distanz dem Partner gegenüber meist schon recht groß. Wir können uns nicht mehr vorstellen, wie uns der Partner inspirieren sollte (und haben auch selber keine Lust den anderen zu inspirieren!). Vielleicht stellt sich sogar die Überzeugung ein, dass der andere mich in meiner Entwicklung hindert, mich in meinem Lebendigsein hemmt?

Solche Partnerschaften sind zwar *noch* nicht ganz gescheitert, aber stark gefährdet. Im Vordergrund steht hier genaugenommen weniger eine „falsche" oder unglückliche Partnerwahl, sondern eine zunehmend schwächer werdende Bereitschaft, sich auf das Gegenüber und auf eine gemeinsame Entwicklung einzulassen. Und dies lässt zwangsweise die Partnerschaft mit der Zeit scheitern. Oft befinden sich diese Paare in einer lähmenden Ambivalenz zwischen sich trennen und bleiben. Sie pendeln hin und her zwischen dem, was einmal gut war und dem, was nun nicht mehr gut läuft und wogegen sie sich machtlos fühlen. Die Gründe, warum wir die Bereitschaft verlieren oder bereits verloren haben, uns auf den anderen einzulassen, können vielfältig sein: Enttäuschungen und Frustrationen, fehlende Energie, mangelnde Hoffnung, dass beim Gegenüber sich etwas verändert, usw.

■ Wer steht wem vor der Entwicklung?

Unsere Partnerschaft ist jedoch so lange noch nicht gescheitert, so lange beide sich wieder aufraffen können, weiterhin in die Beziehung zu investieren und sich für das Gegenüber zu öffnen. Was heißt das? Zur Beantwortung dieser Frage kehren wir zur oben beschriebenen Vorstellung zurück, der Partner könne meiner Entwicklung im Wege stehen. Dies kann in der Tat sein, allerdings ist es in Wirklichkeit oft komplexer als es auf den ersten Blick scheint. Denn hemmt uns unser Partner wirklich? Oder ist das, was wir gerade erleben, was uns stört, eigentlich unser eigenes verstecktes Entwicklungsfeld? Oder anders formuliert: Stehe ich mir selber im Weg? Unsere nachfolgende Behauptung ist vielleicht etwas ketzerisch: Wenn ich meinen Entwicklungsbereich zu gut zu kennen glaube und zu eng verfolge, könnte es sein, dass ich mich irre. Es kann sein, dass in dieser Haltung von mir Klarheit liegt. Es kann aber auch sein, dass sie von meiner Starrheit und fehlenden Flexibilität zeugt. Vielleicht bin ich wieder in die Falle getappt, dem Partner die Schuld für unsere Probleme und das fehlende Glück zu geben. Dadurch kann ich nicht mehr wirklich offen für mein Gegenüber sein und nicht für das, was mir das Leben bringt oder abverlangt. Gelingt es mir und meinem Gegenüber aus dieser Starre heraus zu treten, hat unsere Beziehung vielleicht doch noch eine Chance.

Beispiel

Serge und Marie sind schon lange verheiratet und haben vier Kinder. Serge möchte seit längerem eine offene Beziehung leben und wäre bereit, diesen offenen Umgang mit Sex auch Marie zuzugestehen. Marie dagegen spürt, dass sie dies im Grunde nicht will. Sie hat zwar versucht, sich dieser Idee gegenüber zu öffnen, hat ihm zahlreiche sexuelle Beziehungen zugestanden, merkt jedoch, je länger sie sich damit beschäftigt, dass dies für sie nicht passt und auch noch nie gepasst hat.

Serge fühlt sich durch die Weigerung von Marie, eine offene Beziehung zu leben, in der Entwicklung seiner Sexualität gehemmt. Er möchte Erfahrungen mit anderen Frauen sammeln, um bestimmte Phantasien auszuleben. Beim Nachfragen zeigt sich, dass Serge mit Marie noch nie konkret über seine sexuellen Phantasien gesprochen hatte, da er befürchtete, von Marie dafür abgelehnt zu werden. Als er aufgefordert wird, seine Phantasien zu äußern, reagiert Marie in der Tat sehr abwertend. Doch was ist jetzt eigentlich Serges Entwicklungspotential? Geht es darum, diese Phantasien außerhalb der Beziehung zu leben und dafür einzustehen? Oder könnte es vielleicht auch darum gehen, einen Weg zu finden, zu seinen Bedürfnissen zu stehen, diese zu benennen und gleichzeitig die Grenzen von Marie zu respektieren?

Marie dagegen fühlte sich lange Zeit von Serge gedrängt und versucht nun ihre Grenzen, die sie erst jetzt richtig spürt, klar durchzusetzen. Dies ist für sie sicherlich ein wichtiger Entwicklungsschritt, allerdings wertet sie gleichzeitig Serge mit seinen Wünschen stark ab. Ihr anstehender Entwicklungsschritt könnte also sein herauszufinden, wie sie zu ihren Grenzen stehen kann, ohne Serge mit seiner Andersartigkeit schlechtzumachen.

Vielleicht gelingt es Marie und Serge ja offen für die Botschaft, die Verletzungen und Befürchtungen des Gegenübers zu werden und so gemeinsam einen bisher neuen, bisher unbekannten Weg zu finden. Wenn jedoch einer der beiden starr auf der eigenen Sichtweise beharrt, ist das Scheitern dieser Partnerschaft vorprogrammiert.

■ Verlorene Offenheit

Solche Beziehungen sind gefährdet, weil sich einer zurückgezogen hat, oder auch beide, sodass die Partner nicht mehr flexibel und offen aufeinander reagieren. Somit sind weniger die Anzahl der Glücksmomente oder die Heftigkeit der Auseinandersetzungen zentral für die Frage, ob diese Beziehung noch weiter gehen kann, sondern vielmehr die Bereitschaft der beiden Partner aufeinander zu reagieren: Offen für den anderen zu sein, bereit sein an sich zu arbeiten, den eigenen Standpunkt teilweise zu verlassen und gemeinsam miteinander eine neue Lösung zu finden. Eine Lösung, die *wir beide noch nicht kennen*. Wenn wir zum Schluss kommen, dass wir zwar enttäuscht und frustriert sind, aber die Beziehung dennoch weiterführen wollen, dann geben wir der Beziehung nochmals eine Chance. Ob das Sinn macht, ist *vorerst* unklar. Dies wird sich erst im Verlauf zeigen. Und dieses Risiko müssen wir eingehen. Beide.

Um in diesem Stadium einer Partnerschaft das Ruder noch einmal herum reißen zu können, ist also ein klarer Entscheid beider notwendig: und zwar für den erneuten Versuch sich in die Beziehung einzubringen, sich zu öffnen sowie dafür, die Unsicherheit auszuhalten, ob die Beziehung noch zu retten ist. Hier lohnt es sich, so offen, direkt und hartnäckig wie nur möglich miteinander zu reden; so lange, bis wir beide überzeugt sind, dass unser Gegenüber die Ernsthaftigkeit der Situation verstanden hat. Dies könnte vielleicht auch der richtige Zeitpunkt sein, eine professionelle Begleitung in Form einer Paarberatung aufzusuchen.

Es kann aber auch sein, dass uns bewusst wird, dass wir nicht noch mehr Energie in unsere Partnerschaft stecken wollen oder können. Dass wir ein zunehmendes inneres Nein spüren. Und auch das kann die richtige Entscheidung sein! Alle von uns haben ihre Grenzen, alle von uns haben irgendeinmal genug und können nicht mehr. Vielleicht weil wir zu müde, zu verletzt von dieser Partnerschaft sind. In dieser Situation kann es die beste Lösung sein, sich für diese Partnerschaft nicht länger zu öffnen. Wenn dieses Gefühl eindeutig ist und sich auch über längere Zeit nicht verändert, dann sollten wir handeln, wie wir das im Zusammenhang mit gescheiterten Partnerschaften beschrieben haben: Wir sollten den Entschluss für die Trennung klar und mutig ansprechen, eventuell unterstützt durch eine Fachperson (siehe ▸ Abschn. 6.5.1).

- Wie steht es um unsere Partnerschaft? Ist sie gefährdet oder gar gescheitert?
- Falls ja: Was heisst das für uns?
- Können wir uns noch einmal aufeinander einlassen, uns noch einmal öffnen?
- Führen wir offene, ehrliche Gespräche über die Zukunft unserer Beziehung? Oder hoffen wir, dass sich unsere Probleme irgendwie von selbst regeln?
- Müssten wir einer Trennung in die Augen schauen?

6.5.3 Nach der Trennung

Wenn wir auf Paare schauen, die sich getrennt haben, fällt auf, dass Trennungen häufig unmittelbar viel Energie freisetzen. Besonders dann, wenn die Paare vorher sehr gelitten haben und natürlich umso mehr, wenn die Trennung auch innerlich als beste Lösung empfunden wird. Es ist die Energie, die im schwierigen gemeinsamen Alltag blockiert war, durch die unangenehme Stimmung zwischen uns blockiert war. All die Energie, die in unserer Hoffnungslosigkeit versackte. All die Energie, die in unseren unfruchtbaren Auseinandersetzungen verloren ging. Wir brauchen einen Teil dieser Energie, um den Trennungsschmerz auszuhalten und uns den Schwierigkeiten zu stellen, die jetzt neu auf uns zukommen (Umzug, Umorganisation …). Und wir können hoffentlich den anderen Teil der Energie nutzen, um uns neu auszurichten: zu überlegen, in welche Richtung wir weitergehen wollen und was uns gut tut.

- **Trennung ist noch nicht die Lösung**

Was wir bei Trennungen häufig unterschätzen ist, dass wir in der Regel durch die Trennung die Beziehung zum Partner nicht einfach beenden können. Noch viel weniger werden unsere dahinterliegenden Probleme durch eine Trennung beendet. Besonders offensichtlich wird das, wenn wir Kinder haben. Ist es uns vorher schwergefallen ist, uns bezüglich der Kinder zu einigen, wird das auch nach der Trennung kein leichtes Spiel sein. Wir müssen Lösungen finden auf finanzieller Ebene, für das Besuchsrecht, vielleicht für das Sorgerecht. Wir müssen wichtige Entscheidungen für die Kinder ggf. weiterhin zusammen treffen. Wir sehen uns in Übergabesituationen der Kinder. Wir erleben die Kinder nach dem Besuch beim Partner und schreiben vielleicht schwieriges Verhalten der Kinder dem Unvermögen des Partners zu … Und sehr schnell fallen wir in die alten Muster. Diese Beispiele zeigen, dass die Trennung hier nur einen ersten Schritt in einem längeren Prozess darstellt: Mit der Trennung lösen wir uns zwar von unserem Partner, nicht aber von den Aufgaben, die das Leben an uns stellt. Die Trennung und die dadurch gewonnene Distanz zum Partner kann uns jedoch helfen, unsere Fronten wieder abzubauen und die Gräben wieder aufzuschütten. Oder anders formuliert: Vielleicht hilft die Trennung, wieder offener für die Perspektive des anderen zu werden. Denn wenn wir dies nicht tun, wenn wir im Krieg bleiben, werden wir alle (mit unseren Kindern) verlieren.

- **Das Ende als Anfang**

Nach der Auflösung einer Partnerschaft besteht die Gefahr, dass wir versuchen, den Schmerz oder die unbewältigte Aufgabe, die zur Trennung führte, beiseitezuschieben. Wir wehren die Vorwürfe des (ehemaligen) Partners ab, rechtfertigen uns oder führen selber Angriffe aus, in der Hoffnung die Vorwürfe unschädlich zu machen. Dadurch verpassen wir aber die Chance etwas aus dieser Beziehung zu lernen: für uns selber, vielleicht für die nächste Beziehung. Denn auch wenn mein Partner vielleicht völlig ungeschickt war in der Art und Weise, wie er mich kritisiert hat, in seinen Vorwürfen steckt fast immer ein Kern Wahrheit, eine Botschaft, die mich weiterbringen könnte, würde ich sie versuchen zu verstehen.

Doch wie kann ich diese Botschaft entschlüsseln? Wie kann ich mich um meinen Schmerz nach einer Trennung kümmern? Wie können wir Eltern bleiben, obwohl wir kein Paar mehr sind? Wie können wir aufhören, den anderen zu beschuldigen und aus unseren gegenseitigen Machtspielen aussteigen? Helfen kann hier wieder, dass jeder die Verantwortung für sich und sein Leiden übernimmt. Das heißt konkret: Ich kümmere mich selbst um mich, ich suche mir selbst Unterstützung, wenn ich es nicht alleine schaffe, meine Gefühle auszuhalten, mich zu ordnen, mich zu beruhigen. Eine mögliche Form wäre, wie wir das in ▸ Abschn. 5.2 (das eigene Leiden verstehen und annehmen) beschrieben haben.

6.6 Unser Fazit

Vielleicht gibt es einige Lesende, die enttäuscht sind. Enttäuscht, nicht *die* Lösung auf ihre Partnerschaftsprobleme zu bekommen. Wenn wir das Buch vor zehn Jahren geschrieben hätten, hätten wir vermutlich versucht konkretere Tipps zu geben. Mittlerweile, aufgrund der therapeutischen Erfahrung mit Paaren, aber auch aufgrund unserer eigenen, persönlichen Beziehungserfahrung, glauben wir nicht mehr daran, dass es *die* Regeln gibt, wie eine Partnerschaft zu führen ist. Die große Herausforderung jeder einzelnen Partnerschaft ist es, den je eigenen Verwicklungen auf die Spur zu kommen und herauszufinden, welche individuellen Lösungen es geben könnte. Jede Partnerschaft ist einzigartig und diese Einzigartigkeit gilt es zu respektieren. Die Gefahr ist groß genug sich mit anderen zu vergleichen: Wer hat eine „bessere" Partnerschaft? Wer hat eine „schlechtere" Partnerschaft? Wer hat eine ähnliche Partnerschaft? Vor lauter Vergleichen werden wir immer unzufriedener. Wir ärgern uns über das, was wir haben, aber nicht wollen und darüber, was wir wollen, aber nicht haben. Wir werden neidisch oder überheblich, angriffig oder depressiv.

Vermutlich bringt jede Partnerschaft uns irgendwann an gewisse Grenzen: Vielleicht sind es die Grenzen der Langeweile, vielleicht sind es die Grenzen der Überforderung. So gesehen ist die Partnerschaft eine (oftmals wiederkehrende) Grenzerfahrung. Diese Grenzen haben mit mir *und* mit meinem Partner zu tun. Sie sind sozusagen das Ergebnis unserer beiden Verwicklungen und diese sind das Ergebnis unserer Lebensgeschichten.

Doch es ist ein vorläufiges Ergebnis. Wenn wir in einem engen und intensiven Austausch miteinander sind, können wir gemeinsam unsere Grenzen erweitern, uns langsam aus unseren Verwicklungen entwickeln. Wir können uns gegenseitig fordern und fördern und so unsere Partnerschaft und Liebe lebendig halten. Wir bleiben in der Auseinandersetzung, konfrontieren uns gegenseitig mit unseren Bedürfnissen und Wünschen. Wir sind bei dem, was uns wichtig ist, hartnäckig. Aber wir hören gleichzeitig auf zu kämpfen, etwas erzwingen zu wollen und zu beschuldigen.

Wir entwicklen uns in der Auseinandersetzung mit dem anderen sowie im Offensein für den anderen, in der Suche nach unserem Glück sowie in dessen Pflege, im Verstehen von unseren Verstrickungen sowie im Auflösen derselben.

Aus unserer Sicht ist es vor allem *eine Haltung* sich selbst und dem Partner gegenüber, die uns als Paar weiterbringt. Diese Haltung beinhaltet, dass wir gemeinsam dann weiterkommen, wenn wir uns einerseits immer wieder bemühen offen und berührbar füreinander und zueinander zu sein und andererseits, wenn wir beide bereit sind, uns immer wieder zu verändern und Neues zu wagen. Diese Haltung versuchen wir auch als Autorenpaar zu leben. Wir bemühen uns täglich, den anderen mit seinen Wahrnehmungen und seiner Kritik ernst zu nehmen. Manchmal gelingt dies gut, manchmal weniger, manchmal gar nicht. Denn auch wir verfangen uns in Streitigkeiten und manchmal ärgern wir uns bis in die kleinste Zelle über die Unmöglichkeit des anderen. Wenn wir versuchen einen Streit zu klären, müssen wir beide sehr aktiv gegensteuern, um nicht ständig die eigene Position behaupten zu wollen. Wir kämpfen in solchen Situationen damit, offen zu bleiben und nicht unser Herz vor dem anderen zu verschließen. Inzwischen gelingt es uns rascher, uns dem anderen wieder zu öffnen.

Genau dieses Bemühen, Gelingen, Scheitern und erneut versuchen, lässt uns alle wachsen und reifen und das Fundament unserer Liebe, unsere Liebe selbst, wird dadurch solider. Dass dieser Weg eine Partnerschaft zu führen zwischendurch sehr anstrengend sein kann, wollen wir nicht verheimlichen. Aber zwischen den anstrengenden Phasen entsteht ganz von selber Lebendigkeit, Leichtigkeit, Verbundenheit und Dankbarkeit.

Literatur

Amato, P. R. (2014). The consequences of divorce for adults and children: An update. *Journal for General Social Issues, 1*, 5–24.

Bodenmann, G., & Fux, C. (2013). *Was Paare stark macht: Das Geheimnis glücklicher Beziehungen*. Zürich: Beobachter Edition.

Ditzen, B., Schär, M., Bodenmann, G., Ehlert, U., & Heinrichs, M. (2009). Intranasal oxytocin increases positive communication and reduces cortisol levels during couple conflict. *Biological Psychiatry, 65*(9), 728–731.

Fromm, E. (1956). *The art of loving*. New York: Harper & Brothers. Auf Deutsch: Fromm, E. (1989). *Die Kunst des Liebens*. Frankfurt a. M.: Ullstein.

Largo, R. H., & Czernin, M. (2015). *Glückliche Scheidungskinder. Was Kinder nach der Trennung brauchen*. München: Piper.

Park, S. Q., Kahnt, T., Dogan, A., Strang, S., Fehr, E., & Tobler, P. N. (2017). A neural link between generosity and happiness. *Nature Communications, 8*.

Schrodt, P., Witt, P. L., & Shimkowski, J. R. (2014). A meta-analytical review of the demand/withdraw pattern of interaction and its association with individual, relational, and communicative outcomes. *Communication Monographs, 81*, 27–58.

Wile, D. (2008). *How conflict can improve your relationship*. Oakland: Collaborative Therapy Books.

Willi, J. (2002). Psychologie der Liebe. *Persönliche Entwicklungen durch Paarbeziehungen* (3. Aufl.). Stuttgart: Klett-Cotta.

Die Herausforderungen des Alltags

7.1   Alltag: Zwischen Stress und Langeweile – 120
7.1.1   Phasen des Überlebens und Phasen des Lebens – 120
7.1.2   Stress beeinflusst die Partnerschaft – 121
7.1.3   Gemeinsam gegen den Stress – 122
7.1.4   Langeweile – 124

7.2   Familie: Zwischen Partnerschaft und Kindern – 125
7.2.1   Respektieren und verstehen unterschiedlicher Erziehungsideen – 125
7.2.2   Kinder als Lehrmeister – 127
7.2.3   Kindern liebevoll Grenzen setzen – 129

7.3   Sexualität: Zwischen Lust und Frust – 131
7.3.1   Die Natur des sexuellen Begehrens – 132
7.3.2   Die Schwierigkeit im Umgang mit der Unterschiedlichkeit – 134
7.3.3   Bei sich *und* in Beziehung sein – 136
7.3.4   Entwicklung einer gemeinsamen Sexualität – 139
7.3.5   Anregungssex in der Praxis – 141

7.4   Unser Fazit – 144

Literatur – 144

© Springer-Verlag GmbH Deutschland, ein Teil von Springer Nature 2019
M. Schär, S. Gmelch, *Liebe ist mehr, als wir denken*,
https://doi.org/10.1007/978-3-662-58911-3_7

» Wer den Alltag meistert, ist ein Held.

Fjodor Michailowitsch Dostojewski

Wahrscheinlich haben Sie sich oft in beim Lesen unseres Buches gedacht: „Die haben gut reden" – ständig an sich arbeiten, in sich hineinschauen, Zeit für sich und den anderen nehmen, sich um sich kümmern, für den anderen wirklich da sein… Wann sollen wir das denn alles machen und woher die Kraft dafür nehmen? Und manchmal wollen wir einfach auch nicht immer und überall nur „dranbleiben" müssen und uns anstrengen! Diese Gedanken sind uns als Autorenpaar mehr als vertraut – und das nicht erst seit wir Kinder haben, seitdem aber umso mehr.

Wir haben deshalb dieses Kapitel den Herausforderungen des Alltags gewidmet und einige Spezialgebiete herausgegriffen, die Paare im und durch den Alltag zusätzlich fordern. Jedes dieser Themen könnte ein eigenes Buch füllen und wir konzentrieren uns auf einige Aspekte, die uns besonders wesentlich erscheinen.

Da der Alltag alltäglich ist, unterschätzen wir manchmal seine Wirkung auf uns und unsere Partnerschaft. Dabei wirken vor allem zwei Kräfte, die unsere Partnerschaft bedrohen können: Überforderung und Langeweile. In diesem Kapitel möchten wir uns folgenden Fragen annehmen: Wie können wir mit Stress umgehen? Was bedeutet Langeweile in einer Partnerschaft? Welchen Einfluss haben Kinder auf unsere Beziehung? Wie gelingt es uns eine erfüllende Sexualität zu leben, auch wenn es nicht immer so läuft wie wir dies gerne hätten?

7.1 Alltag: Zwischen Stress und Langeweile

Der Alltag vieler Paare und Familien fühlt sich zumindest phasenweise eher wie ein Überlebenstraining als wie eine Wohlfühloase an. Ganz real geht es darum, genügend Geld zu verdienen, den Job zu behalten, Karrierechancen zu nutzen, Prüfungen zu bestehen, mit Krankheiten umzugehen, zu waschen, zu putzen, die Steuererklärung zu machen, jede Nacht mehrfach für die Kinder aufzustehen, sich nicht komplett auseinander zu leben, die Kinder im Griff zu haben, aber auch nicht zu fest, körperlich fit zu bleiben …

7.1.1 Phasen des Überlebens und Phasen des Lebens

Eine der wichtigsten Erkenntnisse, die wir gewonnen haben, ist: Unterscheide grob zwischen „Phasen des Überlebens" und „Phasen des Lebens". Denn wenn es sozusagen ums akute Überleben geht, ist einfach „nur" angesagt: akzeptieren, durchhalten und Minimalvarianten einbauen, um wieder Energie zu tanken. Und natürlich: den Fokus immer auch auf das trotzdem vorhandene Schöne richten! Aber Raum für Reflexion und Entwicklung bleibt da nicht mehr viel.

Diese Überlebensphasen dauern oft länger, als uns lieb ist. Aber noch öfter passiert es, dass wir viel länger im Überlebensmodus hängen bleiben, als es sein müsste. Wir verpassen es mitzubekommen, dass die schlimmste Zeit zumindest vorübergehend vorbei ist und die Möglichkeit für eine Pause da wäre.

Wie kommt es dazu, dass wir das verpassen? Einerseits geschieht das, weil wir uns schon zu fest ans „Funktionieren müssen" gewöhnt haben und die eigenen Bedürfnisse nicht mehr spüren. Denn wenn wir zu lange „funktionieren müssen", stumpfen wir ab. Wir werden taub für unsere Wünsche. Gemäß der Devise: Wenn wir schon unsere Bedürfnisse und Wünsche in solch stressigen Zeiten übergehen müssen, dann wollen wir sie wenigstens auch nicht spüren. So wandert unser Blick von innen nach außen. Wir laufen gesellschaftlichen Maßstäben hinterher, ohne wirklich zu prüfen, ob diese Maßstäbe uns als Paar oder Familie wirklich glücklicher machen (z. B.: „Berufliche Chancen zur Weiterentwicklung sollte man auf jeden Fall nutzen" oder „Wenn wir mehr Geld hätten, hätten wir ein besseres Leben"). Oft sind diese Maßstäbe auch so attraktiv, weil sie mit Stärke und Leistungsfähigkeit assoziiert sind („Was die alles unter einen Hut bringen").

Aus unserer Sicht ist es zentral *zu erkennen,* wann und wo wieder etwas mehr „Luft" und „Raum zum Leben" möglich wäre. Wir sollten dann diesen Raum genießen und vielleicht sogar vergrößern, um als Paar oder Familie durchzuatmen, statt ihn gleich wieder zu verplanen. Damit das möglich ist, müssen wir manchmal den Mut haben unkonventionelle Entscheidungen zu treffen, z. B. statt einer Lohnerhöhung mehr freie Tage mit dem Arbeitgeber aushandeln, für unbezahlten Urlaub anfragen oder die geplante Hausrenovation um ein Jahr verschieben.

Der andere Grund, warum wir oft viel zu lange im Überlebensmodus verharren, ist, dass wir grundsätzliche Probleme nicht grundsätzlich lösen. Denn das kostet Kraft und Mut. Und beides haben wir nicht, wenn wir bereits an unsere Grenze gekommen sind. Nur gibt es Situationen, da müssten wir, sobald etwas mehr „Luft" da ist, genau diese schwierigen Schritte wagen. Beispielsweise uns um eine größere Wohnung kümmern, einen neuen Job suchen, miteinander sich dauernd wiederholende Konflikte in Ruhe besprechen usw. Wenn es aber endlich ein wenig ruhiger geworden ist, wollen wir natürlich nicht gleich wieder unter Wasser geraten. Folglich versuchen wir, die schwierigen Entscheidungen und Situationen oder Themen mit Konfliktpotential zu verschieben. Klar! Nur entsteht genau dadurch dann nie das Gefühl von „genügend Luft", sondern wir schweben dauerhaft zwischen „geht gerade noch" und „geht gerade nicht mehr". Wir tragen somit dazu bei, dass der Stress sich immer weiter fortsetzt.

7.1.2 **Stress beeinflusst die Partnerschaft**

Guy Bodenmann, einem bekannten Paarforscher aus Zürich, ist es zu verdanken, dass das Thema Stress und Partnerschaft einerseits wissenschaftlich gründlich beleuchtet wurde und gleichzeitig auch der breiten Öffentlichkeit zugänglich gemacht wurde (z. B. Bodenmann 2015; Bodenmann und Fux 2013). In vielen Studien konnte inzwischen gezeigt werden, dass Stress einen großen Einfluss hat: Gestresste Paare sind unglücklicher und ihre Scheidungsrate ist höher.

Das Problem von Stress ist vierfach, wie Bodenmann aufzeigte:

- Der erste Einfluss ist direkt: Stress raubt Zeit und Energie, die wir dann nicht mehr für die Pflege der Partnerschaft zur Verfügung haben. Aufschlussreich ist, dass wir bei der gemeinsamen Zeit zu zweit deutlich schneller Abstriche machen als bei anderen Dingen.
- Zweitens kommt hinzu, dass die Kommunikationsqualität sich unter Stress massiv verschlechtert. Es gibt dazu eine interessante Studie von Bodenmann: Und zwar hatten Paare jeweils die Aufgabe, zusammen einen Paarintelligenztest durchzuführen. Die Partner waren in unterschiedlichen Räumen und durch ein Telefon verbunden. Bei der Hälfte der Paare wurden die Paare dadurch gestresst, dass diese Telefonverbindung immer wieder unterbrochen wurde. Das Ergebnis war, dass die gestressten Paare danach ein deutlich negativeres Kommunikationsverhalten zeigten als die, die nicht gestresst wurden. Das heißt, Stress, der überhaupt nichts mit der Partnerschaft zu tun hat, bewirkt, dass die Partner gereizter miteinander umgehen oder sogar richtig in Streit geraten.
- Drittens, das kennen wir wahrscheinlich alle, legt Stress die Persönlichkeitseigenschaften frei, die wir im entspannten Zustand besser verbergen können, z. B. unsere Ungeduld, Gereiztheit, Unnachgiebigkeit oder Dominanz. Wir haben einen Tunnelblick und sehen nur noch die eigenen Sorgen. Unsere Kräfte sind absorbiert und auf die Stresssituation fokussiert. Oder wie wir es oben beschrieben haben: Unsere Überlebensstrategien kommen deutlicher und unmaskierter zu Tage.
- Viertens kommt dazu, dass uns Stress auf die Dauer auch für körperliche Krankheiten und psychische Störungen anfälliger macht. Dies mag vielleicht die Partnerschaft für kurze Zeit zusammenschweißen. Langfristig ist es aber eine zusätzliche Belastung und eine weitere Quelle von Stress.

Kurz gesagt erhöht Stress also das Schwierigkeitslevel einer Partnerschaft enorm. Und gestresste Paare verhalten sich sehr ähnlich wie unglückliche Paare, obwohl sie gar nicht unglücklich miteinander wären. Doch weil sie sich verhalten, als wären sie unglücklich, werden sie unglücklich. Und anders als man gemeinhin denkt, braucht es nicht extreme Stressereignisse, wie z. B. dass ein Partner die Stelle verliert oder ein Kind schwer erkrankt, damit die Beziehung ins Wackeln gerät. Es reichen die normalen Herausforderungen des Alltags, vor allem wenn viele dieser Herausforderungen gleichzeitig auftreten, was ja eben oft passiert!

7.1.3 Gemeinsam gegen den Stress

Damit sich Stress weniger ungünstig auf unsere Partnerschaft auswirken kann, müssen wir uns gemeinsam gegen den Stress verbünden. Wir sollten uns bewusst werden, dass es eben nicht nur meine Angelegenheit ist, wenn ich bis an die Grenze meiner Leistungsfähigkeit arbeite, wenn ich mich in eine Fülle von ehrenamtlichen Aktivtäten stürze, wenn ich die Streitereien mit meiner Herkunftsfamilie nicht ruhen lassen kann, usw.: Dies alles hat über kurz oder lang auch einen Einfluss auf unsere Beziehung.

Wir laufen Gefahr, dass wir auch vermehrt ins Streiten geraten und/oder uns mehr und mehr auseinanderleben. Damit das nicht passiert, sind vor allem zwei Punkte wichtig:

Erstens sollte sich jeder Partner selbst dafür verantwortlich fühlen, den eigenen Stress in Grenzen zu halten, um überhaupt noch Kraft und Energie zu haben, in die Beziehung (und die Familie) zu investieren. Es geht also darum eine (Mit-) Verantwortung für das eigene Stresserleben zu übernehmen und zu versuchen, das Stresslevel entweder alleine oder mit professioneller Hilfe zu reduzieren und bewältigen zu lernen (siehe auch ▶ Kap. 5).

Zweitens ist es normal, dass wir die eigene Stressbewältigung nicht immer ideal hinbekommen. Es gibt Tage oder auch Phasen im Leben, an denen mindestens einer, wenn nicht beide stark belastet sind. Hier kann es helfen, wenn wir nicht den Partner für seinen Stress anklagen, sondern den Stress als eigenständiges „Ding" betrachten, das sich mehr oder weniger heimlich in unsere Partnerschaft schleichen will. Bildlich gesprochen könnten wir den Stress z. B. als Schlingpflanze sehen, die sich um die Beine des Partners wickelt. Die Frage ist nun, wie wir mit vereinten Kräften dieses „Ding" in die Schranken weisen. Mit gutgemeinten Tipps und Ratschlägen, was oftmals der intuitive Zugang ist, erreichen wir in der Regel, dass der Stress nicht kleiner, sondern eher noch größer wird: „Du musst halt deinem Chef endlich sagen, dass …", „Warum lässt du dich auch von deiner Mutter immer wieder so vereinnahmen?" Die Schlingpflanze umschlingt den Partner dann nur noch mehr.

Was hingegen wirklich helfen kann, ist ein offenes Ohr: Ein Partner, der uns mit echtem Interesse zuhört, uns wirklich verstehen möchte und uns aus dieser Haltung heraus emotionale Unterstützung gibt, indem er uns z. B. aus tiefstem Herzen Mut macht oder sich mit uns solidarisiert. Auf der anderen Seite heißt dies auch, dass wir bereit sein müssen, über unsere Schlingpflanzen offen mit unserem Partner zu sprechen. Dies ändert zunächst nichts an den äußeren Auslösern für unseren Stress. Aber der Stress ist genaugenommen auch nicht das konkrete Ereignis, sondern vielmehr unsere gefühlsmäßige Reaktion auf das Ereignis. Was bedeutet das? Erleben beispielsweise mehrere Menschen Ähnliches, hat in der Regel jeder unterschiedliche Gefühle, obwohl es sich um die gleiche Situation handelt. Folglich sind weniger die Ereignisse an sich problematisch, sondern vielmehr unsere Reaktionen. Exakt aufgrund dieser Unterschiedlichkeit helfen oftmals die gutgemeinten Tipps der anderen auch nicht weiter: Was mir vielleicht hilft, hilft noch lange nicht meinem Partner. Deswegen ist es auch so wichtig herauszufinden, was der andere in einer bestimmten Situation genau erlebt. Und wenn mir jemand richtig gut zuhört und ich meine unangenehmen Gefühle in Sprache fassen muss, finde ich selbst besser heraus, warum mich etwas stresst, und kann dadurch diese Gefühle auch wieder besser loswerden.

Auch für das Gegenüber hat das einen Vorteil: Wir müssen als zuhörende Person nicht die Probleme unseres Partners lösen (und können es auch nicht). Es reicht vollkommen, ihm präsent, wohlwollend und offen zuzuhören und so einen Raum zu schaffen, wo der andere seine Stresspflanzen benennen und ablegen kann. Dies so zu sehen, kann auch für uns als Partner entlastend sein!

Folgende Fragen könnten vielleicht hilfreich sein, um den eigenen Stress zu reflektieren und diskutieren:

- Warum stresst *mich* die Situation? Welche Gefühle und Gedanken werden dadurch ausgelöst?
- Wie interpretiere ich die Situation? Was befürchte ich? Welche Hoffnungen und Erwartungen habe ich?
- An welchen Idealen messe ich mich? Warum sind mir diese Ideale so wichtig? Was geschieht wirklich, wenn ich und andere diese Ideale nicht erfüllen?
- Welche Prioritäten setze ich? Was ist mir wirklich wichtig im Leben?

7.1.4 Langeweile

Der Gegenpol von Stress ist Langeweile. Und auch die kann eine Herausforderung für die Partnerschaft werden. Langweile ist wie Enttäuschung, Streit und Konflikt ein ganz normales und alltägliches Phänomen in einer Partnerschaft. Wann ist uns langweilig? Auf den ersten Blick scheint es uns dann langweilig zu sein, wenn wir etwas in- und auswendig zu kennen glauben. Dieses Etwas verliert den Reiz des Neuartigen, ist nicht mehr interessant, man hat „genug davon".

Genaugenommen entsteht Langeweile in Beziehungen aber meist aus dem gegenteiligen Grund: Sie ist kein Zeichen des Überflusses („genug davon"), sondern ein Zeichen des Mangels („zu wenig"). Wie ist das zu verstehen? Der Überdruss beispielsweise an Nähe kommt nicht, weil zu viel Nähe da ist, sondern weil zu wenig echte Nähe da ist. Was fehlt, ist die Tiefe, die wirkliche Begegnung. Es ist die Oberflächlichkeit, die anödet: Egal, ob es die Nähe ist, die Sorgen des Gegenübers, der Sex, die Gespräche. So gesehen ist Langeweile ein Zeichen dafür, dass wir noch nicht beim spannenden Punkt angekommen sind. Und in der Partnerschaft verhält es sich dabei wie in der Kunst, in der Musik oder mit dem Wissen: Je mehr wir verstehen, je tiefer wir eintauchen, desto spannender wird es, desto mehr neue Dinge entdecken wir.

Doch was tun wir normalerweise, wenn wir uns langweilen? Wir suchen andere, neue Eindrücke. Wir wechseln das Fernsehprogramm, wir gehen in andere Länder, wir suchen uns einen neuen Partner, wir suchen neue Reize und Sinneseindrücke. Und trotzdem: Die Langeweile stellt sich nach einer gewissen Zeit wieder ein. Und dann suchen wir wieder neue Reize. Und wieder, und wieder! So gewöhnen wir uns an immer mehr Reize. Dadurch werden aber die Sinne mit der Zeit immer unempfindlicher. Und irgendwann bemerken wir vielleicht das Paradox: Je mehr wir neue Reize suchen, desto schneller werden wir abgestumpft. Der Grund dafür ist einfach: Wir verwechseln Reizung und Empfindsamkeit miteinander. Eigentlich möchten wir mehr empfinden, mehr erleben und versuchen, diesen Wunsch durch mehr Sinneseindrücke zu erreichen. Das funktioniert auch, hat jedoch zugleich einen großen Nachteil: Wir gewöhnen uns mit der Zeit an die Reizung. Und diese Gewöhnung ist gerade das Gegenteil von Empfindsamkeit: Die Empfindsamkeit entsteht nicht durch verstärkte äußere Reize, sondern durch eine Orientierung nach innen: Es geht darum, das eigene Erleben und Fühlen zu intensivieren; und dies ist ein innerer Akt. Als gutes Beispiel dafür kann die Sexualität dienen. Wir werden diese Idee in dem entsprechenden Kapitel weiter vertiefen (siehe ▶ Abschn. 7.3).

Wenn wir dieser Logik folgen möchten, könnten wir die Langeweile in der Partnerschaft somit als ein gutes Hinweissignal deuten, dass die Zeit reif ist, zusammen mit dem Partner an Tiefe zu gewinnen (siehe z. B. ▶ Kap. 6).

7.2 Familie: Zwischen Partnerschaft und Kindern

„Kinder haben ist das Himmelreich" sagt eine unserer Mütter oft. Damit hat sie recht. Manchmal. Manchmal ist es aber auch das Anstrengendste auf der Welt: weil die Kinder einfach nicht schlafen oder, wenn sie größer sind, weil sie immer noch schlafen. Weil sie die ganze Zeit rund um die Uhr da sind oder, wenn sie größer sind, weil sie immer noch nicht da sind, obwohl sie da sein müssten, usw. Unumgänglich ist, dass die Komplexität einer Partnerschaft nochmals beachtlich erhöht wird, sobald Kinder dazu kommen (siehe ▶ Abschn. 2.1): Wir müssen beispielsweise noch mehr Bedürfnisse unter einen Hut bringen, und wir sind mit einer ganz neuen Dimension von Verantwortung konfrontiert. Das wertvolle Gut „Zeit" ist noch heißer umkämpft, wodurch die gemeinsame Paarzeit noch bedrohter ist. So sind die bereits beschriebenen Themen „Das gemeinsame Glück pflegen" (siehe ▶ Abschn. 6.1) und der Umgang mit Stress (siehe ▶ Abschn. 7.1) für Eltern von besonderer Bedeutung. Wir müssen hier meist noch kreativer, unkonventioneller und beharrlicher nach Lösungen suchen, um Paarinseln im Familienalltag zu schaffen. Dies wäre also ein möglicher Ansatz, um trotz Kindern ein Paar zu bleiben.

7.2.1 Respektieren und verstehen unterschiedlicher Erziehungsideen

Ein häufiger Zeit- und Harmonieräuber in Partnerschaften sind darüber hinaus unterschiedliche Sichtweisen über die Erziehung. Oftmals führen diese zu Streit und Konflikten und verderben ruhige Abende und aufwändig organisierte Paarzeiten. Andererseits ist es ganz normal, dass sich zwei Menschen darin unterscheiden, wie sie ihre Kinder aufziehen wollen. Eine „gute Erziehung" hat mehrere wertvolle Pole: Vielleicht verkörpert ein Elternteil stärker den fürsorglich unterstützenden Teil und der andere Elternteil hingegen den fordernden, konfrontierenden Teil. Und so gesehen schaden unterschiedliche Erziehungsstile den Kindern auch nicht, sondern können sogar entwicklungsfördernd sein: Die Kinder lernen, ihr Verhalten an verschiedene Situationen anzupassen. Und sie lernen, dass man sich auch bei unterschiedlicher Meinung gegenseitig respektieren kann. Erziehungsunterschiede können also durchaus fruchtbar sein. Sie können aber auch furchtbar sein. Sowohl für das Elternpaar als auch für die Kinder. Der Knackpunkt ist, *wie* wir mit unseren unterschiedlichen Ansichten umgehen.

Wir können sehr viel Stress aus unserer Familie nehmen, wenn wir grundsätzlich die Erziehungskompetenz unseres Partners wertschätzen und als Ergänzung zu unserer eigenen sehen. Natürlich gibt es immer wieder konkrete Situationen, in denen wir anderer Meinung sind als unser Partner. Die Frage ist dann aber vor allem, *wie* wir das sagen. Es ist für die Kinder ein großer Unterschied, ob wir freundlich sagen (und es auch so meinen!): „Da habt ihr aber Glück gehabt, dass euch Mami jetzt noch ein Eis erlaubt hat. Ich wäre da viel strenger gewesen". Oder ob wir sagen: „Bei ihr dürft ihr halt immer alles. Sie lässt euch alles durchgehen". Grundsätzlich zeigen andere Ansichten über Erziehung vor allem eine andere Perspektive.

Neben dem Tolerieren von Unterschieden ist es natürlich ebenso wichtig, in den zentralen Punkten eine gemeinsame Linie zu finden. Dabei ist es fast paradox: Je mehr uns die gemeinsamen zentralen Leitlinien der Erziehung klar sind und je besser wir darin übereinstimmen, desto leichter fällt es uns Unterschiede zu akzeptieren. Und deswegen ist es wichtig, dass wir uns Zeit nehmen, uns über unsere grundsätzlichen Erziehungshaltungen klar zu werden und uns darüber miteinander austauschen. Interessant dabei ist, dass viele auf einen ersten Blick entgegengesetzte Haltungen nur oberflächlich entgegengesetzt sind. Denn in der Regel wollen beide Eltern für ihre Kinder nur das Beste. Auch hier geht es wieder darum, dass wir unseren Partner zum Freund statt zum Feind zu machen (siehe ▶ Abschn. 6.3.1): Wenn wir verstanden haben, warum unser Partner etwas anderes als das Beste fürs Kind ansieht, können wir versuchen, von beiden Haltungen etwas in den Alltag zu nehmen.

Spannend ist auch, dass die Vorstellungen darüber, was eine gute Erziehung und Kindheit ausmacht, oftmals von unseren eigenen Kindheitserfahrung geprägt sind: Da gibt es Erfahrungen, vor denen wir unsere Kinder unbedingt schützen möchten; oder aber Erfahrungen, die wir ihnen ermöglichen möchten. So könnte Kindererziehen auch heißen, dass wir mit unserem Partner über unsere eigene Kindheit sprechen: unsere Ängste, Wünsche und Befürchtungen. Indem wir Kinder haben und sie gemeinsam aufziehen lernen wir uns nochmals auf einer ganz neuen Ebene kennen.

Und weil die Kinder wachsen und permanent vor neue Herausforderungen gestellt werden, kommen wir nicht umhin, solche Gespräche regelmäßig zu führen, um unsere Erziehungsideen dem Lern- und Entwicklungsstand der Kinder anzupassen.

Nun kann es sein, dass wir zwar immer wieder Erziehungsstrategien diskutieren, dann aber bemerken, dass unser Partner sich nicht an die besprochenen Abmachungen hält. Vielleicht ist es Vergesslichkeit oder Gewohnheit, vielleicht ist es aber auch etwas anderes. Vielleicht stimmt zwar einer der Partner den Abmachungen verbal zu, kann aber eigentlich nicht dahinterstehen. Diesen Unterschied müssen wir klären. Denn wenn es um Vergesslichkeit oder Gewohnheit geht, ist es hilfreich gemeinsam zu überlegen, was dem Partner bei der Umsetzung und der Erinnerung helfen könnte. Geht es um ein „Nichtdahinterstehen-Können", müssen wir die Gründe dafür verstehen und neue Lösungsmöglichkeiten finden. Für dieses Gespräch können vielleicht folgende Fragen helfen:

- Ist mir klar, was mir in der Erziehung wirklich wichtig ist?
- Verstehe ich selbst, warum ich mich nicht an die gemeinsamen Abmachungen halte?

- Kann ich benennen, was ich gut oder nicht gut an einer Erziehungsidee finde?
- Mit welchem Gefühl, welchen Bildern verbinde ich diese Erziehungsidee?
- Kommt mir selbst etwas aus meiner eigenen Kindheit dazu in den Sinn? Etwas, das ich vermisst habe? Etwas, das ich mir gewünscht hätte? Etwas, das ich erlebt habe.

7.2.2 Kinder als Lehrmeister

Kinder sind nicht nur für die Partnerschaft Bereicherung und Herausforderung zugleich, sondern auch für die eigene, persönliche Entwicklung. Jeder, der Kinder hat, weiß, wie schnell sie uns an die eigenen Grenzen bringen (können). Genau deswegen sind Kinder für uns eine große Chance. Neben dem Partner sind es die Kinder, die uns, mit einer manchmal fast schon ungeheuerlichen Treffsicherheit, unsere Begrenzungen aufzeigen. Sie können das deshalb so gut, weil sie uns und natürlich auch unsere Schwachstellen sehr gut kennen.

Warum weisen sie uns eigentlich so unermüdlich auf unsere Schwachstellen hin? Vielleicht, weil sie lernen wollen, wie man mit eigenen Schwächen umgehen kann. Und wo sollen sie es lernen, wenn nicht von ihren Eltern? Und sie tun es, weil sie sich „starke Eltern" wünschen: Nämlich solche, die gut mit ihren Stärken *und* Schwächen umgehen können. Kinder brauchen neben ganz viel Liebe auch sehr klare Grenzen. Wie wir schon ausführlich beschrieben haben (siehe ▶ Kap. 4) sind wir aber oft in unserer Kommunikation und auch innerlich nicht so klar, wie unsere Kinder das bräuchten. Letztlich wollen unsere Kinder uns also helfen, klarer und in einem umfassenden Sinne stärker zu werden, um von uns lernen zu können.

- **Eigene Begrenzungen erkennen**

Dadurch, dass die Kinder uns an die Grenzen bringen, weisen sie uns auf notwendige Entwicklungsschritte hin, die wir noch nicht ausreichend vollzogen haben. Die Probleme, die wir mit unseren Kindern haben, sind oftmals also nicht zufällig, sondern haben eine tiefere Bedeutung. Sie haben nicht nur mit den Kindern, sondern auch mit uns, unseren Schwächen und unserem Entwicklungspotential zu tun. Wir müssen deswegen nicht in Schuldgefühlen und Scham versinken (siehe auch ▶ Abschn. 2.1.3 und 2.4), denn alle kommen über kurz oder lang an ihre Grenzen. Einige Kinder reagieren auf Schwachstellen der Eltern sensibler und schneller, andere Kinder sind toleranter. Aber Begrenzungen haben wir alle. Wichtig ist, dass wir unsere Begrenzungen und die damit verbundene Entwicklungsaufgaben erkennen und anzunehmen versuchen.

Beispiel

Chantal und Peter sind Eltern der 10-jährigen Mia. Sie ist sehr aufgeweckt, lustig, schlau und in vieler Hinsicht begabt. Allerdings macht sie zunehmend, was sie will, stiftet ihre Freundinnen an, sich gegen jegliche Art von Autorität aufzulehnen, ist rücksichtslos anderen Kindern gegenüber und reagiert beleidigt oder aufmüpfig, wenn ihr Grenzen gesetzt werden. Ihre Eltern sind beliebt, lebensfroh und unternehmungslustig. Auf Anraten der Lehrerin suchen sie Rat. Sie selbst sehen, dass Mia schlecht gehorcht, finden aber auch, dass das bei Kindern dazu gehört und sind erschrocken darüber, dass die Lehrerin ihnen dringend empfohlen hat, professionelle Unterstützung zu suchen. Auch bedrückt es sie, dass sich einige befreundete Familien in der letzten Zeit etwas zurückgezogen haben. Im Verlauf der Beratung wird deutlich, dass Chantal und Peter Mia sehr viel bieten und ermöglichen. Sie setzen ihr auch Grenzen. Obwohl beide das vorher nicht realisiert hatten, ist es aber am Ende meist Mia, die sich durchsetzt. Und zwar – wie es eben ihre Art ist – schlau und unbemerkt. Was hat das mit Chantal und Peter zu tun? Chantal realisiert, dass sie Mia so viel durchgehen lässt, weil ihr höchstes Ziel ist, dass Mia eine unbeschwerte, glückliche Kindheit hat. Sie selbst hat ihre Mutter mit 14 verloren und hätte gerne noch so viel mit ihr erlebt. Auch tut es Chantal leid, dass Mia ein Einzelkind ist … Peter kommt aus einer problembeladenen Familie, in der viel Streit herrschte. Deswegen ist es ihm so wichtig, in der eigenen Familie eine Atmosphäre von Freude, Harmonie, Verständnis und Großzügigkeit zu leben. So fehlt beiden Eltern aus unter-schiedlichen Gründen die Fähigkeit, klare Grenzen zu setzen. Dadurch verstärken sie Mias problematisches Verhalten (und schwächen ihr eigentliches Potential), obwohl oder gerade weil sie es so gut mit ihr meinen.

Die Begrenzungen der anderen Eltern oder des Partners zu sehen ist oft einfacher als die eigenen Begrenzungen zu identifizieren. Wie finden wir mehr über unsere eigenen Begrenzungen heraus?

Vielleicht erkennen wir uns im einen oder anderen der untenstehenden Beispiele wieder:

- Wir reagieren beim Zusammensein mit unserem Kind genervt, gelangweilt oder ungeduldig. Möglicherweise fällt es uns schwer seine Bedürfnisse und Verhaltens-weisen zu verstehen und uns darauf einzulassen (z. B. Spiel- und Bewegungs-bedürfnis, Verträumtheit, Langsamkeit, Lautstärke, Phantasie …). Vielleicht haben wir selbst manchmal das Gefühl zu kurz zu kommen.
- Wir tun uns schwer, unserem Kind ganz nah zu sein, es mit offenem Herzen in den Arm zu nehmen, zärtlich zu sein. Oder es fällt uns schwer, wirklichen Halt, Trost und Verständnis zu geben, z. B. weil wir Angst haben „aufgefressen", kontrolliert oder ausgenützt zu werden oder weil es uns traurig macht, dass wir selbst eine solche Nähe von den eigenen Eltern nicht bekommen haben.
- Wir lassen uns immer wieder zu Dingen überreden, die wir eigentlich nicht wollen oder zunächst verboten haben, weil wir Mühe haben, unserem Kind konsequent und klar Grenzen zu setzen, z. B. aus Angst vor Widerstand, aus Angst vom Kind abgelehnt zu werden, das Kind zu „brechen". Vielleicht haben wir selbst nie die Erfahrung gemacht, dass Grenzen liebevoll gesetzt werden können oder haben selbst viel Ablehnung erlebt.
- Wir sind selbst stark aufgewühlt (z. B. nervös, unruhig, traurig oder gereizt), wenn unser Kind beispielsweise weint, ungeduldig, ärgerlich, traurig, unsicher oder frech ist. Vielleicht, weil es uns schlecht gelingt, die eigenen Gefühle zu beruhigen.
- Wir werden aggressiv oder unsicher, wenn die eigenen Kinder uns auf unsere Schwachstellen hinweisen. Vielleicht deshalb, weil wir unsere Fehler und Schwä-chen schlecht annehmen können, wir uns dafür abwerten oder Mühe damit haben uns für eigene Versäumnisse zu entschuldigen.

Daraus resultierende Entwicklungsfelder können folgende sein: das Einfühlungsvermögen in die kindliche Welt oder generell in die Welt anderer Menschen erhöhen, unseren Umgang mit Nähe besser verstehen, besser zu den eigenen Schwächen stehen und diese annehmen können, eigene Gefühle beruhigen, Widerstand und Ablehnung aushalten lernen, ohne nachzugeben.

- **Liebevoller Umgang mit unseren eigenen Begrenzungen**

Das wären einige Beispiele für häufige Entwicklungsfelder, auf die wir durch (unsere) Kinder gestoßen werden. Meist entstehen diese Schwierigkeiten aber nicht nur unserem Kind gegenüber, die Situationen mit unseren Kindern weisen uns vielmehr darauf hin, dass wir in diesem Bereich *grundsätzlichen* Entwicklungsbedarf haben. Gelingen uns kleinere Veränderungen in diesen Bereichen, wirken sich diese vermutlich nicht nur auf die Familie aus, sondern auch auf unsere sonstigen Beziehungen.

Damit uns solche Entwicklungsschritte gelingen können, ist ein liebevoller Umgang *mit uns und unseren Begrenzungen* zentral. Gerade wenn es um den eigenen Nachwuchs geht, der uns wie nichts anderes am Herzen liegt, ist das oft besonders schwer. Vielleicht hilft hierfür folgendes Mantra: „Alle haben ihre Schwächen. Alle haben Entwicklungspotential. Auch mein Partner. Auch ich. Und auch ich im Umgang mit unseren Kindern". Mit diesem Mantra kann es uns möglicherweise einfacher gelingen, unsere Begrenzungen wahrzunehmen, diese zu benennen und gemeinsam zu diskutieren, ohne uns verteidigen oder entwerten zu müssen. Auch um Hilfe dürfen und sollten wir bitten (beim Partner und/oder bei anderen), ohne uns dafür zu schämen! Ein liebevoller Umgang mit den eigenen Schwächen ermöglicht, die eigenen Grenzen langsam – Schritt für Schritt – zu erweitern. Am besten gelingt das, wenn wir dranbleiben, uns aber auch den notwendigen Raum lassen, statt uns unter gigantischen Druck zu setzen.

7.2.3 Kindern liebevoll Grenzen setzen

Vieles, was wir über den Umgang mit dem Partner schreiben, lässt sich direkt auf den Umgang mit unseren Kindern übertragen. Allerdings besteht ein zentraler Unterschied: Die Beziehung zu einem Kind ist nicht symmetrisch. Ein Kind und ich sind nicht auf gleicher Augenhöhe. Ein Kind ist von mir abhängig und darauf angewiesen, von mir unterstützt, behütet und geliebt zu werden. Ich muss mehr geben und trage mehr Verantwortung als bei einem gleichberechtigten Gegenüber.

Es ist also wichtig, einem Kind viel Liebe, Wertschätzung, Interesse und Respekt entgegenzubringen, ihm aber auch etwas abzuverlangen und Grenzen zuzumuten. Je mehr wir an Liebe, Verständnis und Unterstützung geben (und das lässt sich nicht aufwiegen mit materiellen Dingen), desto mehr kann ein Kind auch Grenzen aushalten. Vor allem, wenn die Grenzsetzung in einer guten Art erfolgt (klar, konsequent, nachvollziehbar und freundlich). Und selbst wenn diese Grenzen nicht immer genau nach Lehrbuch kommuniziert werden (weil es ja gerade auch unsere Begrenzungen sind, die davon betroffen sind), können Kinder in der Regel lernen, damit umzugehen.

Aus dem nachvollziehbaren Wunsch heraus, ihren Kindern alles zu ermöglichen und sie vor Schwierigem zu bewahren, muten viele Eltern ihren Kindern zu wenig zu. Gerade dadurch bringen sie ihre Kinder aber häufig in Schwierigkeiten. Ein Kind kann so nie lernen, mit Beschränkungen, Frustration usw. umzugehen und ist dadurch schlecht auf das Leben vorbereitet. Die Gefahr besteht, dass wir unsere Kinder wie Prinzessinnen und Prinzen behandeln (mit uns als Gefolgschaft). Dadurch stärken wir sie nicht wirklich, sondern schwächen sie. Nach außen hin wirken sie oft stark, mutig, fordernd, vorlaut. Geht aber etwas nicht nach ihrem Kopf, dann werden sie aggressiv und brechen (früher oder später) zusammen. Und zwar aus verschiedenen Gründen:

- Weil sie einen Selbstwert aufgebaut haben, der nicht von innen gewachsen ist, sondern von außen abhängig ist: „Ich bin dann etwas wert, wenn die anderen tun, was ich sage. Gehorchen sie mir jedoch nicht, bin ich (ihnen) nichts wert".
- Weil sie nicht gelernt haben, bei Grenzen und Misserfolgen durchzuhalten, auszuhalten, zu warten, auf die Bedürfnisse anderer Menschen einzugehen und sich zu beruhigen. In der Fachsprache spricht man hier von einer nicht ausreichenden Frustrationstoleranz.

Um sich in unserer komplexen Welt orientieren zu können, müssen Kinder sich ein Wissen über die Begrenzungen der Welt aufbauen. Dies ist ein zentraler Entwicklungsschritt, den alle Kinder durchlaufen müssen. Einige suchen diese Grenzen aktiver und expliziter als andere. Aber alle wollen Grenzen erfahren, damit sie sich in der Welt zurechtfinden können. Wenn Kinder nun diese Grenzen aktiv testen, ausreizen oder durchbrechen, suchen sie nach der für sie überlebenswichtigen Orientierung. Bekommen sie diese Grenzen gar nicht, zu wenig klar oder sehr inkonsequent aufgezeigt, werden sie zunehmend verwirrter, nervöser und fordernder. Und so suchen sie immer intensiver nach den Grenzen. Denn, und das weiß jedes Kind intuitiv: Unsere Welt ist begrenzt!

Kindern etwas zuzumuten hat im wahrsten Sinne des Wortes mit Mut zu tun: Wir muten Kindern zu, dass sie lernen, mit (unseren und anderen) Begrenzungen umzugehen. Und wir muten ihnen zu, dass sie daran wachsen können und nicht daran zerbrechen. Durch die Erfahrung, Schwierigkeiten und Hindernisse erfolgreich gemeistert zu haben, entsteht schließlich auch ein gefestigter Selbstwert. Es geht also nicht darum, die Begrenzungen aufzuheben, sondern den Kindern mutig und liebevoll beizustehen mit diesen Begrenzungen konstruktiv umzugehen. So wie auch wir selbst das immer wieder versuchen, manchmal daran scheitern und manchmal daran wachsen.

> ❯❯ Ever tried.
> Ever failed.
> No matter.
> Try again.
> Fail again.
> Fail better.
>
> *Samuel Beckett*

(Jemals versucht. Jemals gescheitert. Macht nichts. Versuche nochmal. Scheitere nochmal. Scheitere besser).

7.3 Sexualität: Zwischen Lust und Frust

In einer guten Partnerschaft hat man guten Sex! Und wenn der Sex nicht gut ist, ist dies ein Hinweis dafür, dass etwas in der Partnerschaft nicht stimmt. So ungefähr lautet die landläufige Meinung vieler. Natürlich ist diese Sichtweise falsch, da sie zu einfach ist. Die Beziehung zwischen gutem Sex und guter Partnerschaft ist launisch und ambivalent. Probleme in einem Bereich können in den anderen Bereich überschwappen. Und wenn sie es tun, haben wir die Huhn-Ei-Problematik: „War da zuerst die Unzufriedenheit mit dem Sex oder mit der Beziehung?" Darüber können wir uns wunderbar miteinander streiten und dabei das Wesentlichste aus dem Blick verlieren: Wie gehen wir gemeinsam damit um, wenn etwas in der Sexualität nicht passt?

■ **Unrealistisches Modell der Sexualität**

Wie wir noch sehen werden, ist es normal, dass sich Sexualität und sexuelles Begehren in einer Partnerschaft auf die Dauer verändern. Ebenso ist es normal, dass diesbezügliche Unterschiede zwischen den Partnern mit der Zeit viel stärker zum Tragen kommen.

Ausgangspunkt des Problems ist die einfache Tatsache, dass es zum Sex zwei braucht. Dies ist an und für sich eine triviale Aussage, die es aber in sich hat. Dies deshalb, weil wir uns oft von einem unrealistischen Modell der Sexualität leiten lassen: Wir hoffen und sehnen uns danach, dass das sexuelle Begehren harmonisch und ausgeglichen ist. Wir gehen implizit davon aus, dass beide Partner immer die gleiche Art und Intensität von Lust und Begehren spüren müssten. Und dies auch noch gleichzeitig. So betrachtet ist es offensichtlich, dass das sexuelle Begehren zweier Menschen auf Dauer gar nicht wirklich gut zusammenpassen kann. Das gilt für alles, was auf Befriedigung ausgerichtet ist, seien es z. B. Essen, Trinken, Sport. Der Unterschied liegt jedoch darin, dass es in diesen Bereichen nicht in gleichem Maße wichtig ist, ob die Lust von mir und meinem Partner zusammenpasst oder nicht: Ich kann problemlos etwas anderes essen als mein Partner, mehr oder weniger trinken, einen anderen Sport treiben. Nur beim Sex wird die Unterschiedlichkeit unseres Begehrens schnell zum Problem. Denn dort gilt – zumindest in den meisten Partnerschaften – das Ausschließlichkeitsgebot: Das sexuelle Bedürfnis befriedige ich nur mit dem Partner.

So stellt sich die bedeutsame Frage, wie wir denn nun in unserer Partnerschaft mit dem ungleich verteilten Begehren umgehen. Natürlich könnte man sich auch gleich fragen, ob es nicht klüger wäre, das Ausschließlichkeitsgebot einfach aufzugeben? Das wäre doch viel einfacher! Oder etwa nicht? Die Frage nach der Ausschließlichkeit ist völlig berechtigt. Die Diskussion um verschiedene Alternativen zur klassischen und strikten Monogamie können und wollen wir hier jedoch nicht führen (Polyamor, offene aber feste Beziehung, Fremdgehen mit oder ohne dem anderen davon zu berichten, usw.). All diese verschiedenen Beziehungsformen würden ein eigenes Buch füllen.

■ **Unterschiede sind normal**

Uns geht es um einen anderen Punkt: Die Unterschiede und Differenzen, die wir miteinander erleben, sind vollkommen normal. Sie gehören zum Leben und zur

Partnerschaft. Das Leben ist keine Wohlfühloase, es läuft nicht alles so, wie wir dies möchten. Dies ist nicht nur (k)ein Problem, sondern auch eine Chance: Wir können daran wachsen. In der Sexualität, wie auch in den anderen Aspekten, die wir im Buch aufgezeigt haben. Wie dieses Wachstum im Bereich der Sexualität aussehen könnte, möchten wir in diesem Kapitel skizzieren. Und zwar unabhängig davon, für welche der obengenannten Beziehungsformen wir uns entscheiden.

Aber gehen wir schrittweise vor: Zuerst versuchen wir zu verstehen, wie Unterschiedlichkeiten in Bezug auf Sexualität entstehen. Danach schauen wir, wie wir mit diesen Unterschieden umgehen können.

7.3.1 Die Natur des sexuellen Begehrens

Als frisch verliebtes Paar ist das sexuelle Begehren groß. Der Sex ist vielleicht sogar ein Abenteuer. Doch Sex verhält sich anders als guter Wein: Er wird mit der Zeit nicht automatisch besser. Im Gegenteil. Oft wird er sogar schlechter. Komisch eigentlich, oder? Die meisten Dinge werden durch Übung besser. Warum ist das beim Sex anders?

- **Die Äpfel in Nachbars Garten**

Ein zentraler Faktor ist, dass selbst wenn wir mit der Sexualität mit unserem Partner zufrieden sind, mit der Zeit in der Regel nicht ein Gefühl von Reichtum entsteht, sondern im besten Fall eine zufriedene Sättigung. Im weniger guten Fall entsteht Langeweile.

Der Grund dafür ist in der Natur des Begehrens zu finden: Je unsicherer es ist, ob eine sexuelle Lust befriedigt wird, desto intensiver das Begehren (Clement 2016). Es verhält sich ein wenig so wie bei den Äpfeln in Nachbars Garten. Die Äpfel des Nachbarn wirken immer größer und saftiger als die eigenen. Das Begehren richtet sich gerne auf das, was unverfügbar erscheint, auf etwas, was wir nicht immer haben oder nicht kontrollieren können. Das Begehren erwacht, wenn wir etwas noch nicht gut kennen, sondern gespannt darauf und neugierig sind. Zuviel Gewissheit schadet also dem Begehren. Und so ist es in relativ stabilen Beziehungen natürlich, dass das Begehren mit der Zeit abflacht.

Und es erklärt zumindest teilweise, warum die Schere zwischen Begehren und Nicht-Begehren in vielen Partnerschaften immer größer wird: Der eine will immer mehr Sex, der andere immer weniger. Beim begehrensstärkeren, häufig zurückgewiesenen Partner steigt das Begehren gerade dadurch an, dass Sex unerreichbar scheint. Beim begehrensschwächeren Partner sinkt das Begehren, weil der Sex durch das dauernde Werben des anderen überpräsent ist. So gesehen ist es vor allem die Überverfügbarkeit, die den Sex reizloser macht.

- **Kontextbedingtheit vom Begehren**

Neben der (Un)Verfügbarkeit von Sex gibt es natürlich auch noch andere Faktoren, die das Begehren beeinflussen: zum Beispiel der Kontext, in dem wir uns begegnen und Sex haben. Ein wenig plakativ gesagt wandelt sich unsere Beziehung im Laufe der Zeit von der Sonntagsbeziehung (Sonntagskleider, gut gekämmt und frisch geduscht) zur Alltagsbeziehung (verschwitzt, verschlafen und im alten Pyjama).

Es gibt Kontexte, die unser Begehren begünstigen: In der Regel fällt es uns in einem entspannten Kontext einfacher, Lust auf Sex zu entwickeln, als in einem angespannten Kontext (siehe auch Nagoski 2015). Mit Kontext meinen wir zwei Aspekte: Einerseits gibt es einen äußeren Kontext (meine Umgebung) und andererseits auch einen inneren Kontext (meine Gefühle, Gedanken …). Ein äußerer Kontext, der Lust auf Sex macht, könnte beispielsweise ein Paarwochenende sein, bei dem wir in einem schönen Hotelzimmer entspannt ankommen und vorher gerade spazieren waren, gelacht und geredet haben. Ein dazu passender innerer Kontext wäre: Ich fühle mich inspiriert und freue mich auf den anderen.

Ein weniger sexfreundlicher Kontext wäre ein Tag, an dem wir gestresst von der Arbeit nach Hause kommen (innerer Kontext). Zuhause schreien die Kinder, und wir finden unseren entnervten Partner in einer Wohnung vor, die aussieht, als hätte gerade eine Legion Kampfzwerge gewütet (äußerer Kontext).

Natürlich unterscheiden sich Menschen sehr darin, welche Kontexte für sie mehr oder weniger anregend sind. Zusätzlich unterscheiden wir uns darin, wie stark wir auf diese Kontexte reagieren. Studien zu Geschlechtsunterschieden zeigen beispielsweise auf, dass Frauen stärker auf den Kontext reagieren als Männer. Ihr sexuelles Begehren hängt mehr von ihrer Gemütslage, von der Zufriedenheit mit der Beziehung und anderen Faktoren in der Umgebung ab, als dies bei den meisten Männern der Fall ist. Oder auf eine etwas vereinfachte Kurzformel gebracht: Männer wollen Sex, um Stress zu reduzieren, und Frau müssen erst Stress reduzieren, bevor sie Lust auf Sex haben. Wir wollen mit dieser Aussage aber nicht auf die Geschlechtsunterschiede fokussieren. Viel wichtiger erscheint uns hier wieder zu betonen, dass Unterschiede zwischen Partnern normal sind.

Die Unterschiede sind meist bereits zu Beginn einer Partnerschaft vorhanden, oftmals aber nicht direkt sichtbar, weil die Kontextbedingungen anders sind. Während zu Beginn einer Beziehung die seltenen gemeinsamen Treffen und dadurch natürlich auch der begehrensfreundliche Kontext dominieren, nehmen mit der Alltäglichkeit der Beziehung unweigerlich auch begehrensfeindliche Kontexte zu wie Stress, Anspannungen oder die jeweiligen Stimmungen beider Partner. Falls wir dann später noch eine Familie gründen, tragen Kinder dazu bei, dass unser gemeinsamer Lebenskontext anspruchsvoller wird und die ruhigen und entspannten Situationen (deutlich) abnehmen. Gerade für diejenigen Menschen, die auf den Kontext empfindlich(er) reagieren, sinkt dadurch das sexuelle Begehren und damit die Lust und Bereitschaft auf Sex. Aber nicht wegen des Partners oder des Rückgangs der Liebe, sondern schlicht und einfach wegen der (vielen unpassenden) Kontexte!

■ **Unterschiedliche Formen des Sexuellen Begehrens**

Obwohl man den folgenden Punkt, auch unter „Kontext" zusammenfassen könnte, verdient er aus unserer Sicht besondere Aufmerksamkeit. In der Regel gehen wir davon aus, dass das Begehren da sein muss, bevor wir Sex haben. Die Grundlage für Sex ist somit ein spontanes Begehren: vielleicht durch eine sexy Werbung, eine kleine Berührung oder den Partner, der nackt unter der Dusche steht. Emily Nagoski geht davon aus, dass ca. 75 % der Männer ein solches spontanes Begehren aufweisen. Jedoch nur 15 % der Frauen.

Begehren kann aber auch anders entstehen: So wie der Hunger erst mit dem Essen kommen kann, kann auch das sexuelle Begehren erst beim Sex entstehen. Hier sprechen wir von einem responsiven Begehren. Die Erregung kommt erst als Antwort (= response) auf die körperliche Nähe, die Erregung und das Begehren als Reaktion auf die Berührungen. Beim responsiven Begehren verhält es sich also gerade umgekehrt wie beim spontanen Begehren (Nagoski 2015). Und beides ist normal!

Wichtig ist aber, dass beide Partner eines Paares diesen Unterschied kennen. Denn wenn einer der Partner eine hohe Begehrensschwelle hat (d. h. eher responsives Begehren), sollten beide wissen, dass spontanes Begehren keine Voraussetzung dafür ist, Sex zu initiieren, denn sonst verzweifeln sie mit der Zeit. Ein Paar kann jedoch auch Berührungen und Zärtlichkeiten einleiten, ohne zu wissen, ob und wie stark sich das Begehren beim responsiven Partner entwickelt.

Wir müssen also dem responsiven Begehren Zeit geben, damit es sich entfalten kann. Und es muss offenbleiben dürfen, ob es sich wirklich entwickelt und es dann zum Sex kommt. Nach dem Motto: Falls es sich entwickelt, toll. Falls es sich nicht entwickelt, auch gut. Keiner hat versagt. Wenn sich nichts entwickelt, ist dies weder ein Zeichen dafür, dass der eine nicht begehrenswert ist, noch dass der andere nicht begehren kann. Vielleicht passt der obengenannte innere oder äußere Kontext nicht. Oder wir können miteinander noch besser herausfinden, was helfen könnte das Begehren zu entfachen. Oder …? Wichtig ist: Es geht darum herauszufinden, wie die Lust entstehen und langsam wachsen *kann*. Kann, aber nicht immer muss! Denn diese responsive Lust ist eher launisch, sie hängt von verschiedensten Faktoren ab.

7.3.2 Die Schwierigkeit im Umgang mit der Unterschiedlichkeit

Was schließen wir aus dem obigen Kapitel? Auch wenn wir es oft gerne anders hätten. Fakt ist, dass das Begehren zwischen zwei Partnern oft ungleich verteilt ist und mit der Zeit eher ab- als zunimmt. Gemäß Ulrich Clement (2016), einem deutschen Sexualtherapeuten und bekannten Buchautor, haben viele Paare Schwierigkeiten, mit diesem unterschiedlichen Begehren umzugehen. Denn diese Unterschiede lösen eine Reihe von verschiedenen Ängsten aus:

- Durch die Unterschiedlichkeit des Begehrens kann die Dauerhaftigkeit und Ausschließlichkeit einer Beziehung in Frage gestellt werden. Wenn mein Partner auf die Dauer mehr Lust verspürt, kann bei mir die Angst hochkommen, dass er versucht, diese Lust außerhalb der Beziehung zu erfüllen.
- Die Unterschiedlichkeit des Begehrens zeigt, dass wir beide nicht gleich sind. Damit ich wahrgenommen werde, müsste ich mein ganz persönliches Begehren kommunizieren, ich müsste mein *sexuelles* Wesen zeigen. Diese Selbstoffenbarung kann die Angst auslösen, dafür abgelehnt zu werden.
- Aber auch ich müsste meinen Partner sehen, so wie er ist. Ich müsste ihn als ein eigenständiges Wesen betrachten, das (sexuelle) Wünsche hat, die nicht zu meinen passen. Dies kann in mir den Druck auslösen, auf diese Wünsche reagieren zu müssen und Dinge zu tun, die ich im Grunde nicht tun will.

Egal, ob diese oder andere Ängste hochkommen: Angst löst immer Vermeidung aus! Gemäß Clement neigen Paare dazu, diesen Ängsten auf zwei unterschiedliche Arten aus dem Weg zu gehen: Sie versuchen die Unterschiede zu negieren oder sie rücken die Ängste in den Vordergrund.

- **Unterschiede negieren**

Viele Paare versuchen die Unterschiede ihrer Sexualität zu negieren und dafür die Gemeinsamkeiten zu betonen, so wie es Christian Morgenstern (1909/1965) in einem Gedicht so treffend formulierte: „Weil nicht sein kann, was nicht sein darf". Da Unterschiede Angst auslösen, dürfen wir unsere individuellen sexuellen Bedürfnisse nicht äußern und uns nicht als *unterschiedliche* sexuelle Wesen zu erkennen geben. In diesem Fall verhalten wir uns als Paar so, als würde der kleinste gemeinsame Nenner unseres sexuellen Begehrens der Wunschvorstellung von uns beiden gleichermaßen entsprechen. Um dem anderen zu gefallen oder nicht anzustoßen, tun wir also beide nur die Dinge, die wir beide wollen. Alle anderen Wünsche bleiben unausgesprochen.

Der Vorteil ist, dass die Harmonie gewährleistet bleibt. Allerdings ist es eine oberflächliche Harmonie. Diese Oberflächlichkeit hat verschiedene Konsequenzen. Einerseits kann sie zu sexueller Langeweile führen, worauf wir uns langsam voneinander zurückziehen. Es kommt zu einer Entfremdung. Oder die Unzufriedenheit mit der Sexualität, die nicht ausgesprochenen werden darf, taucht an anderen Orten in der Partnerschaft wieder auf und belastet so die gesamte Partnerschaft. Häufig ist es ja so, dass sich die Tendenz Unterschiede zu negieren nicht nur in der Sexualität zeigt, sondern auch in anderen Aspekten der Partnerschaft. Und so kann eine grundsätzliche Unzufriedenheit entstehen, die oftmals nicht einfach einzuordnen und zu verstehen ist.

- **Unterschiede rücken in den Vordergrund**

Die gegenteilige Möglichkeit mit unseren Unterschieden bezüglich der Sexualität umzugehen ist, die Unterschiede in den Vordergrund zu rücken. Sie dominieren die Beziehung und führen zu immer mehr Streit. Dabei nehmen wir unterschiedliche Rollen ein: Der eine initiiert beispielsweise den Sex, während der andere den Sex empfängt. Der eine fordert Sex, während der andere Sex duldet. Der eine ist dominant, während der andere nachgibt. Diese Rollenzuteilungen werden mit der Zeit immer starrer und extremer. In einem fortgeschrittenen Stadium versehen wir die gegenseitigen Rollen dann schrittweise mit entsprechenden Wertungen: Natürlich vs. unnatürlich, triebgesteuert vs. frigid, gesund vs. krank. Durch diese Wertungen nehmen die Konflikte zu und eskalieren. Auch wenn es auf den ersten Blick nun merkwürdig erscheint: Diese (Ent-)Wertungen haben auch Vorteile, denn auch sie sind Vermeidungsstrategien. Die Konflikte machen die Sache nämlich *vordergründig* einfach: „Der andere ist halt unnatürlich, krank, behandlungsbedürftig, triebhaft, frigid …", und: „Ich kann auch nichts dafür, dass ich halt …" So geht der Streit zwar weiter, aber nur über die vordergründigen unterschiedlichen Rollen: „Warum musst du immer so drängend sein!" „Warum bist du nur so verklemmt!" Wir streiten uns, wir machen uns Vorwürfe, werten den anderen ab.

Im Zentrum unserer Auseinandersetzungen stehen also nicht unsere Wünsche und Bedürfnisse, nicht unser individuelles Begehren, nicht unsere Ängste und Hoffnungen. All dies verbergen wir wunderbar im Streit über die verschiedenen Rollen. Denn es ist oft einfacher, den Ärger und die Wut zu ertragen, als sich mit den eigenen Bedürfnissen zu zeigen.

7.3.3 Bei sich *und* in Beziehung sein

Dies zeigt, wie schwierig es ist, die Unterschiede in der Sexualität als natürlich und normal anzunehmen. Wir stellen uns unseren Ängsten nicht, sondern versuchen, sie zu vermeiden. Wir zeigen nicht, wer wir wirklich sind, und wir nehmen auch den anderen nicht wirklich wahr. Wir muten uns dem andern nicht zu und ermutigen auch ihn oder sie nicht, sich uns zuzumuten. Wir vermeiden gemeinsam einen konstruktiven Umgang mit unseren Unterschieden. Doch wie sieht die Lösung aus?

- **Differenzierung als Entwicklung**

Es liegt auf der Hand: Wir müssen uns unseren Ängsten stellen. Sich den eigenen Ängsten stellen, heißt die Komfortzone verlassen, etwas wagen und uns dadurch weiterentwickeln. David Schnarch (2011), ein einflussreicher Sexualtherapeut aus den USA, hat dieses Entwicklungspotential als Differenzierung bekannt gemacht.

Differenzierung meint hier die Fähigkeit einerseits Nähe mit anderen zu erfahren und gleichzeitig bei sich selbst zu sein. Im Grunde ist es die Kunst, zwei unterschiedliche, doch zentrale Bedürfnisse auszubalancieren: Das Bedürfnis nach Individualität einerseits und das Bedürfnis nach Nähe andererseits. Dies ist allerdings alles andere als einfach und muss gelernt werden. Wir alle haben die Tendenz, auf die eine oder andere Seite zu „kippen". Das heißt: Entweder geben wir die eigene Individualität auf, um Spannungen in Beziehungen zu reduzieren und so einem befürchteten Beziehungsende entgegen zu wirken. Oder wir machen das Gegenteil: Aus Angst unsere Individualität zu verlieren, sind wir dominant, lassen uns nie richtig auf eine Beziehung ein oder lösen nahe Beziehungen auf.

Eine höhere Differenzierung dagegen würde bedeuten, dass es uns besser gelingen würde, unsere Wünsche und Bedürfnisse wahrzunehmen und *gleichzeitig* die Wünsche unseres Gegenübers zu hören und zu respektieren. Konkret bedeutet dies, dass wir uns bemühen, uns so zu zeigen, wie wir sind: mit all unseren Wünschen, Leidenschaften und unserem Begehren.

Wir kommunizieren unser Begehren und Wünschen *unabhängig* davon, wie unser Partner darauf reagiert. Auch wenn wir vermuten oder wissen, dass das Gegenüber andere Wünsche hat, oder seine Wünsche noch nicht klar formulieren kann, haben wir den Mut, unser Begehren auszudrücken. Andererseits gelingt es uns aber auch, das zu hören und zu akzeptieren, was der Partner sagt, auch wenn sich unsere Wünsche nicht decken. Ähnlich der Grundidee unseres Buches: bei sich selbst zuhause zu sein und *gleichzeitig* dem Partner ein Zuhause zu bieten (siehe ▶ Kap. 5 und 6). Was bedeutet dies nun konkret auf die Sexualität bezogen? Weil in der Regel ein Partner mehr Lust auf Sex hat als der andere, kommen auf die begehrensstärkere Person andere Entwicklungsaufgaben zu als auf die begehrens-schwächere Person.

- **Die begehrensstärkere Person**

Die begehrensstärkere Person möchte öfter Sex haben, leidet stärker, wenn keine sexuellen Kontakte zustande kommen und ergreift häufiger die Initiative zum Sex (oder hat dies zumindest früher getan). Dieses Begehren kann nicht einfach abgewürgt werden und fühlt sich vor allem dann sehr unangenehm an, wenn das Gegenüber das Begehren wiederholt zurückweist (und damit oft ungewollt auch die Person!). Auch wenn die Zurückweisung freundlich und wohlwollend geäußert wird, ist es schwierig damit umzugehen. Häufig wertet die begehrensstärkere Person daraufhin die eigene Lust oder sich selbst ab, versinkt in Scham, zieht sich gekränkt und verletzt zurück. Oder die Verletzung der Zurückweisung verwandelt sich in Wut und zeigt sich in einer offen geäußerten oder verdeckten Entwertung des Partners.

Die Aufgabe der begehrensstärkeren Person ist es, einerseits zum eigenen Begehren zu stehen und gleichzeitig der damit verbundenen Lust nicht blind zu folgen (und sie dadurch der begehrensschwächeren Person aufzudrücken). Vielmehr geht es darum, sowohl die Lust als auch die mögliche Zurückweisung auszuhalten. Das Wort „aushalten" umschreibt dabei nur ungenügend, was wir wirklich damit meinen. Denn es geht nicht um ein passives, resignatives Aushalten, sondern darum, diese Gefühle bildlich gesprochen zu „halten": Die Gefühle, die Lust und das Begehren dürfen sein. Ich muss sie nicht abwehren, mich aber auch nicht davon beherrschen lassen. Sondern ich kann und darf sie meinem Partner als Möglichkeit anbieten in einen sexuellen Kontakt zu kommen. Und wenn dieses Angebot nicht angenommen wird, versuche ich keine Blockade der Verletztheit um mich aufzubauen, indem ich mich beispielsweise beleidigt zurückziehe, nach dem Motto: „Wenn ich nicht *meine* Form von Sex kriege, dann will ich gar nichts". Vielleicht (und relativ wahrscheinlich) spüre ich eine Verletzung, wenn das Gegenüber meine Avancen zurückweist. Das ist in Ordnung. Ich versuche aber, mich von diesen Verletzungen nicht auffressen zu lassen und mache weder mich noch mein Gegenüber klein. Das entspricht dem, was wir über den Umgang mit unseren Gefühlen geschrieben haben (siehe ▶ Abschn. 4.2 und 5.2). Traurigkeit, Ärger, Angst sind wie die sexuelle Lust innere Zustände, die wichtig und hilfreich sind. Wir müssen uns aber nicht von unseren Gefühlen dominieren lassen. Die Kunst besteht darin, dass wir freier von diesen Zuständen werden. Freier werden heißt, unser Handeln *unabhängiger* von diesen inneren Zuständen zu machen. Unabhängiger heißt, wir haben die Fähigkeit diese inneren Zustände in ihrer vollen Kraft zu spüren und dann zu entscheiden, ob jetzt der richtige Kontext ist, danach zu handeln oder nicht.

- **Die begeherensschwächere Person**

Die begehrensschwächere Person fühlt sich häufig sexuell bedrängt. Sie versucht Nähe zu meiden, aus Sorge, dass der Partner Lust auf Sex bekommen könnte. Das kann sich auch darin zeigen, dass die begehrensschwächere Person ausgeprägte Verschlossenheit und Anspannung in Bezug auf körperliche Nähe erlebt. Sucht der begehrensstärkere Partner Sex, erlebt die begehrensschwächere Person dies schnell als unangenehm und bedrückend. Häufig ist das mit dem Gefühl verbunden, dem Partner nicht zu genügen.

Einerseits ist es wichtig, dass die begehrensschwächere Person ihr „Nein" spürt und den Mut hat, dies zu kommunizieren. Denn Sex zu haben, bei dem ich innerlich nicht „ja" sage, fördert zukünftiges Begehren sicherlich nicht! Für die Entwicklung einer erfüllenden Sexualität ist dieses „Nein" somit zwingend notwendig. Aber natürlich nicht ausreichend! Es reicht nicht, weil es nicht ausdrückt, *wozu* genau ich nein sage. Es sagt nichts darüber aus, was ich stattdessen möchte. Vielleicht ist es gar kein generelles Nein, sondern es ging mir nur gerade zu schnell? Oder vielleicht hätte ich gerne nur körperliche Nähe ohne die sexuelle Erregung? Oder vielleicht brauche ich eine Stunde Zeit für mich alleine? Oder vielleicht steckt mir immer noch der Streit von vorhin in den Knochen (oder im Gemüt)? Vielleicht …

Das Entwicklungspotential für mich als begehrensschwächere Person ist es einerseits dazu zu stehen, dass ich weniger Lust habe und dafür muss ich weder mich abwerten noch mein Gegenüber (für seine erhöhte Lust). Auf der anderen Seite kann ich mich auf die Entdeckungsreise meines individuellen Begehrens machen. Ich kann mich der Frage annähern, wann und wie meine Lust entsteht, was sie verstärkt und was sie bremst. Meine Entwicklungslinie folgt von „Es geht nicht", „Ich kann nicht", „Ich will nicht" bis zu „Ich will anders".

Es kann sein, dass ich grundsätzlich einfach weniger Lust auf Sex habe. So wie wir uns in Größe und Gewicht unterscheiden, unterscheiden wir uns auch im Lustempfinden. Natürlich kann es auch sein, dass wir schwierige Erfahrungen mit der Sexualität und körperlicher Nähe hatten, weshalb körperliche Nähe auch immer einen bedrohlichen Anteil hat. Es kann aber auch sein, dass ich nicht im engeren Sinn begehrensschwächer bin, sondern eher nach dem obengenannten responsiven Lustprinzip funktioniere (siehe auch ▶ Abschn. 7.3.1). Meine Verantwortung ist herauszufinden, welche Kontexte mir Lust verschaffen, diese zu kommunizieren und zu versuchen mich auf diese Kontexte einzulassen. Herauszufinden, was ich in der Sexualität gerne haben würde, braucht Mut und Zeit. Es braucht Mut sich mit seiner Sexualität auseinanderzusetzen und sich einzugestehen, welche Facetten man hat. Denn vielleicht wird dieses „andere" nicht zu dem passen, was mein Partner sich wünscht. Diese andere Form von Sex ist vielleicht langsamer und feiner, weniger intensiv, kürzer oder länger, mit längerem oder gar keinem Vorspiel, mit ungewisserem Ende oder was auch immer. In der Regel versuchen wir aber intuitiv einen anderen Weg: Wir versuchen direkt von „es geht nicht" zu „es geht" zu gelangen. Entweder lassen wir einfach gewisse Dinge über uns ergehen oder wir versuchen nachzuhelfen, damit „es geht". Männern behelfen sich dabei typischerweise mit Medikamenten wie Viagra. Natürlich gibt es immer medizinisch-biologische oder tieferliegende psychologische Gründe, warum etwas (wirklich) nicht geht. Diese können das sexuelle Leben massiv erschweren und sollen hier nicht kleingeredet werden.

Unabhängig von diesen Gründen müssen wir jedoch die genau gleiche Frage klären: „Wie und welche Form der Sexualität *will ich?*" Natürlich wird das zur noch größeren Herausforderung, wenn körperliche Einschränkungen hinzukommen (wie beispielsweise eine unstete Erektion, Schmerzen beim Eindringen …).

Die Herausforderung für die begehrensschwächere Person ist also, das Gegenüber als Lustwesen zu akzeptieren, ohne in Angst, Vermeidung und Rückzug zu geraten. Gleichzeitig geht es für den begehrensschwächeren Partner darum, schrittweise heraus zu finden, welches die eigenen Bedürfnisse nach körperlicher Nähe sind, auch wenn sie nicht zu denen des Partners passen.

7.3.4 **Entwicklung einer gemeinsamen Sexualität**

Die Kommunikation und Akzeptanz der Unterschiede sind wichtig. Sie sind aber lediglich der Ausgangspunkt für die *Entwicklung* einer gemeinsamen und gegenseitig bereichernden Sexualität. Und vielleicht sieht diese ganz anders aus, als wir dachten? Denn oft zeigt sich sogar, dass das zu enge Umsetzen von konkreten Ideen einer erfüllenden Sexualität im Wege steht. Denn dadurch wird etwas wirklich Neues oftmals gar nicht möglich.

- **Zwei Wege zu einer gemeinsamen Sexualität**

Wie die Entwicklung einer gemeinsamen Sexualität aussehen könnte, kann gut aus dem bisher Beschrieben abgeleitet werden:

- Gemeinsam Kontexte suchen, die für beide begehrensfreundlich sind (z. B. ruhige und ungestörte Atmosphäre in schönem Ambiente, zusammen duschen, Massage zur Entspannung, Reizwäsche …)
- Ein neues Verhalten ausprobieren, das neu-gierig macht und unüblich ist (Vereinbaren, wer heute verführt, Rollenspiele, Sex mit Licht …).

Und vielleicht haben Sie noch ganz andere Ideen? Solche Ansätze sind wichtig und ausführlich in vielen ausgezeichneten Ratgebern zu Sexualität beschrieben (Nagoski 2015; Clement 2016).

Wir möchten uns an dieser Stelle aber auf etwas anders fokussieren. Wir möchten eine Alternative vorstellen, die weniger häufig zu finden ist. Wir beziehen uns hier auf die Sexualtherapeutin Diana Richardson, die bereits etliche spannende Bücher zu diesem Thema veröffentlicht hat (Richardson 2004, 2011; Richardson und Richardson 2009).

Wie bereits im Kapitel über Langeweile (siehe Abschn. 7.1.4) angeklungen ist, läuft herkömmliche Sexualität nach dem klassischen Muster der Stimulation ab: Wenn wir mehr erleben wollen, erhöhen wir die Stimulation. Da das Begehren im Laufe der Partnerschaft abnimmt, versuchen wir als logische Konsequenz die Stimulation, also die Reize zu erhöhen. Dies funktioniert auch, hat aber auf Dauer einen Nebeneffekt: Die Gefahr besteht, dass wir durch die Erhöhung der Stimulation gleichzeitig die Empfindsamkeit reduzieren. Dadurch muss die Stimulation wiederum erhöht werden. Alles vollkommen okay, aber es ist eben nur *eine* Möglichkeit. Es gibt auch einen anderen Weg.

Der andere Weg funktioniert gerade umgekehrt: Statt die Reize und die Stimulation zu erhöhen, werden sie reduziert. Das Ziel dabei ist, unsere Empfindungsfähigkeit zu stärken, das heißt, unsere Sensibilität oder Achtsamkeit auf das, was geschieht zu erhöhen. Um mehr zu erleben wird also nicht „draußen" an der Stimulation geschraubt, sondern „drinnen", an unserer eigenen Wahrnehmungsfähigkeit. Dieser Fokuswechsel hat einen radikalen Einfluss auf die Sexualität. Herkömmliche Annahmen darüber, was gute Sexualität ausmacht, werden auf den Kopf gestellt:

1. Ganz ausdrücklich sind für diese Art von Sexualität weder sexuelle Lust noch eine Erektion die Voraussetzung!
2. Die Intensität des Erlebens wird nicht durch Heftigkeit und Stimulation erreicht: im Gegenteil. Intensität entsteht durch Langsamkeit, Präsenz und gutes Spüren.
3. Es geht nicht um die Maximierung von Erregung und das Erreichen von Orgasmen.

So gesehen kann es sinnvoll sein, im Sex zwei unterschiedliche Aspekte zu sehen und diese auch begrifflich zu unterscheiden. Richardson schlägt vor zwischen Erregung und Anregung zu differenzieren.

▪ Erregungssex

Erregung ist nach Richardson das Erreichen-Wollen eines Orgasmus. Beim Mann ist dies zusätzlich mit der Lust zu ejakulieren verbunden. Im bisherigen Text nannten wir diese Erregung sexuelles Begehren. Erregung ist von ihrer Natur aus sehr zielorientiert. Sie geht mit einem inneren Druck einher und zielt darauf ab, die Empfindung zu einem überwältigenden Abschluss zu bringen. Erregung ist gekennzeichnet durch eine ganz besondere Form von körperlicher und psychischer Anspannung und eng verbunden mit einer starken körperlichen Aktivität. Bei einer starken Erregung können wir nicht ruhig daliegen, sondern es drängt uns, uns lustvoll auf den Orgasmus hinzubewegen. Starke Erregung kann mit einer Art Erregungsrausch einhergehen, bei dem wir Raum und Zeit und vieles andere vergessen. Die Erregung baut sich schrittweise auf, wird immer größer, endet explosionsartig im Höhepunkt und fällt dann rapide ab.

Erregungssex suchen wir intuitiv. Wenn Erregungssex klappt, kann dies ein unglaublich intensives und beglückendes Erlebnis sein. Gleichzeitig ist es die Form von Sex, die sich mit der Zeit abnützen kann. Zudem löst diese Idee von Sex bei vielen Menschen großen Druck aus: beispielsweise den Druck eine genügend starke Erektion zu haben, ausreichend feucht sein oder einen Orgasmus zu erleben. Zuviel Druck kann die Lust reduzieren und Angst verursachen: Angst, zu versagen, nicht zu genügen. Gerade wenn das Begehren zwischen den Partnern unterschiedlich ist oder es sonstige Probleme mit dem gemeinsamen Sex gibt, führt die Formel „Guter Sex = Erregungssex" oft in eine Sackgasse.

▪ Anregungssex

Anregung unterscheidet sich deutlich von Erregung: Es ist ein Zustand, der sich auf das Hier und Jetzt bezieht, auf das aktuelle Erleben, auf Nähe und Verbundenheit. Oder, um hier die Unterschiede zwischen den verschiedenen Glücksformen aufzugreifen (siehe Abschn Glück 5.1): Im Gegensatz zur Erregung, die dem „Glück im Tun", entspricht, ist Anregung vielmehr ein Zustand der Ruhe, der Wahrnehmung des Augenblicks, der Wahrnehmung dessen, was *jetzt gerade* geschieht. Anregung ist ein Zustand der Entspannung. Durch die Entspannung gelingt es uns bei uns zu sein, bei unseren feinen und sensiblen Empfindungen. Die Anregung hat eine ganz andere Form als die Erregung. Sie zeichnet sich nicht durch einen starken Anstieg aus, sondern ist wellenförmiger und steigert sich viel langsamer, endet aber auch weniger abrupt. Während die Erregung den Höhepunkten nachjagt, hat die Anregung eine vertiefende Wirkung: Im Fokus stehen die ruhigen Resonanzschwingungen zwischen zwei Personen und nicht der Orgasmus. Der Orgasmus verliert dadurch an Bedeutung, denn der Weg ist das Ziel.

Beim Anregungssex fällt die obengenannte Leistungsorientierung weg. Hier gibt es aber andere Herausforderungen. Es ist eine große Offenheit notwendig, diese andere Form von Sex auszuprobieren, zumal es Zeit und Übung braucht, bis die feineren Aspekte von Sexualität spürbar werden. Die Qualität und die Wirkung entfalten sich erst mit der Zeit, die Gefühle sind vielleicht im Moment weniger hochtrabend, wirken aber tiefgehender.

■ **Sowohl als auch**

Die Grenzen zwischen Anregungs- und Erregungssex sind fließend. Anregungssex kann manchmal sehr schnell in einen Erregungssex übergehen. Kann, muss aber nicht. Falls die Erregung mit einem durchgehen will, empfiehlt Richardson sich wieder „herunterzukühlen". Anregungssex ist nicht ein „besseres" Vorspiel für Erregungssex. Es ist eine eigenständige Form, die durch Übung zu einer tiefen gemeinschaftlichen und sogar spirituellen Erfahrung werden kann. Und da Anregungssex und Erregungssex zwei komplett unterschiedliche und eigenständige Formen des sexuellen Erlebens sind, geht es nicht um ein entweder/oder. Es kann ja gerade inspirierend sein zwischen diesen Formen lustvoll wechseln zu können.

Hier zur Übersicht noch einmal die Unterschiede in einer Tabelle zusammengefasst:

	Anregungssex	Erregungssex
Fokus	Hier und Jetzt	Zielorientiert (Orgasmus)
Wirkung	Vertiefend	Höhepunkt
Verlauf	Wellenförmig	Linear ansteigend
Gefühle	Ruhig	Aufgeregt
Modus	Beobachtend/Wahrnehmend	Aktiv/Handelnd
Wirkung	Tiefgehende Verbundenheit	Erregende Höhepunkte

7.3.5 Anregungssex in der Praxis

Was heißt dies nun praktisch? Wie können wir diese Idee des Anregungssex umsetzen? Nachfolgend zeigen wir anhand von 5 Schritten auf, wie Anregungssex *prototypisch* aussehen könnte. Die 5 Schritte dienen nur zur klareren Darstellung und zur Verdeutlichung, was dazugehören *könnte*. Denn es gibt kein Skript für Sex!

▪ Schritt 1: Zur Ruhe kommen

Zuerst versuchen wir, zur Ruhe zu kommen, den Alltag, die Kinder, den Stress auf der Arbeit und alles andere hinter uns zu lassen. Die Schwierigkeit dabei ist, dass wir nicht durch Müdigkeit übermannt werden, insbesondere wenn der Sex am Abend stattfindet. Denn dann sinkt unsere Energie zu sehr ab und wir fühlen uns träge. Manchmal kann es sinnvoll sein, sich nicht ins Bett zu legen, um zur Ruhe zu kommen, sondern etwas zu wählen, das uns weniger müde macht. Vielleicht können wir uns hinsetzen, eine Dusche nehmen, einen ruhigen Spaziergang machen oder was auch immer passen könnte. Wir können diesen Schritt zusammen tun. Es kann aber auch jeder für sich einen Weg finden, um mehr in die eigene Ruhe zu kommen.

▪ Schritt 2: Miteinander in Kontakt kommen

Der nächste Schritt besteht darin miteinander in Kontakt zu kommen. Auch hier gibt es viele Möglichkeiten: Beispielsweise durch eine lange Umarmung im Stehen. Bei dieser Umarmung sollten wir gleichmäßig mit beiden Füßen fest auf dem Boden stehen. Jeder sollte selbst sein Gleichgewicht behalten und sich nicht an den anderen anlehnen. Gleichzeitig können wir uns auf unsere Atmung fokussieren und langsam unsere Aufmerksamkeit auf die Atmung des Partners richten, auf die Nähe, auf die Stellen, wo wir uns berühren.

Eine andere Möglichkeit Kontakt aufzubauen wäre z. B., dass wir mit geschlossenen Augen voreinander sitzen und einander an den Händen halten.

Ziel ist es, eine Form zu finden, wie wir uns auf eine ruhige und langsame Weise für das Erleben von Nähe und Intimität öffnen können. Immer wieder kann es dabei wohltuend sein, zuerst auf den eigenen Atem zu achten und diesen dann mit der Atmung des Partners zu verbinden. Das Gleichschalten der Atmung geschieht sogar oft automatisch. Auch können wir beobachten, was sich verändert, je nachdem, ob wir die Augen offen oder geschlossen halten.

▪ Schritt 3: Den anderen für den Sex öffnen

Nachdem wir uns nun in aller Ruhe einander zugewandt haben, können wir beginnen, den Körper des anderen langsam zu erkunden, z. B. durch feines Streicheln und zartes Küssen. Dies ist nicht als Vorspiel zu verstehen, sondern als ein wesentlicher Teil dieser Art einer entspannten Sexualität. Weil es nicht darum geht, Erregung zu steigern, werden Penis und Vagina hier auch gar nicht direkt stimuliert. Der Fokus der Wahrnehmung ist ein anderer: Wie reagiere ich, wenn ich an verschiedenen Stellen gestreichelt werden? Was verändert sich? Wie fühlt sich die Haut des anderen an? Was spüre ich, wenn ich den anderen berühre? Diese ruhigen Liebkosungen „öffnen" das Gegenüber für das „Liebe machen", was ganz besonders auf die Frau zutrifft. Richardson geht davon aus, dass feine, ruhige Berührungen insbesondere des weiblichen Busens dazu führen, dass sich die Frau für die anschließende Verbindung öffnen kann. Ziel dabei ist, dass wir uns beide dabei entspannen und so gegenseitig unsere Herzen und unsere Körper füreinander öffnen.

▪ Schritt 4: Sich Verbinden

Wenn beide bereit sind, können wir die körperliche Verbindung intensivieren und den Penis in die Vagina einführen. Hier ist zu bedenken, dass die Vagina zart und empfindlich ist. Damit sie wirklich empfangen kann, muss sie entspannt und offen sein. Je entspannter und offener sie ist, desto tiefer kann sie den Penis aufnehmen. Eine natürliche Reaktion der Vagina ist, sich zusammenzuziehen, wenn etwas in sie eindringt. Das geschieht umso mehr, wenn die Frau noch nicht genügend entspannt ist. Und es geschieht erst recht dann, wenn die Frau Vorbehalte oder Angst vor Schmerzen hat oder das Eindringen durch den Mann zu fest forciert wird. Durch das Zusammenziehen der Vagina können Schmerzen entstehen (sowohl bei der Frau als auch beim Mann), eine tiefe Penetration wird dadurch verhindert. Zudem kann es sein, dass aufgrund der Muskelkontraktion der Sex auch relativ schnell vorbei ist, da diese zu einer schnelleren Ejakulation des Mannes beiträgt.

Das heißt: Wir verbinden uns langsam. Statt forciert und schnell einzudringen, berührt der Penis zunächst nur die Vagina. Wenn die Frau bereit ist, kann sie ihre Schamlippen mit den Händen öffnen, so dass der Penis ganz langsam eindringen kann. Dazwischen machen wir immer wieder Pausen. Durch die Langsamkeit können wir das Eindringen neu erleben. Wir haben viel mehr Zeit unseren Empfindungen nachzuspüren; das ermöglicht eine feinere Art von Wahrnehmung. Falls Schmerzen, Ängste oder andere unangenehme Empfindungen entstehen oder sich die Vagina zusammenzieht, kann der Mann den Penis etwas zurückziehen. Dieses Warten ermöglicht in der Regel, dass wir uns entspannen können. Wichtig ist, dass wir immer wieder zu unserer Atmung zurückkehren, so dass die Frau sich voll hingeben und der Mann voll geben kann (ohne „drücken" zu wollen). So ist ein tiefes Eindringen möglich. Starke Bewegungen sollten vermieden werden. Wir können einfach geschehen lassen, was geschieht: Die Wellen der Lust, der Nähe, der Intensität können kommen und gehen. Wir können beide beobachten und genießen, was kommt.

Wenn eine starke Erregung aufflammt und wir diese wahrnehmen, können wir zum Atem zurückkehren und dadurch das vielleicht drängende Gefühl, zum Orgasmus kommen zu müssen, abschwächen. Beim Mann kann es sein, dass die Erektion während dieser Phase abschwillt, auch wenn keine Ejakulation stattgefunden hat. Bei dieser Art von Sexualität ist das ist vollkommen in Ordnung. Der Mann kann seinen Penis einfach in der Scheide lassen, und es kann von selbst geschehen, dass der Penis in der Vagina wieder steif wird und so ein anregendes Wechselspiel zwischen weich und hart entsteht.

▪ Schritt 5: Bewusster Abschied

Wie bereits erwähnt stehen der Orgasmus oder die Ejakulation nicht im Vordergrund. Der Sex kann auch ohne den „abschließenden" Orgasmus sehr befriedigend sein. Das geschieht aufgrund des tiefen Eindringens und der starken Verbundenheit. Falls wir einen Orgasmus erleben, kann es sein, dass dieser viel intensiver ist. Oder es kann sein, dass wir eine ganz andere Form von Orgasmus erleben: feiner und trotz der Feinheit sehr intensiv. Unabhängig ob mit oder ohne Orgasmus ist es wichtig, das Ende ähnlich zu gestalten wie den Beginn: Wir können miteinander im Kontakt sein und in Ruhe der tiefen Verbindung nachspüren, bis wir dann unser Zusammensein bewusst beenden.

7.4 Unser Fazit

Wir sehnen uns alle nach tollen Erlebnissen, Höhepunkten und nach dem aufgeregt-verliebten Kribbeln im Bauch. Doch der Alltag hat eine andere Wirkung auf uns und auf unsere Partnerschaft. Entgegen des Sprichworts ist es weniger die Nacht, die alles grau macht, sondern der Alltag. Genau betrachtet sind es mindestens zwei Kräfte, die im Alltag wirken und mit denen wir einen bewussten Umgang finden müssen, damit wir unsere Partnerschaft lebendig behalten. Einerseits sind es die vielfältigen Herausforderungen, die sehr viel Kraft, Energie und Ressourcen binden, die für die Pflege der Partnerschaft ebenfalls wichtig wären. Andererseits wirkt der Alltag durch das Gesetz der Gewöhnung: Außer-Gewöhnliches wird durch die Wiederholung, durch den Alltag durchschnittlich. Selbst das beste Essen verliert, wenn es jeden Tag auf dem Tisch steht, an Reiz.

Im Alltag wirken somit zwei *entgegengesetzte* Kräfte. Üblicherweise nun heben sich zwei entgegensetzte Kräfte auf. Im Alltag potenzieren sie eher ihre negative Wirkung. Dies aus einem ganz einfachen Grund: In gewissen Bereichen des Alltags erleben wir eine Überreizung, einen Überfluss an Reizen (z. B. Vereinbarkeit von Beruf und Familie). In anderen Bereichen des Alltags dagegen erleben wir eher einen Mangel an (neuen) Reizen (z. B. in der Sexualität). Und so sind wir im Alltag oft zwischen zu viel und zu wenig (neuen) Reizen hin- und hergerissen. Oft erleben wir sogar beides gleichzeitig: Stress und Langeweile. So bringt uns einerseits die anspruchsvolle Erziehung unserer Kinder an unsere Belastungsgrenzen, während andererseits der sich immer wiederholende Erziehungsalltag zu Hause manchmal an Monotonie nicht zu überbieten ist. Oder anspruchsvolle und nervenzehrende Streitgespräche als Gegenpol zu monotonen Paarabenden vor dem Fernseher.

Die Herausforderung besteht darin, die unterschiedlichen Ansichten und Bedürfnisse beider Partner im Alltag unter einen Hut zu bringen. Unternehmen wir nichts, wandelt sich die anfängliche Faszination über die Unterschiedlichkeit des anderen im Verlauf der Beziehung schnell in Probleme. Wenn wir den Partner deswegen nicht zum Feind machen, sondern gemeinsam Wege zu suchen, um die Unterschiedlichkeiten als gegenseitige Inspiration und Entwicklung zu bewahren, können daraus ganz neue und spannende Formen unserer Partnerschaft entstehen: Im Sex, in der Erziehung, in der Bewältigung von Stress. Oder wie es Aristoteles so schön formulierte: Das Ganze ist mehr als die Summe seiner Teile.

Literatur

Bodenmann, G. (2015). *Bevor der Stress uns scheidet: Resilienz in der Partnerschaft.* Bern: Huber.
Bodenmann, G., & Fux, C. (2013). *Was Paare stark macht. Das Geheimnis glücklicher Beziehungen.* Zürich: Beobachter.
Clement, U. (2016). *Dynamik des Begehrens. Systemische Sexualtherapie in der Praxis.* Heidelberg: Carl-Auer.
Morgenstern, C. (1965). *Gesammelte Werke.* München: Piper & Co.
Nagoski, E. (2015). *Komm, wie du willst: Das neue Frauen-Sex-Buch.* München: Knaur.

Richardson, D. (2004). *Zeit für Weiblickeit. Der tantrische Orgasmus der Frau*. Köln: Innenwelt.

Richardson, D. (2011). *Slow Sex. Zeit finden für die Liebe*. München: Integral.

Richardson, D., & Richardson, M. (2009). *Zeit für Männlichkeit. Mehr Kompetenz in Sachen Sex und Liebe zwischen Mann und Frau*. Köln: Innenwelt.

Schnarch, D. (2011). *Intimität und Verlangen. Sexuelle Leidenschaften wieder wecken*. Stuttgart: Klett-Cotta.

Ein Rückblick mit Ausblick

8.1   **Rückblick – 148**

8.2   **Ausblick: Gemeinsam einen Neubeginn wagen – 150**

8.2.1   Schritt 1: Wertschätzung ausdrücken – 151

8.2.2   Schritt 2: Verletzungen ausdrücken und verstehen – 151

8.2.3   Schritt 3: Um Verzeihung bitten und Verzeihen – 152

8.2.4   Schritt 4: Entwicklungsvorsatz – 153

8.2.5   Schritt 5: Sich umarmen – 154

8.3   **Unser Fazit – 154**

Literatur – 155

» Das ganze Leben besteht in einem ständigen Neubeginn.

Hugo von Hofmannsthal

8.1 **Rückblick**

Erinnern Sie sich noch an das Gefühl des Verliebtseins? Wie war es, den anderen zu sehen, zu hören, zu spüren? Wie viel Nähe war da? Vielleicht auch ein „sich Verstehen ohne Worte"?

- **Vom Verliebtsein zu einer reiferen Liebe**

So schön dieses Geschenk des Verliebtseins ist, es hält meist nicht ewig an (siehe ▶ Kap. 1). Auf dieses Geschenk können wir nicht langfristig bauen. Probleme entstehen schneller, als wir dies oftmals erwarten. Wir verwickeln uns in Situationen, in denen das Leben komplexere Anforderungen an uns stellt, als uns lieb ist (siehe ▶ Kap. 2). Wir verwickeln uns in unausgesprochene Hoffnungen und Ansprüche (siehe ▶ Kap. 3). Wir verwickeln uns in verschiedenste Kommunikationsfallen, in innere Unklarheiten und in Ängste (siehe ▶ Kap. 4). Diese Verwicklungen zerstören zwangsläufig ein harmonisches Miteinander. Die Störung der Harmonie kann das Ende unserer Beziehung sein oder aber der Beginn einer wirklichen Liebe. Wenn es uns gelingt, dieses Rauschen und Stottern nicht nur als normal anzunehmen, sondern vielmehr zu erkennen, dass diese Probleme eine zentrale Bedeutung für uns haben, so können wir an diesen Problemen und Verwicklungen wachsen. Wir können uns nebeneinander und miteinander entwickeln. Dieser Entwicklungsprozess ist oft langwierig und anstrengend. Doch genau durch unser Ringen mit diesen Ver-Wicklungen und Ent-Wicklungen entsteht eine reifere und lebendigere Form der Liebe.

- **Das Glück pflegen und das Unglück verstehen**

Entwicklung in diesem Sinne beginnt dort, wo es uns mehr und mehr gelingt, dass unsere Partnerschaft zu einem Ort wird, in der beides *gleichzeitig* Platz hat: Glück und Unglück, freudige und schmerzvolle Gefühle, Gelungenes und Schwieriges. Dazu benötigen wir zweierlei Fähigkeiten:

Wir müssen uns in der Kunst üben, aktiv unser Glücksempfinden zu vertiefen, zu erweitern und unabhängiger von den äußeren Umständen zu machen. Dies wäre die Hauptaufgabe in „guten Zeiten", sodass wir auch in „schlechten Zeiten" einfacher darauf zurückgreifen können. Denn Glück ist nicht gleich Glück. Es gibt so viele Dinge, die Glück versprechen, ohne dieses Versprechen langfristig einhalten zu können. Deswegen lohnt es sich, wenn wir uns persönlich auf die Suche begeben nach den Dingen, die uns langfristig glücklich machen.

Gleichzeitig müssen wir uns in der Kunst üben, mit unseren schwierigen Seiten, unseren Verletzungen, unseren Aggressionen, unserem Unglück umzugehen. Es geht darum, Schritt für Schritt einen Weg zu finden, diese schmerzhaften Teile unserer Persönlichkeit und unseres Lebens spüren zu können, ohne dass wir uns von den schwierigen Gefühlen beherrschen lassen. Dieser Weg beginnt damit, dass wir unsere Verwicklungen und die damit verbundenen verletzten Gefühle erkennen und Verantwortung für den Umgang damit übernehmen. Verantwortung übernehmen heisst: Schritte in Richtung Akzeptanz dieser schmerzhaften Gefühle tun, lernen uns selbst zu beruhigen und verstehen, dass in jedem „Unglück", das uns in ähnlicher Form wiederholt begegnet, eine Botschaft liegt, die wir entschlüsseln müssten. Gerade die Kritik des Partners kann uns eine große Hilfe bei der Entschlüsselung dieser Botschaft sein, auch wenn die Form, wie unser Partner die Kritik vorgebringt, nicht immer hilfreich ist.

Machen wir Fortschritte auf diesem Weg, ermöglicht uns dies, unsere Probleme, unser Unglück nicht immer weiter zu wiederholen, uns nicht immer mehr zu verstricken, sondern ganz allmählich aus diesen Verwicklungen aussteigen zu können.

Beides, also die Pflege des Glücks sowie das Bewältigen und Verstehen unseres Unglücks, fordert uns gleich auf zwei Ebenen: nämlich auf unserer persönlichen, individuellen Ebene (siehe ▶ Kap. 5) sowie auch auf der Ebene unserer Partnerschaft (siehe ▶ Kap. 6).

■ **Weder Feind, noch Fremder, sondern Freund**

Wenn wir diese Zusammenhänge verstehen, dann müssen wir unseren Partner nicht mehr so oft für unsere Probleme verantwortlich machen, ihm weniger oft die Schuld dafür geben (siehe ▶ Kap. 2, 5 und 6). Wir müssen ihn nicht mehr als unseren Feind betrachten und gegen ihn ankämpfen. Wir müssen ihn auch nicht als Fremden behandeln, indem wir uns zurückziehen und uns von ihm distanzieren. Dies ist jedoch nichts, was wir einfach „können und haben". Es ist weder ein Zustand, der, wenn wir ihn einmal erreicht haben, ewig andauert, noch ist es eine Fähigkeit, die wir „besitzen". Vielmehr ist es die Bereitschaft, uns immer und immer wieder aus unseren Verwicklungen zu lösen. Auf die gleiche Weise können wir unseren Partner als Freund gewinnen: immer und immer wieder.

Die größte Kunst besteht darin, unseren Partner auch dann nicht zum Feind oder zum Fremden zu machen, wenn er dies mit uns tut. Dabei geht es nicht darum, einfach immer lieb zu sein, mit einer „Säuselstimme" zu sprechen oder alles zu tun, was unser Partner von uns will. Vielmehr geht es um ein: „Ich fühle mich nicht verstanden und du fühlst dich nicht verstanden. Wir beide empfinden das Gleiche und wissen, wie unangenehm sich das anfühlt. Lass uns zusammen einen Weg finden, wie wir gemeinsam mit unserem Unverständnis umgehen können, ohne uns gegenseitig zu verletzen!" Es ist das bewusste Einnehmen einer Haltung von Offenheit, die uns hier weiterbringt. Sie ermöglicht, dass ganz langsam ein neuer Weg entstehen kann. Ein Weg, den wir beide noch nicht kennen. So kann es sein, dass wir uns gemeinsam in eine Richtung entwickeln, die wir nicht erwartet haben.

Besonders anspruchsvoll ist, dass wir auf diesem Entwicklungsweg auf viele zusätzliche Herausforderungen des Alltags treffen, von denen wir drei exemplarisch vertieft haben (siehe ▶ Kap. 7): Stress und Langeweile, Familie und Sexualität.

■ **Das Ende oder der Neubeginn einer Partnerschaft**

Vielleicht merken wir aber auch irgendwann, dass unsere Partnerwahl nicht passt (siehe ▶ Abschn. 6.5): Vielleicht, weil wir uns getäuscht haben; vielleicht, weil zu viel geschehen ist, wodurch sich unser Herz (oder das des Partners) zu fest verschlossen hat. Auch dies kann geschehen. Wir alle machen Fehler, wir alle irren uns. Und dafür müssen wir weder uns selbst noch unseren Partner verurteilen. Die Trennung kann eine wirkliche Lösung sein. Sich zu trennen erlöst uns jedoch nicht von unserer anstehenden Entwicklung, die wir innerhalb der Beziehung nicht lösen konnten. Die Auflösung der Beziehung ist ein erster wichtiger Schritt. Sie ist aber nicht gleichzusetzen mit der Auflösung unserer Probleme. Auch wenn ich mich von meinem Partner trenne, meine Verwicklungen behalte ich, sie bleiben mir treu. Und diese kann nur *ich* angehen, ob mit oder ohne Partner.

Wenn wir jedoch zusammenbleiben und uns entscheiden, den gemeinsamen Weg weiter zu gehen, dann kann es immer wieder sinnvoll sein, zwischendurch inne zu halten und eine Art Neuanfang zu wagen. Ein mögliches Ritual eines solchen Neubeginns möchten wir nachfolgend beschreiben (siehe ▶ Abschn. 8.2).

8.2 Ausblick: Gemeinsam einen Neubeginn wagen

Das Ende unseres Buches soll dem Ausblick gewidmet sein. Gerade wenn viele Verletzungen passiert sind, kann es guttun, sich für einen ganz bewussten Neubeginn zu entscheiden. Die Voraussetzung dafür ist, dass beide Partner bereit sind, sich für den anderen wieder öffnen zu wollen. Wir haben bisher oft betont, dass wir viele Schritte, die wir in diesem Buch beschrieben haben, allein gehen können. Für den Neuanfang dagegen ist es wichtig, dass beide wollen. Es ist wichtig, dass beide bereit sind, sich neu auf den anderen einzulassen, an sich zu arbeiten und Energie für die Partnerschaft aufzubringen. Die Chance eines solchen Neubeginns liegt auf der Hand: Wir sind nicht mehr so blind sind wie zu Beginn der Beziehung, denn wir kennen und wissen bereits viel über unseren Partner.

Ein Neuanfang kann als Ritual gestaltet werden. Für einige ist ein Ritual passend, andere dagegen empfinden es als künstlich oder kitschig. Die nachfolgenden Punkte können auch organisch in unseren Alltag eingebaut werden. Ein Neubeginn ist nichts Einmaliges, wir können jeden Tag, jede Woche neu beginnen. Oder, bildlich gesprochen, können wir immer dann, wenn wir eine „dunkle Nacht" in der Partnerschaft erleben, dafür sorgen, dass ein neuer, frischer Morgen folgt.

Egal, ob wir den Neuanfang als Ritual gestalten wollen oder einzelne Schritte davon in unseren Alltag einbauen, es sind verschiedene Inhalte und Abläufe möglich (siehe z. B. Thich Nhat Hanh 2012). Jedes Paar kann und sollte seine eigene Form dafür finden. Wir denken, folgende Punkte könnten eine gute Orientierung sein:

Wertschätzung	Ausdrücken, was ich am anderen und an unserer Partnerschaft schätze.
Verständnis	Ruhig und klar benennen, was mich verletzt hat und versuchen diese Verletzungen zu verstehen und anzunehmen.
Verzeihung	Den Partner um Verzeihung bitten und dem Partner verzeihen.
Entwicklung	Meine Veränderungsabsichten kundtun und freundlich-wohlwollend einen Wunsch äußern.
Umarmung	Eine Abschluss- und Versöhnungsgeste (Umarmung, Kuss …) für uns finden.

Im Folgenden beschreiben wir prototypisch, wie ein solcher Neuanfang durchgeführt werden könnte. Die einzelnen Punkte werden dabei nicht sehr ausführlich beschrieben, sind sie doch eine andere Form der Zusammenfassung unseres Buches. Wichtig ist uns, dass die beschriebenen Schritte keine starre Anleitung darstellen. Sie konkretisieren und veranschaulichen *ein* mögliches Ritual für einen Neuanfang.

8.2.1 Schritt 1: Wertschätzung ausdrücken

Das Ritual könnte mit dem Ausdruck der gegenseitigen Wertschätzung beginnen. Dieser erste Schritt hat nichts mit Heuchelei zu tun. Wir sagen das, was wir wirklich meinen und fühlen. Es geht zunächst darum, dass wir uns sehr genau überlegen, was wir an unserem Partner schätzen: Die kleinen, vielleicht unscheinbaren Dinge, ohne die meine Tage ärmer wären, wenn der andere nicht mehr bei mir wäre. Es geht um die Eigenschaften, die ich an ihm oder ihr mag. Es geht um all das, in das ich mich einst verliebt habe, um all das, was ich immer noch (teilweise) davon spüre. Es geht aber auch um die Veränderungen meines Partners: in bestimmten Aspekten ist er reifer geworden, hat er sich entwickelt. Es geht um sein Bemühen, um all die Tätigkeiten und Aufgaben, die er in unserer Partnerschaft/Familie übernimmt. Es geht um die Bereiche, in denen ich merke, dass mein Partner mich inspiriert, vielleicht gerade durch seine Andersartigkeit. Vielleicht geht es sogar um die Bereiche, in denen mein Partner mich herausfordert.

Bereits das Nachdenken darüber, was wir an unserem Gegenüber schätzen, ändert viel in uns. Und wenn wir diese Punkte ehrlich ausdrücken, dann verändert dies auch etwas bei unserem Gegenüber. Es macht uns beide offener für die vielleicht weniger einfachen Aspekte, die wir aneinander und miteinander noch nicht verstanden haben und die wir besprechen wollen.

Während ein Partner seine Wertschätzung ausdrückt, hört der andere Partner nur zu. Der zuhörende Partner bewertet das Gehörte nicht und wehrt es nicht ab, sondern nimmt es als ein Geschenk an. Dann werden die Rollen getauscht.

Beispiel

Auch wenn ich dir das selten zeige: „Ich sehe in dir noch immer die schöne Frau, in die ich mich vor 20 Jahren verliebt habe, und ich fühle mich von dir angezogen, auch wenn du inzwischen älter geworden bist. Ich mag deine Ausstrahlung, deine Herzlichkeit, deine liebevolle, umsorgende, lebensfrohe Art. Du kümmerst dich um so viele kleine Dinge: hier zuhause, um die Kinder, um unseren Freundeskreis und schaffst uns ein gemütliches Zuhause … “

8.2.2 Schritt 2: Verletzungen ausdrücken und verstehen

Dieses Ritual des Neuanfangs soll den Grundstein für etwas Positives legen. Das hat aber nichts damit zu tun, die eigenen Bedürfnisse oder die eigenen schwierigen Gefühle runterzuschlucken! Vielmehr geht es darum, nicht aus dem Ärger oder aus den verletzten Gefühlen heraus zu agieren. Deswegen ist es so wichtig, dass wir uns zunächst vergegenwärtigen, was wir am Partner schätzen, bevor wir formulieren, was uns am Zusammensein mit unserem Partner belastet.

Auch hier empfiehlt es sich, dass erst der eine Partner einen schwierigen Punkt anspricht und der andere zuhört. Erst später werden die Rollen gewechselt. Die Kunst desjenigen Partners, der zuerst mit dem Reden beginnt, besteht darin, die Probleme ohne Zorn und Ärger, dafür aber möglichst präzise, klar und freundlich anzusprechen. Für den Partner, der zuhört, besteht die Kunst darin, die Botschaft seines Gegenübers wirklich verstehen zu wollen und sie auch an sich heranzulassen.

Wenn mein Partner mir beispielsweise rückmeldet: „Ich habe mich von dir in dieser Situation nicht verstanden gefühlt" geht es darum, dass ich mich wirklich frage: Verstehe ich mein Gegenüber genug? Höre ich überhaupt richtig zu? Was habe ich verstanden und was habe ich (noch) nicht verstanden? Wiederum geht es hier nicht um ein oberflächliches Verstehen, sondern um tiefes Verstehen: Verstehe ich, welche Bedürfnisse, Ängste und Wünsche hinter dem Verhalten meines Gegenübers stecken? Weiß ich, was meinem Gegenüber wirklich wichtig ist? Unterstütze ich das genug? Vielleicht spüre ich, dass der andere selbst nicht genau weiß, was ihm wichtig ist. Kann ich ihm hier irgendwie beistehen? Es geht darum zu hören und zu verstehen, was mein Partner meint, selbst wenn er es (noch) nicht auf eine ganz ideale Weise sagen kann.

Gerade wenn etwas unklar ist, weil wir beispielsweise eine Schwierigkeit äußern und dabei bemerken, dass wir selbst noch nicht ganz verstehen, was uns so verletzt hat, ist es unschätzbar wertvoll, ein Gegenüber zu haben, das „einfach" zuhört und Interesse an uns und unseren inneren Zuständen zeigt. Ein Gegenüber, das versucht, unsere Bedürfnisse oder unseren Schmerz zu verstehen und anzunehmen. Oft fühlen wir uns allerdings in der Rolle des zuhörenden Partners hilflos: Wir spüren dabei unsere eigene Hilflosigkeit sowie die des Partners und versuchen, unser beider Hilflosigkeit mit Ratschlägen oder Tipps „zum Verschwinden zu bringen". Das müssten wir gar nicht. Denn wir müssen (und können!) die Verstrickungen für den anderen nicht lösen. Wir dürfen wirklich einfach nur ganz präsent sein und mit offenen Ohren und Herzen zuhören. Es braucht nicht mehr, denn dies ist schon viel!

Beispiel

Für mich ist es schwierig, dass du sehr laut wirst, wenn wir streiten und fast nicht mehr aufhörst, mir Vorwürfe zu machen. Außerdem ist die Stimmung dann meist für mehrere Tage kaputt. Auch wenn ich versuche, mich zu entschuldigen, weist du mich meist zurück. Das ist auch ein Grund dafür, dass ich versuche, Konflikten auszuweichen.

Ich habe Angst vor diesen Konflikten, sie lähmen mich. Und ich glaube sie lassen in mir auch das Gefühl hochkommen, dir nicht zu genügen. Wobei, das geht dann in mir noch weiter und ich habe das Gefühl, nie zu genügen. Und ich glaube, was ich nie ganz verstanden habe, woher deine große Wut kommt? Was verletzt dich so sehr? …

8.2.3   Schritt 3: Um Verzeihung bitten und Verzeihen

Nachdem wir uns gegenseitig unsere Wertschätzung ausgedrückt haben und vielleicht besser verstanden haben, was die Bedürfnisse und Verletzungen unseres Gegenübers sind, können wir uns gegenseitig um Verzeihung bitten und verzeihen.

Dabei geht es darum, dass wir uns überlegen, womit wir unseren Partner verletzt haben, was wir bereuen, was uns aufrichtig leid tut. Das ist nicht gerade einfach und setzt eine rechte Portion Ehrlichkeit mit sich selbst voraus. In der Regel liegt es uns viel näher zu wissen, für was unser Partner uns um Verzeihung bitten sollte …

Wir können uns hier für unsere Versäumnisse entschuldigen (zu wenig Aufmerksamkeit, Zärtlichkeit …), oder für unangenehme Dinge, die wir verursacht haben (zu viel Ärger, Stress …). Und wir können um Verzeihung bitten für Dinge, die wir eigentlich gut meinen, die unser Gegenüber aber trotzdem verletzt haben. Wir bitten gegenseitig um Verzeihung und versuchen, den durch die Verletzung entstanden Schutzpanzer, die Verhärtungen und die Starrheit zu lockern und unser Herz zu öffnen, damit wir unserem Gegenüber verzeihen können.

Beispiel

Es tut mir leid, dass ich dir oft nicht gut zuhöre, wenn du mir etwas von dir sagen willst. Auch weiche ich Auseinandersetzungen aus, indem ich mich zurückziehe und dir nicht wirklich Antwort gebe. Oft bin ich dann selber sehr verletzend und werfe dir vor, dass du immer an mir rumnörgelst. Wenn ich in dieses Fahrwasser gerate, kann ich ganz schön gemein und verletzend werden. Ich mache das eigentlich nicht böswillig, es ist eher eine Art Feigheit oder Faulheit von mir. Es ist einfach unbequem, selber etwas verändern zu müssen.

8.2.4 Schritt 4: Entwicklungsvorsatz

Durch dieses Vorgehen wird uns vielleicht klarer, auf was wir vermehrt achten wollen. Woran könnten wir arbeiten, um selbst weniger schnell verletzt zu reagieren? Wie könnten wir unser Verhalten ändern, damit sich unser Gegenüber weniger leicht angegriffen fühlt? Wir formulieren also, welche konkreten Entwicklungsschritte für uns anstehen und wie wir diese angehen möchten. Hier gilt, wie bereits beschrieben, dass weniger mehr ist!

Lieber nehmen wir uns einen (kleinen) Schritt vor als viel zu versprechen, um dann am nächsten Tag, in der nächsten Woche oder im nächsten Monat zu bemerken, dass wir es nicht einhalten konnten (oder wieder vergessen haben!).

Oft kommen wir schneller zum Ziel, wenn wir uns gegenseitig in unserem Bemühen unterstützen. Beim Formulieren der eigenen konkreten Entwicklungsvorsätze kann uns zugleich auch klar werden, wie uns unser Partner dabei helfen könnte: Dies können wir als Wunsch freundlich und offen anbringen. Nicht als Flehen, nicht als Befehl, nicht als Drohung, sondern eben als Wunsch.

Beispiel

Ich glaube, es würde uns weiterbringen, wenn wir anders mit Ärger umgehen könnten. Ich nehme mir vor, dass ich offener bleibe, wenn ich deinen Ärger spüre. Ich versuche, mich nicht sofort zurückzuziehen, mich nicht wegzudrehen, sondern weiter hinzuhören. Und falls es mir nicht gelingt, würde ich gerne um eine Pause bitten, damit ich mich beruhigen kann und dir danach wieder offen zu hören kann.
Von dir würde ich mir wünschen, dass du deinen Ärger zeigst, ohne so laut zu werden. Wenn du ruhiger sagst, was für dich schwierig ist oder was dich stört, kann ich vielleicht auch leichter zuhören.

8.2.5 **Schritt 5: Sich umarmen**

Nachdem beide ihre Sichtweisen freundlich und ehrlich geäußert haben, kann eine lange, innige Umarmung helfen, dass die gegenseitigen Vorsätze vom Kopf in den Körper „sacken". Dieser letzte Schritt des sich ganz bewussten Umarmens wird von Thich Nhat Hanh (z. B. 2012) als Umarmungsmeditation beschrieben oder von Schnarch (z. B. 2006) als Umarmung bis zur Entspannung. Die Idee ist identisch: Es geht darum, unser Gegenüber wirklich zu umarmen. Nicht nur geistesabwesend den Rücken des anderen zu tätscheln und uns auch nicht in die Umarmung des anderen fallen lassen. Wir stehen mit beiden Füßen stabil auf dem Boden, und während wir uns umarmen behalten wir beide das Gleichgewicht. Es ist wichtig, auch ohne den anderen stehen zu können. Wir atmen bewusst ein und aus, und mit jedem Ausatmen versuchen wir uns in der Umarmung noch weiter zu entspannen. Mit jedem Einatmen versuchen wir, den andern noch besser zu spüren und ihm näher zu kommen. Eine solche bewusste Umarmung darf wesentlich länger dauern als eine übliche Begrüßungsumarmung. Vielleicht beginnen Sie einmal mit fünf Minuten oder sogar länger?

8.3 **Unser Fazit**

Hier, am Schluss des Buches kommen wir wieder zum Beginn und zum Titel zurück. Liebe ist mehr als wir gerade sehen, fühlen und denken. Es ist die Kunst offen, berührbar und ansprechbar für unser Gegenüber zu sein. Und damit wir dies auch in längeren Partnerschaften bleiben, müssen wir uns immer wieder neu öffnen: Gegenüber den Freuden und dem Schmerz, dem Glück und den Sorgen. Und zwar von uns beiden. Durch das Bemühen uns immer wieder zu öffnen, lernen wir und verändern wir uns. Unsere Partnerschaft gewinnt an Tiefe und Reife. Die Wegweiser für diese eigene und gemeinsame Ent-Wicklung sind unsere Probleme und unsere Ver-Wicklungen.

Allerdings, was wir nie vergessen dürfen: Diese Entwicklung und auch die Liebe an und für sich, sind *unverfügbar,* wie Harmut Rosa (2016, 2019) dies so treffend beschrieben hat.

Das bedeutet zweierlei:

- Erstens haben wir keine Kontrolle darüber, *wann welche* Entwicklung geschieht und wie sich unsere Liebe in Zukunft verhält. Wir können in diesem Sinne nicht darüber verfügen. Es gibt, wie wir auch bereits zu Beginn des Buches erwähnt haben, kein „Rezept mit Gelinggarantie". Nehmen wir die Pflege des gemeinsamen Glücks: Egal, wie sehr wir uns anstrengen, was für ein teures, schönes Hotel wir für unser Paarwochenende ausgewählt haben, egal wie sehr wir uns beide Mühe geben, egal wie viele Bücher wir über gute Beziehung und guten Sex gelesen haben: Was genau geschehen wird, lässt sich niemals vorhersagen.
- Zweitens entsteht ein Paradox: Je mehr wir uns wünschen, uns gemeinsam mit dem Partner zu entwickeln und je vehementer wir dies einfordern, desto unwahrscheinlicher erfüllt sich dieser Wunsch. Dies aus einem einfachen Grund: Sobald ich zu fest weiß, was ich will und dies vom Gegenüber fordere, bin ich nicht mehr offen. Ich bin nicht mehr berührbar für mein Gegenüber. Und auch nicht für das, was das Hier und Jetzt von mir eigentlich fordern würde. Ich werde

starr, unflexibel und hart. Mein Handeln wird in diesem Sinne manipulativ und aggressiv. Bertold Brecht hat diesen Aspekt so unglaublich treffend auf den Punkt gebracht, in seinem Gedicht „An die Nachgeborenen":

> **»** Ach, wir
> Die wir den Boden bereiten wollten für Freundlichkeit
> Konnten selber nicht freundlich sein.

Unsere Liebe (wie auch unsere Entwicklung) ist nicht berechenbar, nicht planbar und auch nicht kontrollierbar. Durch *unsere Offenheit* können wir aber die wesentliche Voraussetzung dafür schaffen, dass unsere Liebe immer wieder neu und frisch entstehen kann. Durch unsere Offenheit können wir begünstigen, dass wir den Teil der Liebe, der nicht „machbar" ist, geschenkt bekommen. Oder wir können diese Erneuerung der Liebe durch Starrheit behindern. Und dies gilt für jede Begegnung zwischen uns: Manchmal entsteht etwas Schönes und wir haben uns Mühe gegeben. Manchmal haben wir uns Mühe gegeben und es ist einfach öde. Und manchmal entsteht unerwartet etwas sehr Schönes, obwohl wir uns vielleicht gar keine besondere Mühe gegeben haben.

Wir werden uns entwickeln, unsere Liebe wird sich entwickeln, aber es ist unmöglich genau vorherzusagen wie: in welche Richtung, mit welcher Tiefe, mit welcher Dauerhaftigkeit. Das macht den meisten Menschen erst einmal Angst. Und gleichzeitig liegt darin auch der Reichtum der Liebe, das eigentlich Schöne und Aufregende: offen dafür zu sein, was mit mir und mit uns geschieht. Offen dafür zu sein, dass die Liebe mehr ist, als wir jetzt gerade denken. Liebe ist die Kunst, nicht durch unsere Probleme und Konflikte zu verhärten, sondern uns für die Herausforderungen und die Unterschiedlichkeit des anderen zu öffnen und daran zu wachsen.

Literatur

Rosa, H. (2016). *Resonanz – Eine Soziologie der Weltbeziehung*. Berlin: Suhrkamp.
Rosa, H. (2019). *Unverfügbarkeit*. Wien: Residenzverlag.
Schnarch, D. (2006). *Die Psychologie sexueller Leidenschaft*. Stuttgart: Klett-Cotta.
Thich, N. H. (2012). *Die Quelle der Liebe. Wie Partnerschaft dauerhaft gelingen kann*. Freiburg: Herder.

» Mir ist so eigen weh...
Es ist der Frühling kommen,
Mir ist so froh zu Mut.
Aus deinen Augen es blühte:
Ich bin dir gut, so gut!
Und dennoch muß ich trauern,
Mir ist so eigen weh –
Das macht wohl deine Liebe,
Ob ichs gleich nicht versteh.

Gustav Wilhelm Eberlein

8

Serviceteil

Sachverzeichnis – 159

© Springer-Verlag GmbH Deutschland, ein Teil von Springer Nature 2019
M. Schär, S. Gmelch, *Liebe ist mehr, als wir denken*,
https://doi.org/10.1007/978-3-662-58911-3

Sachverzeichnis

A

Abhängigkeit, gegenseitige 36
Ablenken 44
Abstumpfung 124
Aggression 16, 77
Alltag 144
Angenommensein 5
Angst 16
– vor Ablehnung 45
Anklagen 44
Anregungssex 141
Ansprechbarkeit 154
Ausschließlichkeitsgebot 131

B

Bedürfnisse 105
Begehren
– responsives 134
– sexuelles 131, 132
– spontanes 133
– Unterschiedlichkeit 134
Begehrensschwelle 134
Begrenzungen 127
Beruhigung verletzter Teile 81
Berührbarkeit 154
Beschwichtigen 44
Betroffenheit, emotionale 99
Beziehung zu uns selbst 83
Bindungen 72
Bindungsbedürfnis 31
Botschaft verstehen wollen 152
Brocken, undurchsichtige 96

D

Dankbarkeit 23, 90, 93
Delegation von Verantwortung 53
Demand-Withdraw-Muster 98
Differenzierung 136
Drama 6

E

Egoismus 58, 84
Ehrlichkeit 151
Einflussmöglichkeiten 17

Emotionsbrücke 94
Empfindsamkeit 124, 139
Entschuldigung 94
Entspannung 81
Enttäuschung 3
Entwicklung 8, 20, 33, 58, 114
Entwicklungsaufgaben 127
Entwicklungsfelder 33
Entwicklungspotential 22, 32
Entwicklungsprozess 148
Erregung 140
Erregungssex 140
Erstarren 16
Erziehung 125
Erziehungskompetenz 126

F

Fähigkeit, mit Unglück umzugehen 74
Fehler und Schwächen 92
Flexibilität, fehlende 114
Flucht- und Ablenkungsversuch 24
Fordern 97
Freiheit 19
– innere 101
Freunde 73
Freundlichkeit 92
Funktionsweise des Gehirns 49

G

Gedanken als Unruhestifter 70
Gefühl 47, 78, 97, 105
Gehirn umbauen 55
Genug haben 69
Gewohnheiten 49
Gewohnheitsenergie 46
Glück 22, 61
– aktiv pflegen 72
– im Kick 62
– im Konsum 62
– im Ruhen 62, 69, 89
– im Tun 62, 66, 89
– Nachhaltigkeit und Tiefe 65
– sozial verträgliches 73
– Unscheinbarkeit 69
– wahrnehmen 23
Glücksempfinden vertiefen 148
Glückspflege als Paar 86, 88

Grenzen
– aushalten 129
– testen 130
– zumuten 129
Großzügigkeit 90, 91
Grundbedürfnisse
– körperliche 30
– psychische 30, 50
Grundlage unserer Liebe 30

H

Handeln
– eigenständiges 60
– langsames, bewusstes 50
Handlungsimpuls 49
Handlungsspielraum 17
Harmonie 7
Herausforderung 12, 120
Hilflosigkeit 16, 54, 75
– erlernte 37
Hingabe an eine Tätigkeit 67
Hin-zu-Achse 89
Hin-zu-Strategie 64
Hoffen 97
Hoffnung 30
– auf Bindung 34
– auf Entwicklung 34
– auf Erlösung 34

I

Illusion 8
Innehalten 70
Instabilität 8
Interesse 91, 104
– am Gegenüber 90

K

Kinder 125
Kleinigkeit 98
Kleinigkeiten mit großer Wirkung 88
Kollusion 36
Kommunikation
– inkongruente 43
– kongruente 46
Komplexität 16
Konflikt
– angehen 101
– innerer 53
– umgehen mit 86
– vermeiden 98

– verschieben 100
Kontextbedingung 133
Kontrollbedürfnis 16
Kontrolle 26
Körper erkunden 142
Kritik 104
Kunst 91
– des Liebens 6

L

Langeweile 69, 89, 120, 124, 132
– sexuelle 135
Lebendigkeit 68, 118
Leere 103
– innere 61
Leiden 24
Lenkung der Aufmerksamkeit 69
Liebe 2
– auf den ersten Blick 10
– Grundlage 30
Linderung des eigenen Schmerzes 83
Lösung, einzigartige 19
Lösungsversuch 109

M

Mangel an Liebe 6
Mensch als Gewohnheitstier 46

N

Nachhaltigkeit und Tiefe des Glücks 65
Nähe, körperliche 93
Natur des Begehrens 132
Neuanfang 150
Neubeginn 150
Notfallprogramm, inneres 99

O

Offenheit 103, 107, 149, 154, 155
Ohnmacht 16
Opfer 54
Orgasmus 143
Orientierung 130
Oxytocin 93

P

Paar, gestresstes 122
Paarzeit 88

Partner als Freund 149
Partnerschaft
– gefährdete 113
– gescheiterte 111
Partnerwahl 10, 30
Pause 99
Person
– begehrensschwächere 137
– begehrensstärkere 137
Positionen aushandeln 101
Probleme ansprechen 152
Problemlösung 101, 102, 109

R

Rationalisieren 44
Räume, belohnungsbefreite 68
Reize, neue 124
Resignation 16
Ruhe 70, 142
– äußere 101
– innere 83, 101

S

Schaffenskraft 67
Schema 46
Schmerz 74, 77, 79
– und Leiden 24
Schuld 19, 26, 149
Schuldfrage 19
Schutzpanzer 104
Schutzstrategie 45
Schwächen 5, 12, 127
– scheinbare 35
Schwierigkeiten stellen 96
Selbstfürsorge 59
Selbstverantwortung 54, 58, 72, 80, 95
Selbstwirksamkeitserwartung, geringe 37
Sexualität 131
– entspannte 142
Sinn 66
Sinnlosigkeit 103
Sorge, tätige 90
Spannungen zwischen Bedürfnissen 51
Sprechen, freundliches 105
Stärken
– scheinbare 35
– und Schwächen 127
Starrheit 155
Stress 109, 121
– verbünden gegen 122

Stressbewältigung 123
Stresslevel 123
System, chaotisches 15

T

Tätigkeiten
– erlebnisorientierte 67
– freudvolle 68
– schöpferische 67
Täuschung 5
Tiefe 154
Traumfrau/Traummann 11
Trennung 9, 111, 115, 150
– als Anfang 116
– und Kinder 112
Trost 81

U

Überdruss 124
Überforderung 120
Überlebensstrategie 26, 45
Umarmung 142, 154
Umgehen mit Konflikten 86
Unbeständigkeit alles Seienden 20
Unglück 24
Unscheinbarkeit des Glücks 69
Unterschiedlichkeit des Begehrens 134
Unverfügbarkeit 154
Unvorhersagbarkeit 16
Ursache und Wirkung 14
Ursehnsucht 3

V

Veränderung 18, 20
Verantwortung 26
Verbindung, körperliche 142
Verbündeter 104
Vergeben 81
Verhalten, widersprüchliches 53
Verletzlichkeit 25, 75
Verletzungen heilen 95
Verliebtsein 2, 148
Verschwinden von Glück 61
Verständnis, tieferes 103
Verstehen
– tiefes 104
– von Unglück 149
Vertrautheit 10
Verunsicherung 20

Verwicklungen 42, 58, 148
Verzeihen 94, 152
Vorbereitung von Gesprächen 107

W

Wahrnehmungsfähigkeit erhöhen 140
Weg-von-Achse 89
Weg-von-Strategie 63
Wertschätzung 151

Wiederholungszwang 46
Wohlwollen 92
Wunden, frühere 25

Z

Zärtlichkeit 90, 93
Zeit 107, 125
– gemeinsame 88
Zuhören 104